中医抗癌进行时 4

——随王三虎教授临证日记

王 欢　吴喜荣　主编

王三虎　点评

U0335121

全国百佳图书出版单位

中国中医药出版社

·北京·

图书在版编目（CIP）数据

中医抗癌进行时 . 4，随王三虎教授临证日记 / 王欢，
吴喜荣主编；王三虎点评 . —北京：中国中医药出版社，
2021.2（2022.1重印）

ISBN 978-7-5132-6573-7

Ⅰ . ①中⋯　Ⅱ . ①王⋯　②吴⋯　③王⋯　Ⅲ . ①癌—中
医治疗法　Ⅳ . ① R273

中国版本图书馆 CIP 数据核字（2020）第 260150 号

中国中医药出版社出版

北京经济技术开发区科创十三街 31 号院二区 8 号楼
邮政编码　100176
传真　010-64405721
河北省武强县画业有限责任公司印刷
各地新华书店经销

开本 710×1000　1/16　印张 15　字数 207 千字
2021 年 2 月第 1 版　2022 年 1 月第 2 次印刷
书号　ISBN 978 – 7 – 5132 – 6573 – 7

定价　59.00 元
网址　www.cptcm.com

服 务 热 线　010-64405510
购 书 热 线　010-89535836
维 权 打 假　010-64405753

微信服务号　zgzyycbs
微商城网址　https://kdt.im/LIdUGr
官 方 微 博　http://e.weibo.com/cptcm
天猫旗舰店网址　https://zgzyycbs.tmall.com

如有印装质量问题请与本社出版部联系（010-64405510）

《中医抗癌进行时 4——随王三虎教授临证日记》
编委会

王三虎，医学博士，陕西省名中医、广西省名中医。曾任第四军医大学（今空军军医大学）教授，现为深圳市宝安区中医院特聘专家、西安市中医医院首席中医肿瘤专家、淄博市特聘中医肿瘤专家、渭南市中心医院中医专家。兼任世界中医药学会联合会肿瘤经方治疗专业委员会副会长、欧洲经方学会顾问、瑞士华人中医学会顾问、美国加州中医药大学博士生导师等学术职务。先后培养

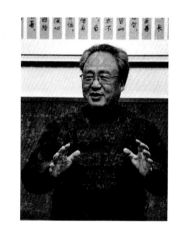

硕士研究生、带徒100多人。多年来坚持理论与实践结合、继承与创新并重的治学观，提出了"燥湿相混致癌论""寒热胶结致癌论""人参抗癌论""把根留住抗癌论""肺癌可从肺痿论治""风邪入里成瘤说"等新论点。许多观点被报刊转载，被写进教材，被纳入指南。在北京、西安、渭南、深圳、淄博、台州、佳木斯等地设立经方抗癌工作站（室），年诊国内外患者约两万人。发表论文230余篇，主编、参编图书30余部，其中5部为畅销专著。2017年获"最具影响力中医人奖"。2018年获陕西杰出名中医奖。近年来多次在国内外成功举办经方抗癌学习班。2019年，《中医抗癌系列讲座》被北京中医学会评为第五批中医药传承精品课程。

　　王三虎教授在临床工作之余勤于总结，其师承弟子将其治疗癌症的心得和临床经验汇集写成临证日记——《中医抗癌进行时4》。书成之后请我为之作序，我诚惶诚恐，考虑到以自己的学识水平为凝聚中医专家智慧的著作写序是远远不够资格的，但教授盛意邀请，于情于理都推辞不得。提笔写下这篇序言，抛砖引玉，实是出于对教授的尊崇和敬佩。从另一个角度而言，我以一个旁观者的身份，写下对教授和他的著作的认识、感受，也期望能给读者们呈现一个更真实的中医大家和他的抗癌之路。

　　中医大家都有一个明显的共同点，就是特别重视中医的传承。传承可以说是中医之魂。王三虎教授是一位真正的中医传承者，虽接受了现代学院式的中医教育，但其传统的根底没有被"现代规范"所扭曲，没有被各种潮流所动摇。相反，他通过这些"现代规范"认真比较中西医之别，领悟中医之"纯"的价值。王三虎教授极为重视和推崇中医典籍的学习、研究，对于《伤寒论》《金匮要略》《备急千金要方》等经典能倒背如流，研读透彻，结合临床工作遇到的困惑，常常反复研究思考，寻找答案。所谓欲诣扶桑，非舟莫适。王教授对经方研究学习的执着充分说明，欲学好中医，想在中医这门学问里达到较高的境界，重视学习研究经典是一条必由之路，这为众多中医从业者提供了前进的方向，医海求知可谓有道可循了。

传承为魂，创新为魄。中医能屹立至今，其一是传承，其二就是创新。创新当有成果，成果从何而来？王教授常常潜心挖掘古人的经验，从中找出突破点，系统总结，医理求新，他认为这才更符合中医发展特点。王教授出书作著、谈方论道，自称是站在巨人的肩上看问题，通过借鉴前人的经验，归纳总结出"燥湿相混致癌论""寒热胶结致癌论""人参抗癌论""把根留住抗癌论""风邪入里成瘤说"等新观点和新理论。他结合自己多年的临床经验和对中医学的独到见解，理实结合，严谨细致，深入浅出地阐明自己的理论。在从医的道路上，王教授通过自己的勤学苦练和善于发现、思考的品质，将其发现思考所得加以实践，不断创新。

医者仁心是王教授另一个不可多得的品质。癌症病患常常面对的是身心两个层面的折磨，为解决病患所受的痛苦，他除潜心研究使用经方治疗外，还配合其他疗法，根据患者的具体情况，利用了我院所开展的中医适宜技术，如督灸、竹罐（药）、刺络放血、针灸、艾灸、隔物灸等，充分发挥中医在体质调理和情志调节上的优势，帮助病患重塑体魄，建立信心，改善生存质量。

仁心仁德医人，倾其所学育人。现在的中医如何带教已经成为制约中医发展的瓶颈，王教授把培养学生分析问题、解决问题和写作能力作为带教的主要方向。"善教者使人继其志，善歌者使人继其声"，王教授就是善于以写作的方式留存、传承的中医大家。

中医经验整理类的文章往往对"理论的高度和思路的开拓"有着严格要求，对此，他从临床带教入手，结合实际病例，将晦涩难懂的经典著作与临床密切结合，活学活用，首先培养学生的"医性"，待学生有一定的中医思想高度以后再培养书写能力，《中医抗癌进行时》系列临证日记由此著成。

当前，中医学的发展翻开了新的篇章，"传承精华，守正创新"成为新时代的主题，王教授的中医之路可以说是这个时代主题下所有中医人学习的范本。他孜孜不倦地学习、研究中医学精华，守正固本，筑牢根基，不抱残守缺、画地为牢、故步自封，而是在传承中创新，在创新中发展，最终形成疗效独特的中医抗癌理论。王教授遵循中医药发展规律，播种生根，结下硕果，为建立符合中医学习逻辑的人才培养机制提供了宝贵的借鉴。我认为，王教授传承创新中医、临证经验、临床师承带教的成果结晶内涵丰富，颇具理论意义与实用价值，值得所有中医人参考学习。

深圳市宝安区中医院（集团）院长 幸思忠
2020 年 2 月 17 日

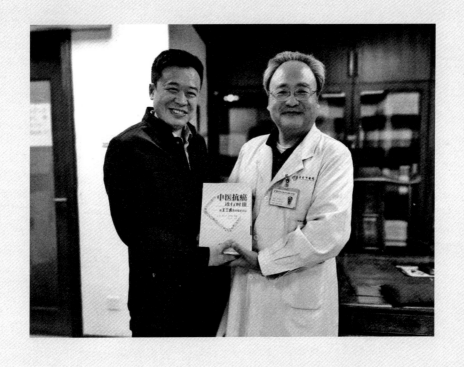

幸思忠院长（左）和王三虎教授
在宝安中医院流派工作室

目　录

2017 年 9 月 2 日　星期六　小雨

肺癌已有主打方　转移可选陷胸汤

作为王老师的秘传弟子班学员，我已是第三次来西安跟诊了。海白冬合汤是老师自创的治疗肺癌的主打方剂，在跟诊时经常可见。我自己在临床也是常常用到，疗效非常不错。可是今天老师却又从另一个角度让我认识肺癌，学会善于捕捉疾病的变化，而不拘泥于一病一症一方。

王某，男，62 岁，右肺肺癌手术后两年。自述上月初诊至今服药 20 剂，咳嗽明显好转，痰量减少，胸部胀满和周身疼痛的症状已消失，对治疗效果很满意。王老师在四诊后指出，效不更方，守方续服，巩固疗效。二诊处方如下：海浮石 30g，白英 30g，麦冬 30g，生百合 30g，红参 12g，瓜蒌 30g，黄连 12g，姜半夏 12g，桔梗 10g，土贝母 15g，浙贝母 15g，山慈菇 15g，当归 12g，甘草 12g，徐长卿 15g，延胡索 30g。6 剂，水煎服。

病人走出诊室后王老师指出，该患者就是抓住病机，投以海白冬合汤加减，化痰散结，益气养阴，才能取得如此疗效。针对病人胸胁痞满，按之则痛，王老师说其实就是结胸病的表现。肿瘤病机复杂，表现症状也很复杂，要学会抽丝剥茧，找出主症和核心病机。随后老师又把结胸病给我们进行了阐述。《伤寒论·辨太阳病脉证并治》曰："小结胸病，正在心下，按之则痛，脉浮滑者，小陷胸汤主之。"柯琴《伤寒来苏集·伤寒附翼》卷上有云："热入有浅深，结胸分大小。心腹硬痛，或连小腹不可按者，为大结胸。"小结胸的胸不是狭义的心下，或者今人所说的胸或胸中，它的范围较广泛，是指以狭义的胸为中心的胸胁脘部，包括多个脏腑器官，如心、肺、食道、胃、肝、胆等。这是小结胸病的病变部位。老师还讲解了热结胸与寒结胸的不同。小陷胸汤原治伤寒表证误下，邪热内陷和痰浊结于心下的小结胸病。痰热互结心下或胸膈，气郁不通，故胃脘或心胸痞闷，按之则痛。舌红，苔黄腻，脉滑。方中全瓜蒌为君药，甘寒，清热涤痰，宽胸散结，通胸膈之痹。黄连苦寒泄热除痞，半夏辛温化痰散结。两者合用，一苦一辛，体现了辛开苦降之法；与瓜蒌相伍，润燥相得，共奏清热涤痰、宽胸散结之功。老师最有新意的观点也是他在很多场合提出的，就是结胸病是恶性肿瘤的胸腹部转移。许多恶性肿瘤经过治疗后，病情稳定，如果出现胸胁脘部位痞满不舒，甚者疼痛，多见于疾病的复发或转移。还有原本处于潜伏或稳定状态的肿瘤，如果过多使用大剂量化疗或不恰当的攻法，也会造成结胸。

今天收获颇多，再一次认识了结胸病，而且也复习了寒热结胸的不同病机、治则和用方。特别是再一次警示我，如果见到结胸病，一定要警惕是否为病情进展。

（张　黎）

2017 年 9 月 2 日　星期六　小雨

以人为本在临床　大病小病都一样

跟师临证学习的时光过得飞快，还没回过神，一天就过去了。紧张、忙碌，但收获特别多，每天门诊结束时，总有意犹未尽的感觉，盼着第二天早点到来。老师的门诊病人特别多，每天少则四五十人，多则七八十人，可以说每个医案都值得记录，都值得认真研读。

这个医案就是为什么我说每个医案都值得记录和研读的答案。王老师是中医治疗肿瘤（癌症）方面的专家，所以门诊上绝大部分是肿瘤病人，而我记录的这个病案，恰恰不是癌症病人，不仅不是，而且还是一个听起来很小的病。

患者孟某，女，25 岁，以下雨天咽喉痛、有痰咳不出多年、多处求医无果为主诉前来就诊。虽是小问题，但王老师并没有因此而轻视，仍然认真详细地诊断，详细问诊，并结合舌苔脉象，四诊合参不放过任何蛛丝马迹。在老师诊断的过程中，我一度认为是梅核气。很显然老师也考虑到了这个可能性，但老师并没有轻易下结论。"病必有因，看病要抓住病因病机"，老师是这么教育我们的，也是这么做的。在询问了患者是否确定有痰还是只是一种感觉，能不能咳出等细节后，老师排除了梅核气的可能性。老师继续询问出汗不出汗，咽喉痛的时候有没有其他不舒服，患者随意地说了一句咽喉痛，早上起来会连续打很多喷嚏。老师抓住这个主诉，又继续问，流不流鼻涕，黏稠鼻涕还是清稀的鼻涕。患者回答流鼻涕，是清稀的。这个时候老师说，这就是重要的病机，也是定方的关键，这是一个小青龙汤证。外寒里饮，肺失宣发是根本。肺失宣发，不能输布津液到全身，津液凝结为痰饮，流动到哪里，哪里就会出现问题。流动到咽部就会咽痛，有痰咳不出。结合舌苔、脉象，就可以用小青龙汤加减。麻黄 10g，桂枝 10g，甘草 12g，干姜 9g，细辛 3g，五味子 12g，白芍 12g，姜半夏 12g，桔梗 10g，射干 10g。7 剂，每日 1 剂，水煎服。

患者在陈述病情的时候，有些缺乏条理，而且遗漏了一些重要病情，比如王老师问到早上起来经常连续不停地打喷嚏这个情况怎么没有说的时候，患者说觉得和咽喉痛没有关系所以就没说，所以王老师在看这位患者的时候花的时间并不少，反而比其他一些重病患者花的时间还多。"看病要以病人为第一，不要觉得是小病，就不去仔细诊断，草草下结论，看病就是要抓住病因病机，抓住根本，看疑难重病需要这样，看小病难道就不需要了吗？而且我们觉得这是个小问题，但是患者因为这么个小问题这几年一直到处求医治病，可见这个所谓的小病实际给病人带来的病痛和影响是很大的。"病人离开诊室后王老师对跟诊的我们这样说。

"病无大小，以人为本"，这是我跟师之前上的第一课。所以记录下来，和大家分享，和大家一起学习。

（马传琦）

2016年9月4日　星期一　小雨

重经方不轻时方　癌症患者喜洋洋

今天候诊的病人和前几天一样很多。人群里有一位男士，很容易引起他人的关注，因为他的个头有一米八五以上，形体健壮，我们一直认为他是陪护患者来就诊的家属，直到坐下就诊才知道他也是一位肿瘤患者。患者落座就告诉王教授，他才从内蒙古自驾归来，准备近日又要去青岛海边住一阵。寒暄几句后就开始问诊，问他现在还有什么不舒服的症状，他嘿嘿笑了起来："我哪哪都舒服，别人都说我没有病。"仔细翻阅门诊病历，也真为他能迅速康复感到欣慰。

石先生在2016年年初就出现大便不畅、解不尽的感觉，直到2016年6月中旬才到市内一家三甲医院检查，发现直肠距肛门3厘米处有一肿物，触碰出血，后经肠镜明确病理为直肠腺癌。但石先生拒绝手术，采取了放化疗同步治疗的方案。但他仅进行了两个周期的化疗，20次放疗，因放化疗的副反应很明显，消瘦，乏力，纳差，排便不畅，下坠，大便时带脓血，便意频频，感全身骨骼酸困，咳嗽，咳痰，气短，自觉体能状况极差，于是停止了放化疗。自知疾病并未完全控制，听人介绍慕名前来找王教授，把希望寄托在教授的中药上了。患者当时舌淡，苔白腻，脉细滑。王教授于2016年8月给出的处方如下：（一方颗粒）姜半夏1袋，陈皮1袋，茯苓2袋，炙甘草1袋，大枣4袋，射干1袋，葶苈子2袋，苦杏仁1袋，厚朴1袋，枳实1袋，瓜蒌1袋，麦冬2袋，百合1袋，白英2袋，续断2袋，延胡索1袋，羌活1袋，苏木1袋，狗脊1袋，女贞子1袋，葛根2袋，知母1袋，黄柏1袋，土鳖虫1袋，红花1袋，姜黄1袋，猫爪草1袋。30剂，每日1剂，冲服。

这段时间，石先生的体内状况逐渐改善，第一次就诊时的各种不适也已消失，特地询问了他的大便情况，已经完全没有不畅、排不尽的症状，排便次数性状都正常，以至于他常常怀疑当时是不是诊断错了。根据他病情逐渐好转，王教授的中药也随之变化。而今天的中药处方相比初诊时，药味少了很多。地黄1袋，苍术1袋，苦参1袋，黄芩1袋，白头翁2袋，秦皮1袋，防风1袋，土茯苓1袋，荆芥1袋，茯苓1袋，木香1袋，黄连3袋，当归1袋，白术1袋，白芍1袋，甘草2袋。30剂。

石先生从患病初期，拒绝了手术，又未把放化疗坚持做完，也着实让人捏了一把汗。其实他追求的无外乎就是生活质量。仔细想想对一个正值壮年的人来说，体面的生活是多么重要啊！而他在无奈之下选择王教授进行中医药治疗，很快缓解了症状，几次复查也未见肿瘤复发或转移。王老师初诊时并未立即采取攻邪抗癌等过激手段，而是根据其痰湿较盛、病证复杂的具体情况，以二陈汤为主，复方合方给药，病情好转后，则逐渐减药。同时也可看出王教授并不是墨守经方，正如他常常说的那样："只要对病人有用的，就是最好的。我们重经方，但不轻时方。"

（张　黎）

2017 年 10 月 1 日　星期日　阴

抗癌药物真将军　人间神草乃人参

每月七天跟师的日子对我是一种考验，紧张而又充满期待。今天是第二个月跟诊的第一天，有了上个月首次跟诊的体验，我调整了自己跟诊的节奏和方法，不再眉毛胡子一把抓，而是有重点地摘记。

八点整，诊室内已是人满为患，诊台上搁着厚厚的病历，紧张的一天又开始了。不知不觉两个小时过去了，淡淡的疲倦袭来。正当我准备忙里偷闲放松一下绷紧的神经时，耳边传来了师父自信满满的声音："上方加人参肯定有效。"对人参有着特殊情感的我，听到人参两字精神立刻为之一振，又竖耳认真地听了起来，并认真记下病案。

党女士，68 岁，2017 年 9 月 3 日首诊。诊断为左肺肺癌 4 个月，症见气喘，气短，咳嗽，咳痰不利，白色泡沫痰，自觉发热，饮水呛咳，声嘶，纳眠差，二便调，舌红，苔光剥，脉滑数。治以百合麦门冬汤合射干麻黄汤加味。处方：浮海石30g，白英30g，百合30g，麦冬30g，射干12g，麻黄12g，杏仁15g，生石膏30g，甘草12g，紫菀12g，款冬花12g，浙贝母15g，山慈菇15g，瓦楞子30g，桔梗12g，瓜蒌30g，细辛5g，干姜9g，五味子12g，夏枯草30g，猫爪草15g，姜半夏18g。26剂，水煎服，每日1剂。

今日复诊，咳痰和声嘶症状好转而呛咳气短未改善，根患者人脉沉的表现，说明患者气虚较明显，治拟上方加乌梅12g，红参12g。

今天还有一位复诊的老病人引起我的关注：蕲女士，61岁，肺癌患者，2017年1月1日初诊，今天是第十次复诊，坐下第一句话也引起我的兴致"上次服药效不佳"。这是我跟师八天来难得听到的话，师父结合四诊信息仔细斟酌和思考，也斩钉截铁地说"加人参就有效了"。

我与人参有着特殊的缘分和情感，跟老师的结缘也离不开人参的功劳。20多年前，一场腰椎手术让我的站、立、行走有了诸多限制，加上5年前的一场车祸，我的身体几乎被摧垮。我虽经营人参有20年，但之前自己很少服用。车祸后，我在人参专家方土福老师的影响下开始服用人参。加上自我锻炼，身体得到了很快的恢复。所以我对人参有着难以言表的感情，也因为方土福老师的引荐，我才有幸拜师学习中医临证技能。更幸运的是，我的老师临证中喜用人参，善用人参。老师临床善治癌症，上个月七天跟诊下来，90%的病人都是慕名而来的癌症患者。老师喜用人参，把人参作为将军类的抗癌药，临床屡见奇效，令人称奇。目前中药品种有一万之多，但能用形容词来形容其功效的仅一味中药，那就是被誉为神草的"人参"，大补元气！中医学认为，正气亏虚、脏腑功能衰弱是形成癥瘕积聚等恶性肿瘤的内因，用大补元气的人参扶正祛邪消积于理颇通。我虽多年前就学过中医，却没有临床应用经验，更要命的是，以前甚至还不怎么相信中药的功效。第一个月跟师诊疗的七天里，复诊病人的第一句话大多是说服药后症状好转，这让我开始重新审视中药的神奇疗效。老师说过，健脾益气时，党参可代替人参。

上个月跟诊结束后，我出现了脘腹胀满、便溏的症状，舌苔白腻，于是便自拟平胃散加党参，服用1剂后，第二天大便就成形了，这更让我切身体验到中医的神奇，内心也倍感欣慰。我是决定以后从事中医事业的，有幸结缘老师，我一定珍惜来之不易的学习机会，学好用好中医。

（姚　丽）

2017 年 10 月 3 日　星期二　多云

中医解读 Barrett　胃失和降是关键

今天上午的门诊来了一位 Barrett 食管患者，师父在接诊的同时，给弟子们从中医的角度讲解了这种病的病因病机。我把病历记录如下：患者李先生，47 岁，2017 年 10 月 3 日来诊：左胁下偶痛两个月，大便干，口不苦，舌暗红，苔白，脉沉弦。某医院检查报告：Barrett 食管，幽门螺杆菌阳性，慢性非萎缩性胃炎，结肠黑变病，胰腺炎，肝囊肿，左肾囊肿。

记录完病历后，师父对我们说："Barrett 食管，包括临床上我们常见的胃癌、胃炎等这类消化道疾病，都有一个根本的病机，就是胃失和降。胃气本应以降为顺，胃气下降，脾气上升，这是正常的气机升降。现在因为饮食不节、情志失调或者外感等各种原因，胃气不能下降，这是基本矛盾。比如说幽门螺杆菌，中医治疗的着眼点不是在细菌上，而是在胃气。胃气不降，胃里就有了适合幽门螺杆菌生存的环境。胃气一下降，代谢正常了，没有了适合细菌生存的环境，幽门螺杆菌感染就不会成气候，再用中药加以治疗，病自然就会好。因为胃气不降，肠道的气机上逆，所以一做胃镜就发现"肠上皮化生"，就是肠道的细胞长到胃上了，而肠道的细胞有吸收水分的功能，这样就形成了"痰饮"，进而发生"痰饮阻滞"。因为胃气不降，所以胃的细胞就长到了食管上了。胃的细胞有分泌和消化的功能，食管细胞是没有这些功能的，这种错位就是'Barrett 食管'的关键。你看这个病人不仅是 Barrett 食管、慢性非萎缩性胃炎、幽门螺杆菌阳性，还有结肠黑变病，这一系列的问题都是这个原因。如果抓住降胃气这一点，那么从食管到胃肠的一系列问题都能解决了。我们用的基本方是半夏泻心汤。用干姜、半夏的辛温先打开，再用黄连、黄芩的苦来降，这就是辛开苦降。这比传统的升清降浊的方法更深一个层次。这位患者还有胰腺炎，大便干结，这就是少阳阳明合病了。腑气不通，需用大柴胡汤，方中柴胡升清，疏利三焦；大黄降浊，通腑涤秽，这也是一种升清降浊。"师父讲解完开始写处方：黄连 10g，黄芩 12g，干姜 6g，姜半夏 12g，党参 12g，甘草 10g，柴胡 15g，枳实 12g，白芍 12g，大黄 12g，丹皮 12g，桃仁 12g，薏苡仁 30g，冬瓜仁 30g，厚朴 15g，败酱草 30g。30 剂。

（马传琦）

2017 年 11 月 28 日　星期二　晴
辨证辨病要结合　经方时方可互补

2015 年我在福州杏福中医门诊部工作时，有位叫邓诗军的中医师在微信上推荐三虎师父的著作《我的经方我的梦》，在阅读该书时，深深为书中三虎师父自强不息、尊师重道、勤学敬业、精研伤寒和经方的精神所感动，重新燃起了我学习经方，学习伤寒的激情。于是决定跟师学医，首先以医馆何黎明主任为师。当遇到疑难杂症时，我常常寒热辨不清，虚实辨不明，阴阳常混淆，表里难处理，燥湿难取舍，因为理论与临床是有很大距离的，理论上讲得明明白白，清清楚楚，实践上混杂难明，难以区别。当时觉得疑难病诊断和治疗的难点就是这几个方面，很多中医书都讲得不太清楚。今年五月，有一天在市新华书店看中医书，偶然看到师父所著《中医抗癌临证新识》，深为书中"寒热胶结致癌论""燥湿相混致癌论""风邪入里成瘤说"等抗癌新说所震撼，可谓振聋发聩。这不就是我苦苦寻觅的治疗疑难杂病的最好法宝吗？"一灯能除千年暗，一智能灭万年愚"，诚哉斯语！当得知师父愿收秘传弟子时，我知道机会来了。但下定决心也颇为不易，上有高堂，下有二小，工作、生活、学习相互矛盾，在我爱人和公司领导支持下，我终于决定千里拜师。五十知天命，天命所在，路漫漫其修远兮，我将上下而求索！五天前，我参加了中医在线王三虎经方进阶班第一期为时三天的学习后，留在西安，准备下月初的集中跟师临证。

今天，师父在家接待了两个亲戚患者，我有幸在场。师傅让我先独立诊断处方，然后他再诊断处方。

马某，女，63岁。这个患者就是师父用6剂茯苓杏仁甘草汤和橘皮枳实生姜汤治愈的短气病（患者自认为是哮喘，治疗3年未效）。据她讲，20多年前，师父还治愈过她的剧烈头痛病。这次是因为腰痛腹痛10天，B超显示，左侧输尿管上段0.6cm距肾门4cm处显示一大小约0.4cm×0.3cm强回声，诊断为左侧输尿管上段结石至左肾积水。刻诊：口干唇燥，偶咳，又时有短气感，喜冷饮，食可，大便可，平时饮水量少，小便短少，无尿血，腰部偶有疼痛，左下腹胀满感，舌红苔黄厚，有裂纹，脉滑稍数，左尺稍浮。我的辨证为下焦湿热阻滞，阴伤成石。

方药：海金沙30g（包），金钱草50g，鸡内金粉6g（包，冲服），茯苓30g，猪苓10g，滑石18g，阿胶10g（烊化），石韦12g，瞿麦12g，白术15g，琥珀6g，黄柏15g，薏苡仁30g，党参15g，牛膝10g。

我的处方思路如下：猪苓汤利水通淋，四妙散清热利湿，三金化石清热利尿，牛膝引热下行，琥珀止血活血，党参补气。

师父的辨证是湿热日久，结石伤阴，三焦气化失司，水道不利，血水互结。治以清利湿热、养阴化石、宣通肺胃、疏利三焦、活血利水为法。方选蒲灰散、栝楼瞿麦丸、茯苓杏仁甘草汤、橘皮枳实生姜汤、小柴胡汤合方。处方如下：

蒲黄12g，滑石15g，天花粉30g，瞿麦30g，金钱草50g，海金沙30g，鸡内金30g，白芍30g，甘草12g，威灵仙20g，茯苓30g，杏仁12g，陈皮

12g，枳实 15g，干姜 6g，柴胡 12g，黄芩 12g，琥珀 6g。20 剂，每日 1 剂，水煎服。

另外，每天二两核桃仁，香油炸黄，加适量白糖捣成糊状，顿服。连用 7 天。

方中蒲灰散清利湿热；瓜蒌瞿麦丸养阴利水；茯苓杏仁甘草汤、橘皮枳实生姜汤宣通肺胃，治疗短气，上中二焦通畅则下焦自利；金钱草、海金沙、鸡内金、琥珀化石活血利水，芍药甘草汤和枳实芍药汤二方缓急止痛，更妙的是威灵仙与二方结合，缓解输尿管平滑肌痉挛，止痛排石；小柴胡汤疏利三焦水道，不用生姜用干姜，有抵消寒凉药偏多的效果。通观全方，重点突出，配合有度，方中有方，法中含法，多而不杂，详而有要，全方体现了辨病与辨证结合，根据病机合方，堪称完美。

两方比较，有同有异，然王老师处方结构严谨，白芍、甘草、威灵仙、枳实四药配合，充分考虑到西医病理，解疼止痛，小柴胡汤化裁，考虑到三焦气机升降，茯苓杏仁甘草汤、橘皮枳实生姜汤兼顾患者咳嗽的症状，我思路单一，见病治病，辨证论治和辨病论治不能很好地结合。

苏某，男，约 40 岁。自诉：鼻流清涕，长年咳嗽，冬天加重，糖尿病多年，现餐后血糖 8.0，有肝炎病史。刻诊：精神可，口干，食可，小便可，大便黏腻，咳白黏浓痰，不易咳出，易惊，胸部偶有胀闷感，在商场等人群密集处加重，脚痛，腰部冷痛，舌红，苔黄厚腻，有裂纹，脉沉细缓，右尺稍迟。我的处方：射干 12g，麻黄 9g，紫菀 20g，款冬花 12g，细辛 3g，干姜 6g，五味子 6g，姜半夏 12g，石膏 45g，苍术 15g，玄参 15g，山药 15g，柴胡 12g，黄芩 12g，瓜蒌 30g，薤白 10g，红景天 18g，黄芪 30g，生姜 6g，生晒参 5g，天花粉 15g，瞿麦 12g，枳壳 12g，竹茹 10g，牵山龙 12g，石韦 12g，栀子 12g，防风 6g。

我的处方思路：射干麻黄汤加穿山龙、石韦、石膏解表化饮，解决肺和鼻的问题。瓜蒌薤白散加红景天，解决胸闷不舒，与温胆汤合用解决胆虚易惊的问题，天花粉、生晒参、黄芪、山药、苍术、石膏、玄参针对糖尿病辨病论治，柴胡、黄芩通利三焦，兼顾肝炎。自忖全方虽有辨证和辨病，但配合不完整，不够精练。

师父辨证为外寒内热，痰浊中阻，气阴两伤，以散寒宣肺、清热化痰、益气养阴为法。方选麻杏石甘汤合黄连温胆汤加施今墨降糖经验方。

处方：麻黄 9g，杏仁 12g，石膏 40g，甘草 9g，黄连 12g，姜半夏 15g，陈皮 12g，茯苓 12g，枳实 12g，竹茹 12g，瓜蒌 30g，苍术 12g，玄参 12g，黄芪 30g，山药 15g。20 剂，每日一剂，水煎服。

本案亦为辨病与辨证有机结合的典范。外有表邪，内有痰热，肺失宣降，所以选用麻杏石甘汤解表清里；痰浊中阻、胆虚惊悸则选用黄连温胆汤，清热化痰，清胆和胃；气阴两伤选用施今墨降糖经验方益气养阴，妙在石膏、黄连一药多用，既解痰热，又降血糖。

全方照顾全面，法中含法，方中蕴方，实为辨病与辨证统一，经方与时方共用、局部与整体统一是治疑难杂症的最好方法，亦是中西结合的完美体现，为弟子揭示了处理此类病诊治的清晰思路。

辨证论治是中医学的主要特点，但师父不仅强调辨证论治，更反复强调辨病论治。只有准确辨病才能把握整体，把握疾病发展的规律。在诊治过程中辨病与辨证结合起来，才能把专方专药和辨证方药完美结合，更好地实现治疗疾病和预防疾病的目的。从师父治疗两个不同疾病的病人就体现了上述治疗思想。两方比较，王老师处方精准和精炼就很容易看清楚了，配合有度，辨证准确，思路清晰，真不愧为大家风范，我心服口服，无一言矣。

恰巧师父赠送了我一本《扯片阳光给父母——王氏五兄弟散文选》，捧读之余，感慨万千，凑诗云：

　　　　　读书看病写文章，修身齐家事业强。

　　　　　四世同堂多忠孝，合门良善亦堪仿。

　　　　　农家子弟多才俊，白屋亦出状元郎。

　　　　　当代伊尹功业盛，推陈出新自当强。

（蔡振泉）

2017 年 11 月 29 日　星期三　晴

风邪入里成瘤说　符合临床依据多

今天天气突然变冷，遵师嘱在家修改临证日记。十点刚过，师父突然叫我赶到西安天颐堂中医院跟诊。我与师姐姚丽急匆匆赶去，到诊室时见到师父正在问诊，看师父诊断、开方，终于第一次看到"风邪入里成瘤说"的真实病案了。

梁某，女，55 岁。主诉：左颞部头痛 1 年半。刻诊：左颞部拘急性疼痛，无明显诱因，晚上 7～9 点易发作，阵发性疼痛 15～20 分钟，头巾勒紧则稍有减缓。面黄虚浮，鼻腔有黏液，平躺则下流入咽部，耳鸣时作，睡眠时好时差，入睡较难。口干，不苦，不吐不晕，食可，遇冷则胃胀，大、小便可，易汗，恶风，项强，项肩臂抽痛，头部有时汗出，其后觉冷，舌红无苔，舌中有细裂纹，脉弦滑。2017 年 11 月 21 日 MR 检查示：垂体瘤 1.5cm×1.9cm×2.5cm，蝶窦囊肿，副鼻窦炎。真头痛。

辨证：风寒外束，风火上冲，痰凝头窍。

治法：外解风寒，平肝息风，祛风止痉，化痰开窍。

方药：柴胡桂枝汤合苍耳子散化裁。

处方：柴胡 15g，黄芩 12g，姜半夏 18g，党参 12g，生姜 12g，大枣 30g，炙甘草 12g，桑叶 12g，丹皮 12g，桂枝 12g，苍耳子 12g，辛夷 15g，白芷 12g，天麻 15g，菊花 60g，黄连 6g，炒蒺藜 18g，土贝母 15g，蜈蚣 2 条，山慈菇 15g，生麦芽 60g。

师父在诊断时特别认真细致，围绕主诉展开诊断，主症、次症、兼症诊断井井有条，食、便、眠、特别症问得样样详细，鉴别诊断条理清晰，问无遗漏，能识别独处藏奸之处。

方药组合体现了辨证为先、辨病在后的特点，柴桂汤、苍耳子散、天麻、桑叶、菊花体现了辨证的用药思维，土贝母、蜈蚣、山慈菇则体现出辨病用药的思路，生麦芽疏肝理气，实则辨病用药，最重要的地方用蜈蚣、炒蒺藜攻毒祛风，体现了"颠顶之上，唯风药可达"的古训和师父"风邪入里成瘤说"的治瘤思路。理论与实践相结合，理论为实践服务，言行一致，体现了师父诚信君子之风。《中庸》言"君子诚于中，形于外"，信矣！另外，王老师与患者亲属的交流亦精彩纷呈，以后有机会再谈。

（蔡振泉）

2017 年 12 月 1 日　星期五　阴

十年肺癌能坚守　死灰防燃更需防

今天早上和姚丽师姐一起早早赶到陕西省西安市中医医院，没想到师父比我俩更早就到了，正为来自浙江杭州西子湖畔的三姐妹看病，等看完三姐妹，八点钟还没到，诊室外已挤满了病人。与 11 月 28 日在西安市第四军医大学师父家看病不同，师父今天没让我试方，因为病人太多了，有来自上海、江西、河南、新疆、河北的和本省陕西的，说明师父经方治癌的影响已扩展到了大半个中国。但给我留下印象最深的，是一个肺癌术后的病人，看他神采奕奕、自信满满的样子，走在大街上，谁能想到他是一个有 10 年癌龄的病人呢？

顿先生，58 岁，西安午莲湖区人。2009 年 9 月 1 日以右肺癌术后 1 年余初诊。刻诊：无明显不适，舌红，苔薄黄，脉滑。

辨病：肺瘘。

辨证：气阴两虚，燥湿相混。

治法：补气滋阴，清热化痰。

处方：海浮石 30g，白英 30g，麦冬 12g，玄参 12g，红参 10g，鳖甲 30g，杏仁 10g，姜半夏 12g，全瓜蒌 20g，黄连 8g，蛤粉 20g，当归 12g，夏枯草 20g。20 剂，每日 1 剂，水煎服。

这个病人肺癌术后 1 年，无明显不适，舌红，苔薄黄，脉滑。如果按大部分中医辨证应辨为肺热痰凝，治则应为清热化痰。但师父根据他伤寒经方的深厚根基，还有对肿瘤的深刻认知和长期治疗肿瘤的实践，认识到肿瘤治疗一定要辨病与辨证相结合，在一定程度上，辨病可能更重要，颠覆了大家对中医辨证至上的观念。我通过这几天的跟诊，也深刻认识到辨病能把握和重视疾病基本病机。像这个病人，师父依据肺癌就是仲景认为的肺痿，肺痿基本病机就是燥湿相混，气阴两虚。所以用海白冬合汤化裁补气滋阴，清热化痰。实践证明效果是很好的。直到今天，2017 年 12 月 1 日，病人在肺癌术后已整整存活十年，而且还有和正常人相同的生活质量。这不证明了师父治癌理论是师古而出新，具有巨大的理论意义和现实意义吗？难道没有证明中医对守护具有五千年文明的华夏民族有伟大的贡献吗？沉舟侧畔千帆过，病树前头万木春，中国人一定能吸收现代医学成果，把中医发展得更加伟大，造福全中国，全世界人民！

这位身患肺癌十年的病人，今天又来找师父看病了。他是一个十分有智慧的病人，虽然生活质量不错，但癌症是个十分顽固的慢性病，他每年都找师父看病，严防死灰复燃，所以贵在治未病，防变症。今天师父在仔细诊断后，开出的处方略有变化，有心人可稍微研究一番。

处方：浮石 30g，白英 30g，百合 30g，麦冬 30g，黄连 12g，炒苍术 12g，玄参 12g，黄芪 40g，山药 30g，甘草 12g。25 剂，每日 1 剂，水煎服。

（蔡振泉）

王三虎教授点评：

这个患者手术后拒绝化疗，坚持用中药已逾十年，实在不容易。正应了我平时说的一句话：你给我信任，我给你担当。当然，远大的理想并不能代替艰难的现实。我正是在发现肺癌可从肺痿论治以后，在继承的前提下发扬经方，不仅有在麦门冬汤基础上自拟的海白冬合汤，在葶苈大枣泻肺汤和泽漆汤基础上自拟的葶苈泽漆汤等肺癌专方，也充分认识到糖尿病（消渴）与肺癌的密切关系。本案中的黄连、苍术、玄参、黄芪、山药就是针对患者血糖偏高的实际干涉。针对了肺癌的病因，自然就可预防复发和转移，即所谓不解解之。

2017 年 12 月 2 日　星期六　晴

心病还要心药医　人与社会相统一

今天上午 10 点许，诊室来了一对母女，女孩 23 岁，刚从国外留学回国，自诉 2014 年出国，曾有桥本氏甲状腺炎多年至今未愈。月经已半年多没来了，末次月经 2017 年 4 月 17 日。刻诊：面色苍白，怕冷体寒，手足冰寒，便溏，头晕，疲软，心悸气短，功课多，常熬夜，梦多易惊，汗少，默默不欲语，白带正常，闭经半年，舌淡胖，有齿痕，脉弱。

师父在问诊过程中，其母常插话，说小孩二十多年来，因其父在外地工作，都是她一人带大的，工作忙，小孩常迟睡，生活在郊区，学校离家远，早起迟回，十年寒窗苦读不容易。师父发现，其母太强势，望女成凤，导致小孩从小生活在重重压力下，所以思虑过度，劳伤心脾，肝郁气滞。在诊断过程中，不断劝解这对母女，要有平常心，心态要平衡。不要在乎一时得失，人的一生是个漫长的过程，不要有太大的压力，不要攀比，目标不要太高，要适度。并以女儿王欢以前读书的事例为喻，苦口婆心，足足谈了 30 多分钟，相当于 VIP 待遇了。真大医精诚，菩萨心肠也！

后来师父根据病人心脾两虚、肝郁气滞的情况，开了归脾汤加小柴胡汤化裁，并嘱早睡，并放开情怀，安心养病。

（蔡振泉）

王三虎教授点评：

学中医一开始就知道整体观念，但多是强调人与自然是一个整体，人自身是一个整体，而忽略了人与社会的关系。事实上，人活在世上，与社会息息相关，可以说人与社会是一个整体。适应社会规则就会健康长寿，违反社会规则就是许多疾病的根源。《内经》虽然强调当医生要"上知天文，下知地理，中悉人事"，但具体内容甚少，尤其是如何处理人事关系，与社会和谐，缺乏可操作性。《易经》为百经之首，让我看来，乾卦就是讲人与社会关系的。潜龙在渊，见龙在田，飞龙在天，群龙无首等，就是提示人在发展的不同阶段和社会相处的不同姿态。姿态正确了，和谐相处了，身心愉快了，也就功德圆满了。所以从这个意义上来看，我提出《内经》《易经》互补说，即《内经》解决人体自身的矛盾，《易经》解决人与社会的矛盾（详见我的代表作《中医抗癌临证新识》第2版）。实际上，这还不够，人要有自知之明，也就是摆正自己的位置。人的天资、环境、爱好等相差很大，不要过分攀比，做最好的自己就不错。"不要让孩子输在起跑线上"这句话害了多少青少年。路漫漫其修远兮，刚起跑在前，不见得笑到最后。顺应自然规律，顺应小孩天性，才是正道。揠苗助长，适得其反。小孩如此，大人何尝不是这样？《内经》讲"高下不相慕"，主要是说不要好高骛远，羡慕嫉妒恨，要量力而行，适可而止，知足常乐。心态决定命运，适当的进取心无可非议，但过度了，持久了，超过自我承受能力了，就要反思，要退一步。经过修整，恢复心身，重新上阵。这不仅适用于今天这样的普通疾病，同样适用癌症等疑难杂病。要天天讲，月月讲，年年讲，只给少数人讲不行，要让广大患者都知道。

2017 年 12 月 3 日　星期日　晴

胆囊癌号癌之王　不用化疗效亦佳

今天到雁塔区的益群堂跟师。益群堂规模宏大，名医荟萃。该堂特意在这里为师父设了一个"王三虎教授西安工作室"。今天在这里看到了许多世界性的疑难重症，如红斑狼疮、干燥综合征、皮肤癌合并牛皮癣、糖尿病严重并发症等，效果都很不错。有一位牛皮癣合并皮肤癌十年，并发喉癌的病人，甚至说师父开的药是神药，因为他十几年前就患了牛皮癣，合并皮肤癌十年，到处治疗，上月初求治喉癌，师父为他开了 30 副药，服完 10 副，牛皮癣大为好转。今天从北京、上海、浙江、河南、山东、甘肃、内蒙古等地慕名而来的患者有很多，但给我印象最深刻的是一位西安的胆囊癌患者。

胆囊癌号称癌王，平均生存率一般不超过 3 个月。但我看到的是，这个病人治了两年还好好的。而且两年前手术后因惧怕化疗的毒副作用并没有遵医嘱去化疗。两年来坚持每月来师父处看病，从 2015 年 12 月 6 日到今天为止，已是 25 次来诊，坚持服药 553 剂，从初诊到现在，师父一方到底，除了稍微加减外，主方没有大的变化，而且至今效果良好。我真佩服师父的自信，没有"屠龙刀"，谁敢如此坦然应对，几乎不用俗套的以毒攻毒法来治疗癌王呢？

初诊的记录如下：2015 年 12 月 6 日，胆囊腺癌术后六周，症见右胁不适，呃逆，嗳气，胃胀满，纳可，二便调，眠浅或早醒，舌红，苔黄腻，脉弦。

处方：柴胡 12g，黄芩 12g，姜半夏 12g，红参 12g，金钱草 30g，姜黄 12g，郁金 12g，枳实 15g，代赭石 12g，姜石 30g，黄连 9g，栀子 12g，鳖甲 30g，牡蛎 30g，甘草 6g。

本方补泻兼施，寒热并用，通调三焦，疏利枢机，清利湿热，软坚散结。与师父提出的燥湿相混，寒热胶结的肿瘤病因病机一致，师父慧眼识透肿瘤成因，并且有理论，有依据，有方法，所以能够取得良好的效果。

令人吃惊的是，其间虽有加减变化，但在没有明显不适的今天，师父竟然回到原点，依旧开出了与初诊完全一样的处方，这难道不能说明师父的抗癌理论是完全符合临床实践的吗？如果今天的医学界、病人都相信和运用师父的抗癌理论，那会减少多少悲伤的家庭呢？

（蔡振泉）

王三虎教授点评：

一病有一病的主方，一方有一方之主药。主病不变，主证不变，治法就不变，主药也不会不变。这就是辨病论治的特征。该患者用的就是我自拟的治疗肝胆恶性肿瘤的主方——软肝利胆汤。该方曾在广西作为"十二五"中医肿瘤创新平台项目推出的新方之一，在 17 家中医院推广应用三年，效果可靠，本案虽是个案，但也可一斑窥豹。长年累月，患者及家属这么信任我，不离不弃，不半途而废，不见异思迁，这难道不是我的幸运吗？正应了我总结自己时所说的："我的成功因素中绝不能删掉'上天眷顾，命运垂青，亲友支持，患者信任'这 20 个字。"

2017 年 12 月 3 日　星期日　晴

风邪入里三十年　祛邪外出第三天

周日是患者比较集中的日子，师父一般都要看到 70 到 80 位患者。在这么多来诊的患者中，今天的一位，给我留下了特别深刻的印象。有多深刻？只能用"神奇"二字来表达，这两个字不是我说的，是这位患者说的。"神奇啊！王教授，您开的药太神奇了"，前一位患者刚刚看完起身准备离开，就看见一位患者在家属的陪同下还未走进诊室就先说了这一句话。

董某，男，43 岁，陕西渭南人。2017 年 11 月 5 日初诊：喉癌手术后半个月，皮肤癌十余年，银屑病。全身多处皮肤结节，伴大面积皮疹发红发痒。怕冷，自汗，眠可，大便可，食欲可，咳黏稠白痰。舌淡红苔薄，脉数。诊断完毕后，这里有一个小插曲，师父针对患者皮肤的病情，专门询问了一句："请你回忆一下，你在发病以前，有没有淋过大雨吹过大风之类的情况呢？"患者恍然大悟地说："我在 16 岁的时候，有一次在大雨中赶路，大风大雨中走了很长时间，当时没在意，三年后开始长牛皮癣，紧接着全身的皮肤包括手心手背都溃烂流水，然后结硬痂子，厚的深入到肉里面像钉子一样，而且红肿发痒，就这样痛苦地过了十多年后，又被诊断出得了皮肤癌，再后来得了喉癌，半个月前刚做完手术。"师父听了，说："风邪入里，我们整天说风邪入里，这种皮肤癌和喉癌的病因，就是典型的风邪入里成瘤，历久不散，进而致癌。那么邪从哪里来，就要从哪里去，这个不用麻黄来宣散邪气是不行的，再结合喉癌的病情，我看用麻黄升麻汤合桂枝汤化裁。"

处方：麻黄 10g，升麻 10g，红参 12g，射干 12g，桔梗 12g，牛蒡子 12g，白蒺藜 30g，防风 12g，荆芥 12g，桂枝 12g，白芍 12g，杏仁 12g，炙甘草 12g，甘草 12g，蝉衣 12g，山豆根 6g，25 剂。水煎服，每日一剂。

今天是第二诊，就发生了开头的那一幕，人还未到声先到。自诉："吃了药见效太快、太神奇了，服药第三天，身上的痒就止住了，第五天开始，恶风恶寒消失。继续服药全身溃烂后长硬块的皮肤就开始陆续脱落，有的地方用手轻轻一搓，就哗哗地往下掉硬皮，会露出里面已经长好的新皮肤。25付药喝完，全身的皮肤全部退换了一层，现在已经正常了。这个病让我痛苦十几年了，每年皮肤癌都需要做一次手术治疗，把溃烂后变硬结痂地方连肉挖掉，但是不行，每次挖掉后很快就又溃烂结硬痂，14 年做过 14 次手术。"师父结合主诉，继续诊断：患者精神状态好，口干，胁痛，放疗后白细胞数下降，舌淡红苔薄，脉弦。上方加柴胡 12g，黄芩 12g，姜半夏 12g，生石膏 40g，35 剂，水煎服，每日一剂。冀小柴胡汤疏利枢机，助邪外出，石膏清热散结。

师父写完处方，对我们说："风邪入里，究竟能存在多长时间，究竟能产生多大的危害，众说纷纭各执一词，我看不要急于下结论，临床才是活水源头，病人会给我们答案的。"

（马传琦）

2017年12月6日　星期三　晴

内地少见鼻咽癌　百废待兴逐步来

鼻咽癌发病呈明显的区域性特点，主要集中在两广地区，在西北地区就少多了。今天从宁夏来的一位鼻咽癌患者，不仅地域特殊，治疗的效果也是很好的。患者进来一坐下，师父看着她的病历本就给我们讲解起来：马女士，38岁。2012年12月5日初诊，当时是查出鼻咽癌8个月，放化疗后背痛，身痛，颌下痛，口干，食眠可。大小便不痛，鼻塞打鼾，流黄绿鼻涕，气短似喘，舌淡红脉数。看完病历记录，师父说："鼻咽癌主要集中在两广，在西北地区发病率确实很低，所以她这个比较特殊，我还印象比较深。另外一个是初诊来的时候，症状比较多，可算是'百废待兴'了，而且鼻咽癌的患者一般鼻腔是通畅的，她这个是鼻腔阻塞很严重，当时也是抓住这个症状，用的辛夷散加减，25剂。时间太早了，现在电脑上已经查不出当时的处方记录了，不过从病历本的记录还是可以看出治疗的经过。2013年3月4日二诊，有效，上方不变，30剂。从2013年4月1日开始，以胸闷气短，气喘时发为主证的时候，就换成海白冬合汤加减了。后面一直是以这个方加减，等到了2015年3月4日再来的时候，主要症状是头痛，鼻痛，腰痛，胸胀少腹痛了，还用上了芍药甘草汤和补肾壮骨的药。"从这一次开始电脑里就有了处方了：颗粒剂，苍耳子1袋，辛夷1袋，薄荷1袋，白芷1袋，天花粉2袋，杜仲2袋，肉桂1袋，麦冬1袋，红参1袋，黄芪1袋，骨碎补1袋，白芍3袋，甘草2袋，60剂。

师父翻到下一页接着讲解："2015年6月3日这一次来，又有了尿血，白带多、颜色褐，头胀耳鸣口苦，舌淡红苔薄脉弦。这就是下焦湿热的问题了，在上方基础上加了小蓟饮子，上方加土茯苓2袋，败酱草2袋，栀子2袋，小蓟1袋，白茅根2袋，黄连1袋，龙胆草1袋，60剂。2017年1月6日来的时候，主要症状是全身疼痛，这是风邪，要换方子了，改用独活寄生汤。"处方：独活1袋，桑寄生1袋，秦艽1袋，防风1袋，细辛1袋，

川芎 1 袋，当归 1 袋，熟地 2 袋，白芍 2 袋，肉桂 1 袋，茯苓 1 袋，杜仲 2
袋，怀牛膝 1 袋，川牛膝 1 袋，党参 1 袋，甘草 2 袋，鹿角霜 1 袋，续断 1
袋，巴戟天 1 袋，淫羊藿 1 袋，醋龟甲 1 袋，骨碎补 1 袋，蜈蚣 1 袋。60 剂。

　　我接着看后面的处方记录，再后面的方子基本就没有变了。师父对患者
说："你这个病情控制得还是很不错的，5 年来很不容易的，这就是坚持的结
果。你现在还有什么不舒服的么？"患者说："我现在鼻子已经通了，主要
是后背和肩膀痛，早晨起来最严重。睡眠差，便秘，手脚心热。前些日子
查出有宫颈息肉，良性的，月经量很少，几乎跟没有一样。"师父一边在电
脑上调整处方，一边给我们讲解："舌淡红，苔薄，脉沉，我看她眼睛还红，
心经有火，以前是以温阳散寒为主，现在寒象不明显了，热象出来了，要清
热了，还有肩背痛的问题，所以上方去鹿角霜，加黄连 2 袋，葛根 3 袋，姜
黄 2 袋，羌活 1 袋。治疗腹胀便秘，把白芍加到 3 袋，去熟地黄，加生地黄
3 袋，厚朴 1 袋。治疗宫颈息肉，我们用蛇床子 1 袋，土茯苓 2 袋，30 剂。"

　　这次诊疗结束了，我看着病历记录，感觉患者得病之初，如同一座经历
过战争浩劫的城市一样，百废待兴。听着师父详细讲解 5 年来的治疗思路与
处方用药，又感觉到师父就像一位城市的总设计师和建设者，用一次次的诊
疗，在"一片废墟"中慢慢重建起了一座城，生机勃勃。

　　　　　　　　　　　　　　　　　　　　　　　　　　　　（马传琦）

2017 年 12 月 6 日　星期三　晴
舌苔厚腻一方解　间质肺炎露曙光

　　从西安回福州已两天，有个患了肺间质肺炎、肺纤维化的小病人就和她
爸妈一起从永泰县城赶过了。小患者才 3 岁，仍然吸氧，不过这次病情好转
许多，进来时从小区门口到医馆不用吸氧。

　　这个小病人患病已 2 年，2017 年 7 月从福建省妇幼保健院，因预后不良

而被劝出院，住院期间曾请福建省人民医院儿科主任用中医治疗半年，效果不理想。当时省妇幼保健院的出院记录如下：①间质性肺炎（NKXZ-1基因缺陷）②呼吸衰竭③重度营养不良④甲状腺功能减退⑤肺源性心脏病⑥精神运动迟缓⑦肺炎支原体感染、嗜肺军团菌感染⑧低钾血症⑨乙肝病毒感染。出院后我帮他找一位省人民医院退休儿科主任名老中医诊治，当时主任说可能只有三四个月的时间，这与省妇幼保健院的估计时间相同。后来病人妈妈没其他办法，找我用中药调理。当时用脐疗和足浴结会治疗，曾用过经方和北京呼吸专家的名方加味治疗，有一定效果，生活质量大为提高，吸氧量减少，杵状指情况好转，肺源性心脏病在9月份在省妇幼保健院B超证实心脏已正常。但舌绛红苔白腻一直未有大的改善。10月份我开了一个膏方调治，服后精神、体力等进一步好转，但舌苔依旧。

11月24日我到陕西西安参加"王三虎经方抗癌进阶班"学习，向师傅讲了患者病情，师傅提示用麻杏石甘汤合人参黛蛤散化裁治疗，其后，因为舌暗红，我在上方基础上加穿山龙，再在师傅方基础上加全蝎、蜈蚣，用微信发给病人家属。想不到服药不到十天，病人舌苔白厚腻已退，舌红减轻，杵状指进一步好转，盗汗仍有。今天我诊查完病人病情后，仍按上方化裁治疗，现记录以观后效。

（蔡振泉）

2018年1月1日　星期一　多云

胃有息肉何足惧　　服药半年消无踪

元旦，一元初始，2018年不慌不忙的到来，我是新年的第一天跟师父上门诊，可不能迟到了。八点师父开始接诊，一口气连看了十几位复诊患者，都是肿瘤，同时又都反馈说效果很好，病情或控制住了或往好的方向进展，患者们的一句句反馈，让人在寒冷的冬天感到阵阵的暖意。

　　第 15 位患者，进来就热情地和师父打招呼，在她和师父的对话中我了解到她 2016 年的时候因为胃息肉来就诊，服药半年后再做胃镜复查发现息肉没有了。这段病史的具体情况如下：

　　雷某，女，48 岁，蒲城县人，2016 年 4 月 4 日来初诊：2015 年夏天因为胃痛做了胃镜，查出是胃息肉，未做治疗，因为胃脘疼痛胀满日渐加剧无法忍受前来就诊。我看病例上师父的当时的诊断记录是：形瘦，面黄，胃及腹部不适，口气严重，排便无力，时恶心欲呕吐，不喜饮冷，食后易胀，舌淡红脉数。

　　诊断：胃失和降。

　　处方：半夏泻心汤加减。

　　师父看着过去的病历，对我们说："这也是我治疗胃息肉的基本思路和基本方子。除了半夏泻心汤辛开苦降，寒热同调之外，连翘、瓦楞子、薏苡仁、枳实、乌梅都是随症证加减，也有辨病用药的意思，都可以消息肉，特别是乌梅就是去消化道息肉的。"说完在电脑上调出了初诊处方，是颗粒剂：姜半夏 1 袋，黄连 1 袋，黄芩 1 袋，党参 1 袋，生姜 1 袋，干姜 1 袋，大枣 1 袋，炙甘草 1 袋，乌梅 1 袋，连翘 1 袋，煅瓦楞子 1 袋，枳实 1 袋，薏苡仁 1 袋，30 剂。看着处方，师父接着说："当时因为她服药后各项不适都有减轻，后续除了微调就基本没有再变过方子。"患者说："是的，我从 2016 年 4 月到 10 月一直在王教授这看的，一共吃 160 剂药，等到 2017 年 4 月份再做胃镜复查，胃息肉就没有了"。师父指着病历上的记录继续给我们讲解诊断思路与用药："等到 2017 年 10 月 4 日再来的时候，面黄，舌淡，腹胀，血红蛋白也很低，是心脾两虚，这就有了归脾汤证了。处方去掉了乌梅，加上了归脾汤。""那你现在有什么不舒服？"师父问道。患者回答："我现在左边肋骨下老有点疼，大便时干时稀，量少。下嘴唇麻，睡眠不好，还心慌。乏力现在好转了，原来整天乏得厉害。"师父接着说："结合这些主诉，舌淡脉弱，这个眠差心慌，是心脾两虚造成的，上方用了归脾汤，不用变。左胁下不适的位置，是结肠区，用通利肠道的败酱草。"上方加败酱草 2 袋，木香 1 袋，防风 1 袋，25 剂。

方外有法，兵来将挡。方随证转，药性精详。一叶知秋，从小可以看大了。

（马传琦）

2018 年 1 月 4 日　星期四　雪

世事洞明皆学问　人情练达即文章

西安迎来了 2018 年的第一场大雪，为了提前到达师父出诊的医院，我们同住的三位同学 7 点出发，由于一夜的大雪，早上雪小一点，雪花仍在飘舞。一出门看到的是漫天皆白，到处是银装素裹，虽雪景很美，却无心欣赏。由于雪大路上积雪深，打车没车。由于我们初到西安，方向不明，问路行人也少。在凤城七路上折腾了三趟才找到了地铁口。今天师父是在青年路秦华中医院坐诊。我们赶到时师父已经开始接诊。刚好有一位食道癌的病人是来复诊的。师父让我们几个弟子每个人先问诊、摸脉、开方。然后师父开方，随后再看我们的处方。具体再进行讲解评判。这个病人是第三次复诊，前两诊服药两个多月感觉症状有所改善。这次还感觉有些吞咽不适。师父自拟全通汤为其处方：白芍 30g，黄连 9g，黄芩 12g，干姜 10g，大枣 6 枚，麦冬 30g，肉苁蓉 12g，当归 18g，土贝母 15g，山慈菇 15g，柴胡 12g，甘草 12g，鳖甲 30g，煅牡蛎 15g，威灵仙 20g，炙枇杷叶 12g，苏子 12g，姜半夏 24g，红参 12g，冬凌草 30g，蛤蚧 12g。让其一月后再诊。患者走出诊室，师父给我们讲解了全通汤的应用。此时诊室进来一男一女两位中年人。手里拿着礼物。怎么看上去都不像病人。在她们和师父的交谈中才知道，那位女的是 5 年前的一位肺癌病人。经朋友介绍找到师父！在这里通过 5 年的纯中药治疗。现已度过了 5 年时间。目前已无不适，形如常人，过来的目的是让看看还用不用服药。同时特意带来一块精制的牌匾。上书："赠：王三虎教授。中书：济世良医。下书：渭南叶女士。"我们跟诊弟子和师父与牌匾合了影。同时给叶女士处方颗粒剂：前胡1包，杏仁1包，牛蒡子1包，麦冬1包，杜仲1包，夏枯草1包，熟地黄1包，菊花1包，人参1包，茯苓1包，白术1包，牛膝1包，瓜蒌1包，姜半夏1包，赤芍1包，15剂。嘱其服后停药，患者走后，我们问为什么没和患者合影？师父说："世事洞明皆学问，人情练达即文章。患者是领导，这样的合照确实是不合适。何况这样的情况多的是，要合照显得还真当回事了。"接着跟我们回忆了在柳州工作的一些往事。在柳州坐诊时有三个患癌症10年以上的病人，有的宽宏大度，愿意让书上刊登他的照片，让大家树立抗癌的信心。有的感激万分，但不愿将照片入书。有的人认为不能和医生合影，否则以后常常离不开医生。

几天的跟诊，让我们真实地感受到了师父在中医经方抗癌方面的思维是独特和灵活的，有一套对付疑难危重症的成熟思路，尤其是与病人及家属的对话，可谓技高一筹，经常说得大家开怀大笑，病状若失。师父常对弟子们说的就是对这些疑难重症思维要活，知识面要宽，要有逆向思维，要多读经典！更要善于捕捉患者心理。攻心为上嘛，这些都使弟子们收益多多啊！

（闫济文）

2018年1月30日　星期二　晴

咳嗽半年咽喉哽　麻黄升麻汤显灵

袁某，女，69岁，杭州市西湖区转塘人；2018年1月23日门诊，患者自述：咳嗽半年，干咳或痰少而黏难咳，口腔干燥无津液、入夜尤甚，就餐时食物常哽塞于咽喉部，严重时饮水亦有堵塞感，经常咳嗽后打喷嚏，周身乏力，右耳带助听器，听力有偏差，纳食不佳，二便如常，面色枯槁，身材瘦小，咽喉不痒不痛；舌淡红，苔少，脉沉。这个病人的咳嗽感觉不像一般的伤风咳嗽，这时我想起了2017年12月去西安参加王三虎经方抗癌进阶班，王三虎老师讲《伤寒论》357 条："伤寒六七日，大下后，寸脉沉而迟，手足厥逆，下部脉不至，喉咽不利，吐脓血，泄利不止，为难治。麻黄升麻汤主之。"从辨病角度首次提出麻黄升麻汤就是治疗喉癌的，临床验之疗效确切。看看此病人的脉证，再想想王三虎老师详细解读 357 条病因病机及药物组成，病虽不同，证有合拍之处，抱着试试看的态度用了麻黄升麻汤，而且用量也是王三虎老师的用量。

辨证：风寒外束，毒壅咽喉，气阴两虚。

治法：解表清热，养阴生津，益气健脾。

方用：麻黄升麻汤加威灵仙。

方药：麻黄 12g，升麻 12g，桂枝 6g，干姜 6g，黄芩 6g，知母 9g，石膏 15g，当归 12g，生白芍 10g，制玉竹 10g，天冬 10g，茯苓 6g，白术 6g，甘草 12g，威灵仙 30g。水煎服，每日一剂。

今日，袁某复诊，她刚坐下就说："张医生，一会儿我女儿也要来找你看病。"我也没多想就应了一声，她接着说："张医生，你的药我吃到第三天就不咳嗽了，口干吃东西哽塞的感觉基本没有了，我这次咳嗽半年了，杭州几家大医院中西药吃了很多都不好，你的药效果真好、真灵光，我女儿说你厉害，你真是神医啊！"我说你的病治愈了就好，我不是神医，我的老师全国经方抗癌大师王三虎才是将神医张仲景的精髓发扬光大的当代大医。

（张先果）

王三虎教授点评：

麻黄升麻汤出自《伤寒论》357 条："伤寒六七日，大下后，寸脉沉而迟，手足厥逆，下部脉不至，咽喉不利，唾脓血，泄利不止者，为难治。麻黄升麻汤主之。"这一条，是《伤寒论》中最难解的条文。众说纷纭，莫衷一是，可谓千古疑案，不仅如此，陆渊雷等注家甚至怀疑厥阴病篇的真实性。但有些注家还是在某种角度提出了本方证难治的原因。尤在泾《伤寒贯珠集》强调了阴阳寒热相混："是阴阳上下并受其病，而虚实冷热，亦复混淆不清矣。是以欲治其阴，必伤其阳，欲补其虚，必碍其实。故曰此为难治。"曹颖甫《伤寒发微》强调了上热下寒的矛盾："欲清上热，则增下寒，欲温下寒，则增上热，故曰难治。"乃至现代各位伤寒及临床大家都不明白，本条论述的究竟相当于现代什么病。因为我有几十年学用《伤寒论》的经历和感悟，有近 20 年肿瘤临床的摸爬滚打，有"寒热胶结致癌论""燥湿相混致癌论"的理论创新，在以往中医肿瘤专著没有关于喉癌理法方药系统论述的情况下，我认为本条所述方证，与喉癌的症状病机非常相似。病机属内热外寒，寒热胶结，肺胃不和，燥湿相混所致。本方用麻黄散寒宣肺开结，升麻清热解毒利咽，寒热并用为君药。麻黄在《神农本草经》中这样写道："去邪热气，止咳逆上气，除寒热，破癥坚积聚。"升麻，唐代以前，为常用的清热解毒药。《金匮要略》治疗阴阳毒的升麻鳖甲汤之升麻也是清热解毒利咽，条文中"咽喉痛，唾脓血"可证。《小品方》《备急千金要方》《外台秘要》《肘后备急方》《小品方》《太平圣惠方》等方书，其主治病证为斑疹、咽痛、牙齿肿痛烂臭、疮疡、热毒下痢、蛊毒、壮热等，把它与犀角并列，甚至以之代犀角。桂枝、干姜助麻黄辛开，黄芩、知母助升麻苦降，使寒热之邪各自散解共为臣药。当归、玉竹、芍药、天冬养肺胃之阴，照顾到阴液耗伤重的特点；白术、茯苓燥湿化痰，使滋阴而不滞腻，化痰而不伤阴，主次分明，恰到好处为佐药。甘草解毒利咽，非此莫属，为使药。本方不仅是喉癌的专方，也是咽喉疾病久不痊愈的参考方。张先果的实践就说明了这个问题。

2018 年 2 月 1 日　星期四　晴

经方合用效力强　胸腔积液有良方

师父经常说在中医治疗中，西医的诊断和检查也是很有用的，不仅可以帮助诊断，更可以用数据来检验中医的疗效。今天的这个病例就是如此。

2018 年 1 月 7 日上午，一位孩子的母亲通过微信和师父取得联系，并言：经人介绍加了微信，孩子的病没办法治疗，现在已到山穷水尽之地，请王教授想想办法救救孩子。孩子现在身体弱，不能出门，能不能先通过视频看病？陈述病情细节如下：王某，女，12 岁。2017 年 11 月 4 日晚因高烧39.4℃，左胸疼，呼吸困难入院治疗。11 月 8 日医院诊断：感染性胸膜炎。处理意见：患儿目前病情较重、气促、心率较快，活动后耗氧量增加。SPO2 波动不稳，同时存在胸腔积液、心包积液、腹腔积液等情况，随时可能出现呼吸循环衰竭，甚至心跳骤停等情况，治疗时间不能准确估计，暂建议两周内需医学干预。发烧持续 6 天，用药后从 39.4℃降至 37.4℃左右。经过 24 天输液美罗培兰抗生素内科治疗，无明显好转，发现胸膜增厚，有包裹，脓胸，转胸外科。2017 年 12 月 4 日在北京做微创手术，胸腔镜清脓、引流管。从 12 月 2 号至 20 号又吃了利奈唑安，体温降到 36.7 度。22 号复查又发现包裹性积液、肺脓肿、胸膜增厚，最厚处：0.9cm。2017 年 12 月 27 日核磁共振检查：①左侧胸腔囊性病变，为包裹性积液并积气，大小约4.3cm×3.7cm×5.5cm，邻近肺组织外压性改变，邻近胸膜增厚；②左肺门区淋巴结肿大，直径约 1.2cm。

除上述病情外，饮食二便尚可，纳差，舌红苔薄黄。视频诊断完毕，师父给弟子们讲解："辨病与辨证相结合，病属肺痈，证系肺中热毒，久成痈

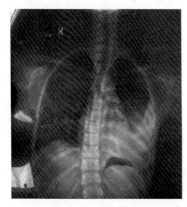

图 1　2017 年 11 月 7 日医院 X 光片

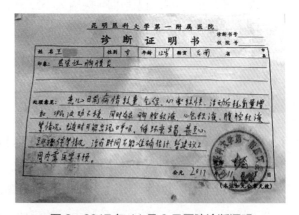

图 2　2017 年 11 月 8 日医院诊断证明

脓。当以千金苇茎汤、麻杏甘石汤、葶苈大枣泻肺汤、小陷胸汤合方，清热宣肺排脓化痰消水。"师父一边写处方，一边接着说："用的药味不多，但是合进去的方子却不少。这就是我们在临床上慢慢形成的一种思路，在面对复杂问题的时候，就不能简单对待了，要以复杂对复杂，不能以简单对复杂。这时就需要把几个经方合起来用，这个很关键。"处方：芦根30g，桃仁12g，生薏苡仁50g，冬瓜仁30g，石膏30g，麻黄6g，杏仁10g，甘草9g，金荞麦20g，鱼腥草30g，当归9g，瓜蒌20g，大枣6个，葶苈子20g，党参12g，山楂12g，黄连9g，姜半夏9g，百部12g，7剂，水煎服。

2018年1月16日下午孩子母亲发来微信："王老师，您好，不好意思，打扰您了！我是昆明小患者的母亲，上次您给我女儿开的7付药已经吃完了，昨天照了核磁共振复查了一下，好转很明显，最近没有发烧。想问问您：是继续吃以前您开的药方？还是在您方便的时候，我们视频看一下，要不要调药方？感谢王老师！"。微信传来2018年1月15日昆明医科大学第一附属医院核磁共振检查报告单：左侧胸腔囊性病变大小约为3.4cm×3.0cm×3.4cm。病灶邻近胸膜可见增厚，最厚处约0.9cm。左侧肺门区小结节状直径约为0.6cm。诊断意见：与2017年12月27日本院MR老片对比：①左侧胸腔包裹性积液并积气病灶较前减小，邻近肺组织外压性改变较前好转，临近胸膜增厚；②原左侧肺门区肿大淋巴结较前减小。视频诊断后，师父重点根据舌质绛红，上方加黄芩10g，生地20g，14剂。以加强清热凉血作用。

2018年1月31日下午孩子母亲再次发来核磁共振复查报告单：左侧胸腔囊性病变大小约为2.2×3.0×3.2cm。病灶邻近胸膜可见增厚，最厚处约0.9cm。前片所见左侧肺门区结节本次未见确切显示。诊断意见：与2018年01月15日本院MR老片对比：①左侧胸腔包裹性积液并积气病灶较前减小，邻近肺组织外压性改变较前好转，邻近胸膜增厚；②原左侧肺门区肿大淋巴结较前减小。视频诊断后师父回复：从望诊、问诊以及三次检查报告来看，效果很好，完全康复是可以预见的。上方不变，14剂。

我看见师父回复"完全康复可以预见"的时候，揪着的心也慢慢放下。她们是经人介绍通过微信联系上师父的，我看见微信上还有"现在我们也没有更好的办法了，经人介绍求助于您，希望给孩子用中医治疗"的话语，其母亲当时的困境和心情可以想见。

治疗告一段落，在写日记的时候，回首整个过程，医患虽未谋面，但师父遣方用药，指挥若定，病情一次比一次好转，这正是运筹帷幄之中，决胜千里之外的大医风范，心向往之！

（马传琦）

2018年2月3日　星期六　晴
中医核心整体观　把握病机效果显

我在多年的基层工作中养成了懒惰的习惯。读书看病还可以，至于说写文章、写病案确实是我的短板。今天先后来了两个妇科肿瘤治疗效果不错的患者，但治疗方法大相径庭。所以，有必要——道来，仔细分解。

秦女士，初诊时间是2014年2月7日。宫颈癌术后9个月，术后一直胃胀，手胀痛。舌红，脉弱。师父辨证为脾胃不和，痰湿留滞，困遏脾胃。脾胃被困，则升运和降失常，方用平胃散。到2018年2月3日，历时4年。患者续断来诊，期间平胃散偶改为半夏泻心汤。其治疗思路仍然没离开脾胃的升降出入。我没有拍到当时师父处方具体的用药。但根据患者反映，用原方的可能性比较大。治疗过程看似平淡，但是平中见奇，病机把握准确，整体观念指导全局。师父艺高人胆大，那么为什么宫颈癌治疗重在调理脾胃呢？一个是仲景所言"观其脉证，知犯何逆，随证治之"。有是证，用是药。另外，师父说出了点睛之笔"胃不和则九窍不利"。这告诉我们，子宫不也算是窍的一种吗？一语掷地，使我等汗颜。这次患者就诊时，未发现有转移，没有明显不适，精神非常好，无异于常人，患者非常满意。这样的病例，无疑是对我们医务工作者的莫大鼓励。学术是中医的灵魂，临床疗效又是检验学术的标准。

李女士，2016年1月2日首诊，卵巢及子宫内膜癌术后，Ⅳ期，化疗11个周期，放疗30多次，治疗期间中西并重，两年多来在师父这里前后有九次诊病，现在病情基本稳定。由于该例患者和前一例病位相同却方法大异，师父就此与患者展开交流。询问得知该患者发病前（2013年）出现贫血，并且腹胀。追问有无受风史，患者说2017年皮肤出现皮疹。师父解释了当时的考虑：贫血在先，血虚受风，风邪乘虚而入，积毒成瘤，风邪入里成瘤说再一次得到验证。把门诊病历翻到2016年1月2日，患者首诊，卵巢及子宫内膜癌术后10天，四期，平素肢胀酸痛，大便不成形，舌苔黄腻，脉弦。用方八珍汤、四妙散、海茜汤。具体用药：茯苓30g，炙甘草10g，当归12g，川芎12g，白术12g，熟地12g，姜半夏12g，海螵蛸20g，茜草20g，秦艽10g，白蒺藜20g，姜黄15g，土茯苓30g，黄芪30g，杜仲10g，怀牛膝12g，生薏苡仁30g，木瓜12g，大腹皮12g，防风12g，羌活10g。全方补益气血，祛风化湿，补肝肾活血。八珍汤气血双补是基本方，四妙散和羌活、防风等风药着眼于燥湿相混的病机，海茜汤则是师父将《内经》十三方之一用于妇科肿瘤的常用方剂，有辨病用方之意。

2016年9月3日，病历记录，面黄，舌淡苔薄有齿痕，脉沉。舌苔变淡效不更方，八珍汤补齐了红参10g，白术10g。15剂。

2018年2月3日第9诊，手足皲裂，手指关节僵硬改善，右肩前痛，夜间明显，形体丰满。舌体胖，有齿痕，苔白，脉沉弱。上方加羌活、防风，有蠲痹汤之意，25剂。

纵观九诊，主方八珍汤随症加减，针对矛盾的主次不同，面面俱到。虽然主要用时方，但是疗效确切。由这两个病例看出，师父确实是功力深厚，定力十足，经方、时方信手拈来，实是大家风范。

（张　英）

2018年2月9日　星期五　晴

春节拜年话团圆　听师讲课收获多

农历丁酉年腊月二十四，民间传统的小年，大街小巷里的年味也越来越浓了，早上我去师父家给恩师拜年。和师父聊天，话题自然是离不开中医的，师父先是问了问我最近读书学习的情况，然后话题转到了临床病案上，聊天中师父说了最近的一个病例。

患者闫某，男，89岁，是师父的一位老同学（名老中医）的岳父。老同学在2017年8月底通过微信问诊："教授好，我岳父目前正在住院中，诊断为肺癌膀胱转移，伴有高血压，冠心病，慢性阻塞性肺炎，肺炎，肝囊肿，胆囊结石，主动脉瘤，前列腺增生和下肢栓塞。现主症是：腹部不适，纳差，时呕，尿急尿频，尿点滴而出，余沥不尽，气短不足以息。舌紫暗苔微厚，脉沉缓。请教授给予中医治疗解决方案。"师父对我说："虽然病比较严重，也比较复杂，但是根据主诉，当务之急还是要先解决小便难和气短不足以息的问题。我当时用的是当归贝母苦参丸合人参蛤蚧散加减。"我看到聊天记录里有师父发的处方：当归12g，川贝12g，苦参6g，红参10g，蛤蚧1对，姜半夏12g，生姜4片。

我接着往下看聊天记录，在随后的几天中，师父的老同学及时地反馈了服药后的情况，反馈的信息比较详细，也比较专业。比如9月5日信："医院每天都下病危通知书，在急躁中又熬过了3天，西医已无对策，中医的曙光已现。"9月6日信："今晨安睡，在12点因服药唤醒，吐了两块黑痰，同病房患者对疗效很肯定！"9月7日信："非常感谢！你这个方对缓解气短和小便效果非常突出，给我开了一治疗法门，有信心让老丈人过90大寿！"9月8日信："教授好，岳父近况良好，饮食、睡眠和大便均正常，小便有点不畅而已。"师父说："呼吸的问题解决了，小便的问题更突出了，去掉蛤蚧，加上栝楼瞿麦丸。"处方：当归12g，川贝母6g，苦参6g，红参10g，姜半夏12g，生姜4片，土茯苓20g，天花粉15g，瞿麦18g，菟丝子12g。

接下来是 9 月 12 日的来信："王教授好，我岳父用你的方十剂，气短好了，尿潴留也解决了，腹满也减，小便未见肉眼血尿，睡觉平稳，唯厌食欲呕，因少食而疲乏无力！我临时处以宣肺展气、运脾化湿、畅中导下之剂先作观察再议下一步方案。我认为你的处方既在复杂的症状中把握住重点，确定了方向，缓解了症情，又增添了治疗信心！刚住院时数次下病危通知书，但一直没有改善，这么住下去也不是办法。所以 5 剂后即决定出院，现再用 5 剂后主症平缓，纳食的问题得观察，谢谢教授在百忙之中处方指导。"师父对我说："传琦你看，这个时候恰恰是用小柴胡汤的时候，你说是不是，越是病重病危之时，越是要单刀直入，化繁为简。"我答道："是的，师父，您平时在教学中也是这么教我们的。"我接着往下看处方：柴胡 10g，黄芩 10g，生姜 4 片，大枣 6 枚，炙甘草 9g，党参 12g。

9 月 15 日来信："教授用此举重若轻，三剂后纳食大增。停药后几天又纳呆不欲食，小便频数黄赤，时有咳嗽。化验尿隐血（+++），蛋白（++），尿胆原（++）。"师父在上方基础上又加了：白茅根 30g，仙鹤草 30g，山药 20g，薏苡仁 30g。

医案刚刚讲完，听见师娘在厨房对我们说："面和好了，馅也调好了，中午我们吃羊肉饺子，一起来包饺子吧。"我说："太好啦！谢谢师娘！我今天可是有口福了。"

（马传琦）

2018 年 2 月 3 日　星期六　晴

特殊病例不常见　理法方药皆俱全

卵巢癌和子宫内膜癌是现在发病率比较高的两种妇科肿瘤病，一般是单独出现，同时患上卵巢癌和子宫内膜癌的概率很小，今天上午来师父门诊复诊的李女士却是一位同时患有这两种癌症的患者，虽然不幸加倍于她，但是在这里治疗的效果却是很好的。

患者李女士，今年51岁，西安人，2016年1月2日首诊：卵巢癌及子宫内膜癌（Ⅲ期）术后第10天。平素腹胀痛，腹部下坠感明显。大便不成形。舌苔黄厚腻脉弦。处方：四妙散合海茜汤加减，25剂。四妙散合海茜汤是师父根据妇科肿瘤的病因病机，结合辨病与辨证而常用的基本方，因为去年医院换了一次系统，当时具体的药方加减已经看不到了。我接着往下看病历发现第二诊是9月3日，就问李女士："怎么中间隔了八个月才来复诊呢？"李女士说："中间这八个月时间我间断在医院做化疗和放疗。"没有等我再细问，李女士自己打开了话匣子："放化疗期间我没有来王教授这复诊，所以病历上没有写，一直吃着中药没有停，每个月让家里人来代取药。吃中药给我解决了好多问题。我一共化疗了11个疗程，放疗30次，要不是中药支撑，我是肯定抗不过来的。我不仅抗过去了，而且放化疗期间人不是那么难受，我们同病房的人吐啊、疼啊，睡不着觉、脱发什么的，我基本没有，所以我特别感谢王教授。"我看病历本9月3日第二次来诊，就诊记录上写的处方是：八珍汤合海茜汤加半夏。这是用海茜汤治疗原发病的基础上再气血双补。虽然手术切除了肿瘤，但是气血两虚、痰湿内阻的病机仍在，加半夏化痰散结，补中有消。李女士接着说："大约从2013年开始，就是这个病查出来前三四年时，我老是严重贫血，就一直治疗贫血，在好几个医院看，中药西药都用过，血色素就是上不去，拖了一段时间，然后就肚子越来越大，下坠着疼，别人看着我还以为我怀孕了，我说别开玩笑了，都快50的人了咋还怀孕。后来实在疼得不行了，又去西京医院才查出来是这个病。当时做完手术医生给我说切下来的肿瘤有19cm，我们家里人听着都很害怕。手术结束后10天，我就来王教授这看了，中药吃到现在血色素一直都正常，原来我脸上是一点血色都没有，手掌都是蜡黄的，你看我现在这手的颜色都很好了。"

师父听她说完，对弟子们接着说道："所以说她的这个病是有先兆的，贫血持续三四年就是表现。一般来说卵巢癌以风邪为主，子宫内膜癌以寒邪为主。血虚在先，再外感风邪，这就是病因。"说到这里，转而问李女士："你那几年身上容易痒么？"李女士说："经常身上起包，大片大块的一个个，很痒，越挠越痒，忍一会自己能消失。"师父说："这是风团疹，总体来看就是血虚受风。也正是因为血虚，才给了外邪有入侵的机会，最虚之处便是留邪之地。所以用八珍汤不仅仅是因为她在放化疗期，血虚才是根本病因，我们怎么样治疗？怎么样防止复发呢？补气血，扶正气，就是一种积极有效的治疗。"我听了师父对病因的讲解，再翻看病历本，上面记载的是李女士来面诊的记录，家属代取药的时候没有记录。从初诊后间隔8个月，2016年9月3号是第二次面诊，2017年1月7日是第三次面诊，病情平稳，八珍汤合海茜汤加味。再后面间断面诊，处方随证略有加减，变化不大，主要加了防风、秦艽、白蒺藜以加强祛风之力。

到了2017年9月2日第八次面诊，出现手足皲裂和关节僵硬两个问题，师父对照病历本说："你们看这里，这两个问题明显是燥，但是病历上写得很清楚，舌淡胖，舌头上看又有湿，燥和湿本来是一对矛盾，但这对矛盾又往往同时出现，为什么呢？因为津液都变成了湿邪，不能正常濡养组织了，就出现了燥，她这里的皮肤皲裂和关节僵硬，就是皮肤和筋肉失去濡养的表现。燥湿相混也是肿瘤病复杂的地方之一，我也在很多年前就提出过燥湿相混致癌论。这里用的是薏苡仁。薏苡仁这个药虽然普通，却是一味好药，它既可以利湿，又能养阴，非常适合燥湿相混的病机。再比如《金匮要略》中的麦门冬汤，用麦冬和半夏配伍组合，也是这个意思。以前我们不好理解，有矛盾啊，为什么用了麦冬来润燥，还要用半夏来燥湿？而且张仲景半夏用量一升，用的不少了，现在从燥湿相混的角度就能理解了，因为有了燥湿相混，所以既要有麦冬的润，也要有半夏的燥，这是千古妙对，润燥并用。然后我们看处方，当时还用了木瓜柔筋，土茯苓利湿解毒，用杜仲、牛膝、骨碎补、龟甲等补肝肾壮筋骨。"

处方如下：红参10g，白术10g，茯苓10g，炙甘草10g，当归12g，川芎12g，白芍40g，熟地30g，龙眼肉12g，姜半夏12g，海螵蛸20g，茜草

10g，秦艽 10g，白蒺藜 20g，地肤子 15g，土茯苓 15g，黄芪 30g，杜仲 15g，牛膝 12g，骨碎补 30g，龟甲 12g，生薏苡仁 30g，木瓜 12g，大腹皮 15g，30 剂。

师父接着问李女士：最近有什么不舒服的地方么？李女士说吃了上次的药关节僵硬有改善，最近右肩疼痛，夜间明显。舌淡胖苔白，舌边有齿痕，脉沉弱。师父说："抗癌是场持久战，虽然你这两年下来感觉恢复得很好，对治疗效果也很满意，但是从舌脉上看，气血亏虚，风邪入里，湿邪阻滞的病机依然存在。"说完转而对我们说："上方不用变，这次加上姜黄 10g，羌活 10g，取蠲痹汤之意，祛风胜湿。"

患者取了处方离开诊室，师父接着对我们说："从这个病例来看，血虚受风受寒是最初的基本病因，血虚是内伤，受风寒是外感。我们就说说内伤与外感的问题。内伤学说创立于李东垣，他写了《脾胃论》，而且重视分辨内伤和外感，也写了《内外伤辨惑论》。在当时以外感学说占临床主导地位的时候，内伤学说的提出，对临床是一个很好的补充与促进，然后到了我们今天的肿瘤临床，我想在分辨内伤与外感的基础上，更要看到肿瘤病更多的是内伤与外感同时并见，相互纠缠如一团乱麻，麻烦的地方在于驱邪恐更伤正气，自毁长城；治内伤又恐引邪深入，贻误战机。这种腹背受敌、措手两难是肿瘤病复杂的地方，也是难治的原因之一。既要补内来之伤，又要攻外来之邪，留给我们医生的空间并不是很大，怎么样能驱邪与扶正并举，攻补兼施，是我们要多思考多总结的地方。"

（马传琦）

2018 年 3 月 1 日　星期四　晴

笑迎妙对风雨声　虚怀若谷中医魂

今天是新年的第一次跟诊，令我兴奋和期待。虽说西安的早春比南方还热，更令人春困，我却如开学第一天的学生一样精神抖擞，搭上接师父的顺风车准点赶到了秦华医院，马师兄和李师弟已早早在诊室等候了。

师父穿上白大褂却没像往常一样马上接诊，而是和我们分享了一件事：在某医生的微信群，师父分享了他治疗肺癌的一个案例：

王三虎医案肺癌

刘先生，79岁。2017年3月15日行右肺上叶中分化腺癌切除术（T1aN0mM0）。1个月后适逢我到乌鲁木齐讲学，手术切口尚未愈合，眠差，咳嗽气短，腰酸腿软，面赤形丰，食欲二便尚可，舌淡脉弱。服用治疗高血压病、冠心病药物多年。以肺痿、上盛下虚、心肾不交辨证，交泰丸和肺痿主方，海白冬合汤加补肝肾之品。方用：黄连12g，肉桂6g，海浮石30g，白英30g，麦冬20g，百合20g，当归15g，熟地黄30g，瓜蒌30g，姜半夏18g，人参12g，黄芪50g，龟甲30g，山萸肉15g，杏仁12g，杜仲12g。7剂，每日1剂，水煎服。其后，我的弟子乌鲁木齐市中医院肿瘤科张黎主任以此方为基础坚持治疗10个月，病情好转，停用所有西药。

2018年2月25日患者在深圳市宝安中医院复诊，形丰面赤，咳嗽少量白痰，自汗，听力有所下降，偶发脚踝疼痛，时血尿酸500μmol/L以上。舌淡红，苔白，脉滑数。病属肺痿，证系肺肾两虚，痰浊未尽。以双补肺肾、益气化痰、排毒泄浊为法，海白冬合汤加味：海浮石30g，白英30g，麦冬20g，百合20g，当归15g，熟地黄30g，瓜蒌30g，姜半夏20g，人参15g，黄芪50g，龟甲30g，山萸肉15g，杏仁15g，杜仲15g，五味子10g，煅牡蛎20g，骨碎补30g，土茯苓30g，7剂。

按语：整体观念是中医的显著特点。但实际上，往往宏观上认可，微观上忘却，肿瘤临床尤甚焉。本案抓住肺痿、失眠、高血压、冠心病的共同病机，交通心神，润肺化痰，填补下焦，既治人之病又治病之人，一箭双雕。年老多病之人，失眠就是大病。张仲景将治疗心烦失眠的黄连阿胶汤放入少阴病就是明证。心脑血管病，也是性命攸关。近一年来，单纯用中药，不仅肺癌未见复发，难治的宿疾也销声匿迹。中医在肿瘤临床中的不可或缺，于此可见一斑。

回想我在40年前的同事郝医生，3年前因冠心病久治不愈，神魂颠倒，丧失工作能力而他乡寻故知。我从痰热上扰、胸阳痹阻立论，心神同治，以使之融入社会为目标，温胆汤、甘麦大枣汤、瓜蒌薤白白酒汤为方。往返五六次，今年春节告知已在韩城坐诊好久，仅以炙甘草汤复脉可矣。人是一个整体，人与社会也是一个整体。

群内有人（广西一个专家）就提出质疑："这个医案，肺癌的治疗与中医药没有一毛钱关系，你却用这么一个抢眼球的题目，我看完之后感觉被忽悠了，王教授，恕我直言。"师父看后不愠不恼，不卑不亢地淡淡回复："与钱无关，与病相连。这个基本方是《广西十二五中医肿瘤创新平台》推荐治疗肺癌的主方之一。"很快群内有人回应："百家争言，盛世杏园知无不谈，言而心畅，只为中医，四面八方，各抒己见，各展专长，承前启后，当今榜样。"又有人针锋相对回应该质疑者："直言，正是当下中医的危机！可以预知，某教授勤于放化疗、疏于中医药！故有此言！曾经，也是现在，我模仿王三虎教授用药治疗同样肺癌，可谓效宏！令人吃惊！到今天已三年，仿若正常人！72岁，挑抬肩抗，卖菜，无不正常。"自此某教授的质疑自是不攻自破。

新年的第一课，师父的分享令我深思。当我们面对质疑与不认可时，是平常心冷静看待、巧妙回应，还是气恼于他人的不理解、费劲地去解释、针锋相对，甚或升级为双方的相互攻击。师父用自身的经历给了我们最好的答案。新年特别的一课更让我明白，跟师学习，不仅是学习师父精湛的技术，更难得的是学习和感受师父为人处事的智慧与中医的情怀，他宽广的心胸、幽默从容、笑对质疑的潇洒令我深深折服，真可谓是"笑迎妙对风雨声，虚怀若谷中医魂"。

想想自己半路出家，艰难走上中医路，未来一定会面临风风雨雨，师父教会的这些东西于我而言是多么宝贵的财富啊。中医是中华民族的瑰宝，走过了几千年的风风雨雨，他的疗效无须证明，他的存在就是最好的证明。正如西医院士樊代明所言："中医不用挺，他自己挺了几千年，需要我们好好去学。"师父从医几十载，勤学苦练，潜心积累，运用经方治疗肿瘤，活人无数，并不需要解释和说明，事实就是最好的证明。而我，有幸能跟随师父学习，作为中医人，我只需要遵从自己的内心，坚定自己的中医志向，能像师父一样笑对风雨、潜心学习、走自己的路、无问西东，定能去到心想去的地方。

（姚　丽）

2018 年 3 月 10 日　星期六　晴

紫癜腹痛靠经方　桂枝汤中加大黄

今天下午跟诊的时候，有一位病人家属看着很面熟，在师父接诊的时候，家属对师父说："王教授您还记得我么？我是您合阳的老乡，年前带我娃找您看过病的。今天我是带我姐来看病。"他这么一说，我突然想起了那天的情景，印象深刻。

2018 年 1 月 9 日下午，患者由其父母带来看病。贺某，男，13 岁。主诉：脐周腹痛 21 天，皮下紫癜 18 天。患者父亲说："娃从小爱感冒，一感冒就肚子痛，有时痛得厉害会休克。这次也是因急性腹痛休 g 了去县医院，虽然控制住了，但三天后身上开始有出血点，医生说是过敏性紫癜。后来到省三甲医院住院，治疗了十余天，一出院紫癜又发作，经王教授当年中医学校的老同学推荐，今天来就诊。"师父接着问："平常饮食如何？爱吃辛辣刺激的或者肉食吗？"答："平时爱吃辣的，吃水果也多，经常一次连吃六根香蕉或者三四个苹果。这几年几乎每天一袋方便面。"刻诊：上肢及腹部散在出血点，两目暗黑，唇红唇干，大便干，舌红，苔薄白，脉弦。诊断完毕后，师父转过身问我："传琦你看应该用什么方？"我说："这是热入血分，可以用犀角地黄汤。"师父说："是的，不过犀角地黄汤只是一个广义的、常规的方剂，最应该的是桂枝加大黄汤。《伤寒论》第279条：'本太阳病，医反下之，因而腹满时痛者，属太阴也，桂枝加芍药汤主之；大实痛者，桂枝加大黄汤主之。'你看他说一感冒就肚子痛，这就是桂枝汤证了，用桂枝加芍药汤，但是现在内里有热毒了，大实痛，用桂枝加大黄汤，大黄才是直接凉血活血止血的，推陈致新，同时也就针对了紫癜。如果我们只看了犀角地黄汤，似乎不够，特别在外感病是诱因的情况下。"处方如下：水牛角30g，生地30g，赤芍12g，丹皮12g，桂枝12g，白芍12g，炮姜6g，大枣60g，炙甘草12g，大黄9g，10剂。

那天的看病的过程记忆犹新，我接着问："孩子吃了10剂药之后怎么样了，今天没有来复诊？"他说："已经完全好啦，上次10剂药吃完，腹痛好了，身上出血点也消退一些，我给王教授打电话，王教授说原方再吃10剂。然后王教授过年回合阳老家了，我就带着孩子去王教授家里再次复诊，同时也给王教授拜年。王教授看了以后让原方再吃7剂就可以了。27剂药吃完病情完全好了，过年到现在饮食都正常，也没有啥忌口的，当然方便面是不让再吃了。原来一直非常瘦，现在身体好了，还慢慢长肉了。说实话，治病最怕的就是走弯路，当时娃痛得直接昏迷了，娃生病我们看着难受啊！找王教授就一步到位了。"

听他这么一口气说完，来看病的人和我们都笑了，为他的讲述而高兴，为孩子的病治好了而高兴。我更高兴的是《伤寒论·太阴病篇》原来可以这样理解，桂枝加大黄汤还有这么好的作用。过敏性紫癜不抗过敏，这才是真正的中医思维。

（马传琦）

王三虎教授点评：

2018年5月16日我五弟来电话，同事打听到我能治过敏性紫癜，女儿也是同样的病情，西医治疗效果不好，想到深圳求诊。我问明情况，看了舌苔，发给上方，减大黄为5g。其间多次微信沟通，病情偶发，逐渐减轻，于5月26日西安面诊。时值"中医在线王三虎经方抗癌进阶班第三期举办"，言病去七八，视其舌仍红，改大黄为9g，继服20剂。寒热同用，营卫并调，可为过敏性紫癜腹型的基本方。

2018年3月7日　星期三　晴

千里迢迢寻名医　医患配合显神奇

正月二十吃"卷卷"是老家山西临汾极具地方特色的年俗，吃完卷卷，才算过完大年。卷卷又叫春卷，是一种将韭菜、豆芽等多种食材做成的馅料，用面皮卷裹在一起煎着吃的传统美食。早上八点，我们简单地吃了肉夹馍，当作吃了半开门的"卷卷"，到达西安市中医院，像前几日一样跟随王三虎老师出门诊，重复着简单又复杂的过程：叫号、望、闻、问、切，看检查报告、书写门诊病历、立法方药，告诉病人服药禁忌、注意事项等，希冀一如既往地帮助仍与病魔苦苦斗争的肿瘤患者，减轻其苦痛，延长生命。

到第六号，进来一对中年夫妇，妻子比丈夫高半头，面色偏黄，稍显疲惫，背着一个双肩背包，一坐下就说："王教授，我在您这里看病已经一年了，我的情况很好。当时和我同时来的病友都已经走了。我选中医而且遇到您真是对了。这次您得给我开四个月的药，下次等我孩儿放暑假的时候才能再来。"病历显示：刘某，女，53岁，四川西昌人。2015年4月初在华西医院确诊宫颈癌，先给予化疗，出现皮疹、气短等不适，同年4月21号行"经腹广泛子宫切除术及双附件切除术、盆腔淋巴结清扫术、腹主动脉旁淋巴结清扫术"，术中见：宫颈增大变硬，宫颈硬结约3×4cm，宫颈低分化鳞状细胞癌，侵及间质全层，癌周、宫旁、间质脉管中查见大量癌栓，癌未转移至各组淋巴结。随后针对患者手术残端、阴道及淋巴引流区行同步放化疗。三个月后复查发现，癌细胞右肺下叶转移，后转移至左肺；故而左肺行肿瘤切除术，发现纵隔淋巴结转移，又给予化疗。其后一年间转移肺部二次，并发生食管转移。

其女为中医爱好者，为其母广泛求医问药，专门买来王老师的著作，读后力排亲友异议放弃西医化疗，并于2017年2月6日专程来西安找王教授诊病。当时患者白细胞2300，面黄肌瘦、乏力、时渴、眠差、喉中有痰，食管下咽有滞留感，舌暗红，脉滑。病情复杂，但以食管转移为急，给予治疗食管癌的自拟方全通汤加减：威灵仙颗粒2袋，蜜枇杷叶颗粒2袋，白芍颗粒3袋，甘草颗粒3袋，陈皮颗粒1袋，代赭石颗粒2袋，海浮石颗粒2袋，蜜旋覆花颗粒1袋，红参颗粒2袋，姜半夏颗粒2袋，生姜颗粒3袋，麦冬颗粒1袋，黄连颗粒2袋，枳实颗粒1袋。25剂。华蟾素胶囊9盒，每次三粒，每日二次。为了及时了解病情并指导患者用药，老师让患者加了他的微信，患者满怀希望地踏上返乡之路。

2017年3月1日二诊：患者白细胞数未改善，面黄声低，舌淡，脉滑。继续服上方30剂。

2017年4月5日三诊：患者吞咽较前顺畅，咽不利，面部痤疮，白细胞升至3000，舌淡脉滑。效不更方，再服上方30剂。

到了5月3日第四诊，白细胞升至3500，深吸气胸骨后不舒，舌淡脉弱。由于患者路途较远，要求多带三十天药。处方：蜜枇杷叶颗粒2袋，威灵仙颗粒2袋，白芍颗粒3袋，甘草颗粒3袋，陈皮颗粒1袋，赭石颗粒2袋，海浮石颗粒2袋，蜜旋覆花颗粒1袋，红参颗粒2袋，姜半夏颗粒2袋，生姜颗粒3袋，麦冬颗粒1袋，黄连颗粒2袋，枳实颗粒1袋，炮山甲1袋，茜草颗粒1袋，炒栀子1袋，醋龟甲颗粒1袋，鹿角胶颗粒1袋，当归1袋，黄芪3袋。60剂，并加服复方斑蝥胶囊，每次3粒，每日2次。

2017年7月3日五诊：患者头晕，六月复查肺部病灶不明显，舌淡红脉弦，续服上方90剂。

2017年10月25日六诊：身体状况持续改善，只是服药后有些燥热，正值王教授在深圳坐诊，由于其孩子在深圳打工，又远赴深圳找王教授就诊。调整方如下：海浮石 30g，白英 30g，土茯苓 30g，麦冬 15g，百合 15g，猫爪草 15g，当归 12g，莪术 12g，桃仁 12g，鳖甲 30g，穿山甲 10g，杏仁 12g，红参 12g，浙贝 12g，海螵蛸 15g，茜草 12g。14 剂，水煎服，每日一剂。

2017 年 11 月 15 日深圳七诊：近一段时间体重增加 15 斤，咽中有痰，食后明显，湿热毒邪未尽，继用上方 15 剂。

今天八诊：自诉近日下肢骨头跳痛，夜间睡眠质量差；大小便可，观其舌暗红水滑，脉滑。既往高血压病史 15 年，近 3 个月已停服降压药，血压保持正常。2018 年 1 月 25 日四川省肿瘤医院的 MR 检查报告：宫颈癌术后，盆腔未见复发占位；两侧脑白质区散在小缺血灶，颅内未见明确占位。白细胞数正常。效果已现，但是持久战的思想是需要的。处方：威灵仙颗粒 2 袋，蜜枇杷叶颗粒 2 袋，白芍颗粒 3 袋，甘草颗粒 3 袋，陈皮颗粒 1 袋，赭石颗粒 2 袋，海浮石颗粒 2 袋，红参颗粒 2 袋，姜半夏颗粒 2 袋，生姜颗粒 3 袋，麦冬颗粒 1 袋，黄连颗粒 2 袋，枳实颗粒 1 袋，茜草颗粒 1 袋，炒栀子 1 袋，醋龟甲颗粒 1 袋，鹿角胶颗粒 1 袋，当归 1 袋，黄芪 3 袋。开了 100 剂，但患者坚持要 4 个月的量，望着患者急迫的心情，遂改成 120 剂，并嘱刘女士微信沟通。

临行前患者从背包中掏出一包四川西昌自制的葡萄干，一定要交给老师以示感谢。

望着这对夫妻离去的背影，我思绪万千。患者刘某正值七七之年，任脉虚，太冲脉衰少，天癸竭，因而肝肾亏虚；平素又喜进食辛辣；从患者的音貌举止来看，是个女强人，忧心太过，心急气躁，以致患上宫颈低分化鳞状细胞癌，其间又四次转移至肺部、食道、贲门且纵隔淋巴结转移，正切合王老师《中医抗癌临记新识》里引申《内经》所言"邪之所凑，其气必虚""喜怒不适……积聚以留"。纵观治疗全过程，体现了老师所提战略的重要性——"攻心与审势"患者一诊后服药 1 个月未出现缓解症状,患者坚持二诊,继续服中药,用王老师的话"没消息就是好消息",但是对患者来说,服药 1 个月无任何变化,坚持二诊,正是体现了患者战胜疾病的信心和对医生的信任,也就是老师攻心战略之一"信心"。连服六个月后有燥热不适的反应,又到深圳沟通面诊,显示出患者的诚心。治疗八个月后,和刘女士一块做手术的三个病友相继被癌魔夺去了生命,而她仍不懈地吃着老师的药,到这次居然要边服药边看孙子。确有"泰然之心"。当然这里面更有老师对疾病"审势"辨病与辨证相结合,正是老师的审时度势纵观全局与病者的紧密配合,使患者有了带瘤生存的机会乃至痊愈的可能。当良医与患者互相理解和密切配合时,其力量是无穷的,定能击退一切病魔。

（李红武）

王三虎教授点评：

宫颈癌一般分为寒热胶结和燥湿相混两型。寒热胶结型表现为：白带异常增多,甚至如水样,颜色以白浊为主,或如血水,或如酱汁,或色黄如脓,味呈恶臭。小腹胀痛,得热稍减,甚至可及肿块,质硬如石。月经闭止,唇口干燥,五心烦热,情志郁闷,怒则症加,舌苔白根厚,脉弦数。治当温经散寒,清热止带,软坚散结。方选温经汤合易黄汤加味。本证型多见于未经手术、放化疗的病人。温经汤是张仲景治疗带下的主方,《金匮要略》指出："妇人之病,因虚积冷结气,为诸经水断绝,至有历年,血寒积结胞门……瘀血在少腹不去。"与本病相符,故为主方。易黄汤是治疗黄带的主方,我习惯用清热解毒抗癌利湿的白英代替黄柏,加用软坚散结的乌贼骨、鳖甲、生牡蛎,活血止血的茜草,十分符合其病证特点。该患者多处转移,在原发病基本方的基础上,先用治疗食管癌的自拟方全通汤加减,也始终不离海浮石等治疗肺癌的主要药物,善于守方,稳扎稳打,步步为营,好在患者坚信坚持,有了阶段性成果,不仅患者高兴,我也颇觉宽慰。

2018 年 4 月 4 日　星期三　多云

当归贝母苦参丸　主治不限小便难

在跟师学习的过程中，看见师父用《金匮要略》里的当归贝母苦参丸一方的机会很多，师父也结合门诊病例详细地给我们讲过，今天这位患者用的也是这个方子，因为有代表性，我在日记中记录下来。

"妊娠小便难，饮食如故，当归贝母苦参丸主之。"当归贝母苦参丸虽然被医圣张仲景放在了妇人妊娠病篇，但临床应用并不局限于此，男女皆可随证用之，这一点我们都是知道的，只是"小便难"一词，让人很容易局限于"尿不出或者排尿困难"，而这位患者是尿失禁。

刘某，男，64 岁。2018 年 3 月 7 日下午来诊：小便失禁无法自控。高血压多年，有两次脑出血病史。肝囊肿，肾囊肿，嗜睡，食后易腹泻，腰部拘胀不舒，伸舌困难，舌红，苔厚，脉滑。师父在四诊完毕之后，对我们说："小便难的'难'字，不是困难的意思，难是与正常相比较而言的，只要是不正常，就是难。所以尿失禁也是小便难的一种。那么这时用当归贝母苦参丸就合适。对于肝肾囊肿的问题，我一般用瞿麦和苍术这两味药来消囊肿，舌红苔厚，可以再加上天花粉清热化痰，这就又有了栝楼瞿麦丸之意，也可以针对他的这个小便问题。这就是一方多用，一药多用，经方的魅力即在于此。腰拘胀是寒湿下陷，可用肾着汤。"处方如下：当归 12g，浙贝母 12g，苦参 12g，苍术 18g，瞿麦 50g，天花粉 30g，茯苓 60g，薏苡仁 60g，土茯苓 30g，干姜 6g，炙甘草 6g，白术 30g，黄芩 12g，栀子 12g，秦艽 12g，杜仲 12g，山药 15g，黄芪 50g，泽兰 30g，益母草 30g，25 剂。

今天下午患者在家属的陪同下来复诊，家属说吃了药以后尿失禁完全好了，现在自主排尿控制得很好。师父在详细接诊之后，在上方基础上加山萸肉 15g，生地黄 30g，开了 25 剂，让患者安心服药，以扩大疗效。

（马传琦）

2017年4月6日 星期五 晴

外国同道今来访 用好经方美名扬

今天早上我到师父在西安市中医院门诊室的时候，师父和袁炳胜医师都已经到了，正在聊这几年海外中医发展的情况，我换好工作服，坐在师父的身边，开始了今天上午的跟诊学习。

袁炳胜医师是英籍华人，在英国开办中医门诊有很多年了，在欧洲中医界很有声望，同时更是欧洲经方中医学会的副会长，英国中医师学会副主席。这次借着来珠海参加"世界中医药学会联合会古代经典名方临床研究专业委员会成立大会"的机会，专门转道西安来拜访王三虎教授。昨天师父在西安秦华中医院坐诊，袁会长和师父在接诊之余，已畅谈一天，我聆听左右，收获多多，增长了知识，更是开阔了视野。袁会长是今天下午三点的飞机，所以今天一大早就来到了西安市中医院，与师父交流和话别。

门诊的病人很多，师父的接诊有条不紊，遇到一些有代表性的病案，亦会在紧张的工作中详细地给我们讲解诊断思路，用药之法。患者一个接一个的看，在排到21号的时候，走进来一位外国女士，再一看，她的旁边是我们认识的程女士。程女士的一位俄语翻译，在2017年11月2号那天，她陪同一位g罗地亚的医生，尼哈德·索迪科维齐，来到王三虎教授的门诊看病，当时尼哈德是为他的一位朋友而来，在当地确诊为肝癌后，多处治疗效果欠佳，经人介绍来找王三虎教授进行中医治疗。程女士进来说："王教授您好，很高兴又能见到您！这位是玛丽娜女士，是尼哈德的妻子，也是一位医生，她带着上次那位病人的资料和另外三位患者的资料，再次来找您看病。"王教授说："好，坐下慢慢说。"玛丽娜女士虽然不会中文，但通过翻译和她自己的肢体语言与表情，先是表达了见到王教授的高兴心情，她说："上次那位患肝癌的朋友，吃了中药以后很多症状都有所改善和减轻，当时拿了一个月药，吃完以后一直微信联系，继续远程诊断开方，现在已经半年了，患者觉得中药给他带来了很大的帮助，已经开始正常工作了。这次来一是请王教授根据反馈继续诊断病情开药，另外还有三位新患者的主诉资料和面部舌头的照片，请王教授诊断。"王教授在程女士的翻译下，详细了解了四位患者的病情，依次给四位患者建立病历档案，诊断开药。我看了一下玛丽娜女士带来的资料和师父的诊断，对肝癌复诊的病人，在上方的基础进行了调整，以软肝利胆汤为主方，颗粒剂处方如下：女贞子2袋，地黄3袋，北沙参2袋，黄芩2袋，姜半夏2袋，红参2袋，醋鳖甲2袋，煅牡蛎2袋，炮山甲2袋，白术2袋，茯苓2袋，莪术2袋，山楂2袋，陈皮2袋，土茯苓2袋，柴胡2袋，甘草2袋，醋三棱2袋，丹参3袋，赤芍3袋，炒山药3袋，川贝1袋，炒桃仁2袋，红花2袋，颗粒剂，30剂。另外三位患者分别是肝硬化，脑膜瘤和风热疮，师父也分别开出了处方。

诊断完毕，玛丽娜对师父说："非常非常感谢您，王教授！我和我的丈夫尼哈德·索迪科维齐诚挚地邀请您到ｇ罗地亚来，为我们当地的医生讲授中医，为我们的患者看病。"师父也通过翻译回答："好啊，宣扬经方和为患者治病是我最愿意做的事情了，今年10月份可以安排出时间，到时候我们提前联系。"

（马传琦）

王三虎教授点评：

今天提到的外国友人看病之事，促成了我和夫人2019年6月下旬的波黑之行。我也写成了《宣扬经方欧洲行》长篇游记，分八次在王三虎公众号发表，颇受好评。

2018年4月7日　星期六　晴

胸痹发作病紧急　发小救急出大力

今天上午在门诊跟师学习的时候，有一位女患者和家属进来后并没有像别的病人那样着急陈述病情，而是和师父热情地打招呼、聊家常，师父聊天中对我说："他们是两口子，是我的发小，我们一起长大，有50多年的感情啦！"患者家属说："是啊，一晃眼这么多年过去了，这几十年我们合阳县多少人生病了都要专门来西安寻你呢。2014年6月我媳妇突发冠心病，多亏了你啊，要不然后果不堪设想。当时送医院检查，冠状动脉几乎完全堵住了，心绞痛人也疼得受不了，医院说必须赶紧放支架。吃了你开的药，疼很快就止住了，也没有放支架，在医院做心电图复查也很快正常了，医生看了很惊讶，不知道为什么心电图这么快就正常了，完全不理解。出院后又吃了40剂就好了，没再吃了。那个方子我还带来了，她最近这几天胸口有点不舒服，我带她来找你再给看看。"

我接过处方笺，看到处方如下，2014年6月7日方：瓜蒌30g，薤白12g，枳实15g，山楂12g，葛根30g，党参12g，麦冬15g，五味子12g，赤芍30g，川芎12g，红花12g，降香12g，夏枯草20g，黄连10g，水蛭10g，金钱草30g，决明子12g，当归12g，黄芪40g，栀子10g，7剂。师父接着对我说："传琦你跟我学习，这个方子应该见过很多次了吧。"我说："是的师父，瓜蒌薤白半夏汤，冠心2号方合生脉散是您治疗胸痹的基本方。"师父说："是的，就是这样。我认为冠心病尤其是难治的冠心病，病机复杂，不但有痰浊痹阻，心阳不振，更主要的是还有心的气阴两虚存在，所以生脉散的党参、麦冬、五味子这三味药非常重要，还有冠心2方，赤芍，川芎，红花，降香，丹参。那么她当时是突发，血管堵得也很厉害，所以用了水蛭10g，有胆囊炎和脂肪肝，加了金钱草、决明子、栀子、山楂等。我们对疾病有认识，有思路，有方子，这就好办了，关键是有疗效。这几十年来我用这个基本方加减，治好了很多人的冠心病，包括不少我的合阳老乡，最特别的就是我母亲，我在四医大那十几年时间，我母亲也在那住，她的高血压、冠心病基本上是通过我的中药治疗的，没有用过西医方法。感觉不舒服了就吃我治疗冠心病的这个成方，以至多少年都没进过医院。我到柳州后，正好有一年春节没回去，结果家里打电话，说我母亲心脏病犯得很重，可能与很长时间没吃这个方子有关。我说那赶紧到县医院住院，住院以后我把方子发过去，把中药吃上，该打的针让医生处理。结果三天以后就出院了，主管医生说这个老太太的心电图怎么变化这么快啊？实际上他们不知道是吃了我的中药。我后来还把这事写进了文章里。"我接过师父的话："师父您的这篇文章后来我在网上还看到了，中医书友会的微信公众号转发了，是作为母亲节的中医药献礼专题发的，我看的时候阅读量已经6万多了，评论和点赞的人非常多。"

说完了方子，师父接着看病，在详细诊断后，师父说："基本的病机没有什么变化，只是这次的症状比较轻，病情也比较缓，还是以上次的方子为主，我做一些调整和简化就行。"处方如下：姜半夏15g，厚朴15g，苏梗15g，茯苓12g，天花粉30g，党参12g，麦冬30g，五味子12g，瓜蒌30g，薤白12g，丹参30g，木蝴蝶12g，牛蒡子12g，黄连12g，肉桂6g，白芍15g，26剂。

一位医生的医术水平和临床疗效如何，我觉得看他身边的亲戚和周围的朋友是不是来寻医问药，是一个重要的考量条件。我跟随师父在门诊上学习近一年，几乎每天的门诊上都有师父的亲戚，合阳的老乡，各地的朋友，或者他们介绍的病人来看病，有的时候从师父的老家合阳县，是由一个患者家属开车，带着四五位甚至七八位患者一起来。从师父原来工作过的地方，广西柳州及周边城市，也经常有人专程赶来看病。古有云："富在深山有远亲。"师父的富，富在中医，富在经过半生精研写出的每一张处方，门诊实录便是佐证。

（马传琦）

2018年5月2日　星期三　晴

肝癌术后又复发　带瘤生存效堪夸

今天跟师父上门诊，荆先生如期而至，坐下后打开了话匣子："王教授感谢您啊！我这是第三次来了，前面吃了您的 60 剂药，作用很大，关键是我的胆管通了，原来带的胆管引流袋都取掉了。我是在上海的一家医院做的手术，也是我的主刀医生推荐我来西安找您看病的，胆管通了当天我可是高兴的立刻给他打电话报喜。"听着荆先生坐下后一口气说了这么多，我们都能感受到他的喜悦之情。师父也很高兴，说："是个好消息！现在还有什么不舒服的地方呢？"

在师父接诊的空隙，我快速地回顾了病历：荆先生，51 岁，2018 年 2 月 2 日初诊：肝癌术后 1 年半，复发 1 年，复发后做了介入治疗和靶向药物治疗。胆管堵塞现带胆管引流袋，食眠均可，二便可，舌红苔白脉滑。师父开的处方是软肝利胆汤加减：颗粒剂：柴胡 2 袋，黄芩 1 袋，姜半夏 2 袋，红参 2 袋，生姜 3 袋，牡蛎 2 袋，姜黄 1 袋，水蛭 1 袋，醋鳖甲 1 袋，浙贝母 1 袋，夏枯草 1 袋，煅瓦楞子 1 袋，30 剂。2018 年 3 月 2 日复诊，服药后病情平稳，经常胸口发紧。师父在上方加炒栀子 1 袋，淡豆豉 1 袋，30 剂。

看完病历本的记录，接着听荆先生说道："我现在也没有什么具体的不舒服，家里人也说我看起来就不像个有病的人嘛，吃饭睡觉等等都好，原来带着引流袋，不方便也痛苦，现在胆管通了，也舒服了。"师父听了以后也采取守方治疗，舌体淡胖，脉沉，故上方加土茯苓 2 袋，茯苓 1 袋，薏苡仁 2 袋，40 剂。

（马传琦）

2018 年 5 月 5 日　星期六　晴
治疗小病防大病　坚持治疗一年整

今天随师父上门诊，来了一位两年前的老患者，听她和师父的聊天，才知道两年前她得了宫颈癌后，在师父这里治疗一年，完全好了，原来高血压也随着服药而转为正常。若不是看着病历记录，看着检查报告，听着患者自述，旁人确实难以相信。这样的病例在师父的门诊上，并不少见。我在病人就诊的间隙，把病历记录如下：

杨女士，70岁，2016年3月5日初诊：患者以宫颈癌发病来就诊，来时带有2016年3月17日西京医院病理科诊断报告：（宫颈）鳞状上皮高级别上皮内病变（CIN3），累及腺体。刻诊精神差，少腹疼痛，阴道分泌物增多，舌红苔薄脉弱。王三虎教授开方以海茜汤合三神煎加减：海螵蛸30g，茜草12g，鳖甲30g，牡蛎30g，土茯苓30g，当归12g，川芎12g，白芍12g，熟地12g，三棱12g，莪术12g，昆布12g，海藻12g，炮山甲6g，30剂。每日1剂，水煎服，每日2次。

患者因为不愿意手术，只依靠中药治疗，所以随后一年每月按时复诊，每次取药30剂。处方也基本没变，偶然根据情况微调。2017年4月1日第14次复诊，取药30剂，后未再复诊。

2018年5月5日再次来诊：患者自诉去年4月去医院复查结果一切正常，药吃了以后有点拉肚子就未再继续服药，从2016年3月至2017年4月一共服药400余剂。另外服药前有高血压，服药后血压恢复正常。停药后定期复查，今日带有2018年4月18日合阳县医院彩超检查报告：子宫轮廓清晰，形态正常，肌壁回声均匀，宫颈线居中，内膜厚2mm。双侧附件区未见异常。肝、胆、胰、脾、子宫双附件声像图未见明显异常。今天来诊以腿软为主诉，偶见右下腹不适，排便不畅有下坠感，睡眠正常，舌红苔薄脉数。王三虎教授开处方仍以海茜汤为主方，不离基本病机。根据病情合以健脾益气，滋补肝肾之药：杜仲12g，川断12g，山药15g，茯苓12g，党参12g，白术12g，炙甘草10g，土茯苓30g，海螵蛸30g，茜草10g，香附10g，木香10g，薏苡仁30g，25剂。每日1剂，水煎服，每日2次。

（马传琦）

王三虎教授点评：

小事是大事的种子，小病是大病的根子。鳞状上皮高级别上皮内病变

（CIN3），累及腺体就是宫颈癌的癌前病变。对于这类病，既不能谈癌色变，也不能漠然置之。积极有效的治疗才是正道。就像整体观念在中医肿瘤科发挥得最好一样，治未病也在中医肿瘤科体现得更加完美。

2018 年 7 月 4 日　星期三　小雨

千金方有千斤力　牵动妙手人称奇

师父的门诊有许许多多的特点，比如说我曾经在日记里写过从师父的老家合阳县专门来西安，甚至是几家人一起包车来西安找师父看病这是一个特点。另外还有一个特点就是老患者比较多，这个"老患者"的意思，是说曾经来治病治好了，或长或短的时间以后又生其他病了，这个时候师父在哪里，老患者就能找到哪里。我想人吃五谷杂粮，世上行走，难免有病有灾，生病了找谁治呢？自然是谁把我治好过我找谁了。今天来的曾女士就是众多老患者中的一位。

曾女士，洛川县人，42 岁，今天是因尿潜血（＋）来就诊的，师父四诊合参，诊断为心脾两虚证，方用归脾汤加减，30 剂。病情比较常见，证型也不复杂，不过在看完病之后她对师父说的一句话，倒是让人感觉与众不同。曾女士说："王教授，除了来找您看病，还要再次感谢您！六年前那次住院，血小板都降到 0 了，多亏了您给治好了！"

我听她说血小板是 0，就问了一句，当时具体怎么了呢？刚好打开了她的话匣子："2012 年年底的时候，腿上突然就有了很多出血点，一开始是没注意，过几天身上出的多了才开始担心，就直接从洛川到西安来住院了，住院一查血小板低得很，当时给我说是特发性血小板减少性紫癜，住院以后就吃药治了，再就是隔几天就输一次血，住了几个月的医院，花了好几万块钱，但是效果不好，一输血血小板就上去了，两三天就又得降下来，最后直接就降到 0 了，家里人太着急了。当时，一边住院一边就打听看到底怎么办，家里人就打听到了王教授，2013年初就来看来了，开了药拿回医院病房悄悄地吃，吃了以后血小板就慢慢能往回升一点，也不往下降。就这样一边住院一边吃中药，就把血小板巩固住了，我就回洛川了，然后又接着来王教授这里吃了一段时间的中药，一直吃到2013年年底，复查都正常了。"

听曾女士说完，我向师父询问当时的治疗思路和用药，师父说："当时的这个情况，我辨证是热入营血，耗血动血，血热血瘀，用的是犀角地黄汤加减。你看病历处方在电脑上都有。"我看电子病历记载很详细：2013年1月7日初诊。处方：颗粒剂，水牛角2袋，紫草2袋，连翘2袋，槐花1袋，地榆炭1袋，仙鹤草2袋，地黄2袋，白茅根3袋，小蓟2袋，炒栀子2袋，墨旱莲1袋，女贞子1袋，黄芪2袋，九节茶1袋，蛇莓1袋，煅瓦楞子1袋，25剂。随后2月至7月每月来复诊一次，9月和11月各来一次，处方除了微调之外，基本没变，一共就诊9次，服药225剂。

在复杂的问题和危急的问题面前，师父总是可以像打蛇打七寸一样，找到那个关键点，看似轻描淡写，实则逆转乾坤，真正有牵动四两拨转千斤之感。师父也有对我们说过，这得益于从青年时期就形成的传统中医思维，只有用传统的中医思维来驾驭中药，才能真正发挥中医中药的威力。这从师父平日特别重视《神农本草经》也可见一斑。

（马传琦）

2018年7月5日　星期四　小雨
山重水复疑无路　柳暗花明又一村

今天上午的门诊结束后，师父拿起手机处理上午的信息，如今微信极大地方便了医患的交流，当然也加重了医生的工作量，不过师父倒是毫无怨言，在繁忙的门诊之后对于患者的诉求总是有求必应。而且通过微信，对于外地的或者身体虚弱不能来的患者，还可以视频诊断病情，开方治疗，很多患者受益于此。在回复信息的过程中，一位患者昨天早上发来的微信引起了师父的注意，治疗经过比较曲折，师父给我们做了教学讲解。

患者的女儿一直和师父保持联系，2017年8月17日发来微信："王教授您好！我是王某的女儿，2017年8月6号带我爸从福建到西安益群国医馆找您看胃癌肝转移。回来这一个多星期我爸一直在吃您开的药，感觉状态还不错。想跟您咨询下，药吃完后需要再去西安现场找您看病吗？还是可以远程看病开药？"师父当时的回复是："如果不能来西安，可以网诊。"我看到师父微信上有她发来的病历本照片，8月6日初诊：王某，男，57岁。胃腺癌肝转移半年，化疗五个周期并做肝介入治疗。症见：胃胀，纳可，二便调，眠可，右胁下不适，面色晦暗，舌红苔白腻水滑，脉弦，癌胚抗原CEA：119。诊断为胃反；寒热胶结，胃失和降。方以半夏泻心汤和枳术丸加减：姜半夏18g，黄芩12g，黄连9g，红参12g，枳实12g，白术12g，蛤蚧12g，瓦楞子30g，冬凌草30g，灵芝9g，炮山甲6g，鳖甲30g，生牡蛎30g，厚朴15g，莪术12g，炙甘草6g，26剂。2017年9月初患者女儿发来微信：26贴药剩下3贴，想通过微信诊断开药。吃药期间胃没有感觉不舒服，大小便正常，吃饭正常，体重稳定在138斤左右。6月底停止化疗后，现在头发眉毛都长得挺茂盛，跟化疗前的一样。并发来患者舌头、面部照片。师父的处方是在上方基础上略作加减。2017年10月27日师父去深圳在第七届国际经方班讲课时，患者由女儿陪同前往深圳复诊，我看了病历记录，病情没有恶化，患者服药反馈也好，所以处方基本也没有变动。

2018年1月底患者女儿发来微信："王教授您好，我爸去年1月诊断为胃癌肝转移，西医治疗效果一般，经成都的邹医生推荐，去年8月第一次从福建到西安益群国医馆找您看病。后来就一直吃您的中药，通过远程看病以及10月您来深圳讲学时也看过一次。今年1月初吃完中药做的检查，看起来效果不错，癌胚抗原CEA由最开始的119降至57.15。接着看到关于"戒酒硫"治癌的消息决定尝试，就吃了14天，很难受，一个月后检查，结果不好，癌胚抗原升高，血压低，贫血，体重下降 4 斤左右。把"戒酒硫"停掉后逐步好转，但至今一个半月了胃口都没恢复，易反胃。从这半年各种治疗的经验看，中药治疗效果明显比西医治疗手段要平顺，人体状态整体水平稳步提升，肿瘤指标效果也更好。"

　　我一边看着微信记录和病历照片，一边听师父继续讲解："2018 年 2 月 28 日来深圳宝安中医院第四次复诊：全身乏力，畏寒明显，纳差腹胀，反胃，大便 2～3 天 1 次，便溏，偶黑便。面色黧黑，形体纤弱，舌淡胖水滑，脉滑。这个时候就有了柴胡桂枝干姜汤证了，胃失和降，寒热胶结的基础上以寒为主。"处方如下：当归 20g，黄芪 60g，蛤蚧 10g，姜半夏 30g，桂枝 20g，补骨脂 10g，黄连 5g，黄芪 10g，干姜 15g，大枣 30g，炙甘草 10g，红参 15g，柴胡 15g，炮山甲 15g，煅瓦楞子 30g，麸炒枳实 15g，14 剂。 2018 年 3 月 17 日深圳第五次复诊，病情稳定，但腹胀伴刺痛，肝区可及拳头大小硬块。上方加醋三棱 10g，醋莪术 10g，蜈蚣 2 条，全蝎 10g，7 剂。后续患者一直按时复诊。

　　到了 2018 年 7 月 3 日，患者女儿发来微信：王教授您好。我爸上周胃造影确诊胃梗阻了，正在准备做胃支架。上周开始皮肤和眼白发黄，黄疸升高到 127，今天彩超显示胆管受压扩宽，医生建议做胆管引流；彩超显示腹水 5cm。现在胃梗阻没法喝中药了，请问这些问题还有什么办法对症治疗吗？我看见微信上师父的回复："外用方：延胡索 100g，大黄 50g，细辛 50g，肉桂 100g，乳香 50g，没药 50g，上药打粉，每次取适量调和外敷，以脐部为主，外用量要大，醋蜜和调如膏涂腹，一天一次。"两天后即有反馈："王教授您好！我爸前晚、昨晚按照您说的方法敷了药粉，每晚敷八小时，脚肿改善十分明显，真是神药啊！谢谢您！小便也容易出来了，并且尿量比之前多一些，之前已经连续吃了一周的利尿的西药片，都没有任何变化，没想到敷药粉第一次就有明显变化，会坚持敷！"

　　医生和患者一年的交流对话，因为有微信，就这样被完整地保存了下来，我虽然是学习，但是看到患者女儿一条条详细的信息，心情也不由地随着患者病情的变化而波动，既为胃梗阻的出现而揪心，又为治疗效果而开心。微信记录截止到昨天，患者的治疗还在进行时中，胃癌肝转移后病情还会发生哪些变化，变化后我们怎么有效应对，我的跟师临证学习也在进行时中。

（马传琦）

王三虎教授点评：

我曾经自嘲式调侃，下辈子要当妇产科医生。接一个宝宝出来，皆大欢喜。这个肿瘤科医生啊，真是不好当。虽然有成功的喜悦，但往往以悲剧收场。如何在悲剧中演出喜剧效果，非挖空心思不可。虽然最后可能是悲剧，但阶段性的喜悦也不无可取。

2018 年 7 月 9 日　星期一　阴

凭舌论病效力彰　病入少阴不慌张

7 月 6 日，一个身材魁梧，满脸焦急，手里的纸巾不停在擦着脸上汗水的年轻人，在门诊患者的人群中，显得格外显眼，我当时考虑，根据他的行动灵活程度不像是一个有病的人，果不其然，当叫到他的号的时候，他是为其父亲代诉看病，我心想，这又是一位孝子，其父何先生，男，61 岁，首诊于西安市中医医院，患小细胞肺癌骨转移已一年半，化疗十次，放疗五次。病情逐渐加重，卧床不起，咯血第五天，脐以下已经截瘫，便秘。师父根据其症状，以及舌红苔黄厚燥，辨为痰热壅肺，阴伤已甚，热入血分，损骨伤筋，腑气不通，果断制定了清热化痰，滋阴止血，通腑泻浊，补肾壮骨的治疗方案，方以海白冬合汤加味，处方：海浮石颗粒 2 袋、白英颗粒 2 袋、麦冬颗粒2袋、密百合颗粒1袋、半夏1袋、红参颗粒1袋、杏仁颗粒1袋、瓜蒌颗粒1袋、射干颗粒1袋、陈皮颗粒1袋、甘草颗粒1袋、猫爪草颗粒1袋、龟甲颗粒1袋、骨碎补颗粒1袋、土鳖虫颗粒1袋、侧柏叶颗粒2袋、荆芥炭颗粒2袋、炮姜颗粒2袋、藕节颗粒2袋、地榆颗粒2袋、石膏颗粒2袋、大黄颗粒3袋，4剂。药后效果明显，咯血已明显减轻，大便已通畅，服药的当天晚上就排便11次，患者家属非常满意，要求出诊。

　　我和师傅今日下午被邀请到了西安市第九人民医院住院部。进入病房，我们看到的是一位卧床不起，声音低微，身体羸瘦，奄奄一息，上气不接下气，腹部柔软凹陷，舌质红绛，舌苔干黄燥，脉洪大数急，吃饭靠喂，小便挂着尿袋，语言已表达不十分清楚的垂危患者。即便这样，患者在朦胧的意识下，也知道师父是为他看病来了，表示非常欢迎，脸上露出了笑容。师父不急不慢，为患者诊脉，查腹，看舌苔，有条不紊，又注意到患者十指指腹颜色鲜红，并且杵状指明显，由此更可证明患者热入营血，阴虚燥热，煎灼肺津，无水行舟。且总揽全局，病入少阴，心神受扰，肾不纳气。师父随即处方：大黄10g，浮海石30g，麦冬50g，百合50g，白英30g，水牛角30g，生地50g，赤芍15g，丹皮12g，西洋参12g，生晒参12g，蛤蚧1对，白芍30g，瓜蒌30g，甘草12g，川贝10g，12剂，水煎服。全方肺肾双补，滋阴凉血，化痰散结，师父随开方随为我讲解。最后嘱咐患者及家属按时用药，心情放松，出来病房后，又单独给两个儿子说："患者已非常衰竭，病情十分严重，

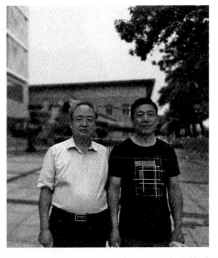

图3　我和张英出诊回来在空军军医大学的院子里

我们尽量帮助他吧。"家属也表示非常感谢和理解。至此我忽然想起特鲁多的名言："有时，去治愈；常常，去帮助；总是，去安慰。"这，就是一个苍生大医的精神，师父，我们永远的榜样！

放下复杂的心情，我们回到了师父居住的空军军医大学校区，校区楼房林立，古树盎然，道路整洁，花草清香，我们一路走，一路拍照，留下了一个个美好的瞬间，师兄师姐师弟们，在师父身边的感觉真好！

（张　英）

王三虎教授点评：

中医以望而知之的故事很多，现在网络发达，信息密集，常常有病人要远程诊疗。我的要求是提供"主要症状，舌头、面部照片，吃饭睡觉大小便"的相关资料，当然越详细越好。今天的病例，也算是从网诊的实效开始的。尤其是我们在发现手掌红的"肝掌"之后，首次发现"肺指"。

《中医健康养生》2018年第四期"岐黄传人"栏目肖格格、李善举的文章《王三虎：杵状指或是肺痿的"信使"》集中报道了我的发现——杵状指与肺癌关系密切。而十指指腹深红，是肺癌晚期血中热毒的特殊表现，是我首次发现并拍照为证。姑且称之为"肺指"。

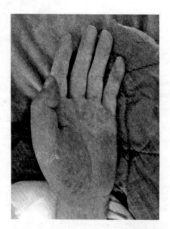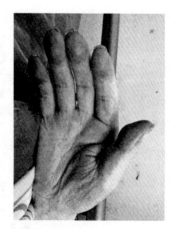

图4　杵状指

2018 年 7 月 16 日　星期一　晴

风邪入里成瘤说　实践检验多切合

今天是师父在浙江台州黄岩中医院开设经方治癌——王三虎名医工作室的第一天门诊，昨天热热闹闹庆成立，今天用临床例实印证了师父创造性提出"风邪入里成瘤说"的正确性和可验证性。

王某，男，62 岁，主诉：左肺癌术后 1 年，脑转移、右肾上腺转移 3 个月。

现病史：2017 年 7 月 25 日行右上肺癌根治术，T4NoM0 Ⅲ 期，病理：右肺浸润性腺癌（10.5×8×7.7cm）3 个月前因流涎检查发现脑转移、右肾上腺转移，颅内放疗 15 次，肾上腺放疗两次，放疗结束 1 个月。

刻诊：全身疼痛时作，痛无定处十余年，头疼，体位性眩晕，腰酸，立久益甚，夜尿频数，食少，磨牙发酸，遇酸冷痛甚，大便干结，精神气色尚可，杵状指，十指指腹及大小鱼际色红，舌红，苔黄，中有裂纹，脉弱。

辨证：肾精亏虚，痰浊上犯，气阴两虚。

选方：大补阴丸合泽泻汤、海白冬合汤。

方药：龟甲 30g，熟地 30g，杜仲 30g，天麻 15g，枸杞 15g，菟丝子 15g（包），黄柏 15g，泽泻 30g，白术 10g，海浮石 30g，瓜蒌 30g，白英 30g，麦冬 30g，百合 30g，姜半夏 20g，人参 12g，当归 12g，陈皮 12g，五味子 12g，远志 12g。30 剂。

上方用大补阴丸补肾填精以治肾，用泽泻汤升清降浊以治脑，用师父肺痿验方海白冬合汤以治原发病灶肺癌，方方有着落，药药有照应，经方时方验方齐上阵，辨病辨证辨位不落空，真大家风范，眼界不凡。

众位读者，那风在哪儿？风在转移，风在全身疼痛，时作时止，像大自然风起风息，飘来飘去，风更是在人的心里。大风起兮怎么办呢？填精补肾风自灭，升清降浊痰自清，海白冬合方一出，风清气正一帆平！

（蔡振泉）

王三虎教授点评：

本案揭示了风邪入里成瘤的持久性、多样性和症状的复杂性。没有全身疼痛时作，痛无定处十余年，头疼，体位性眩晕等症状，就不知道风邪盘踞，日久获得乘虚而入之机侵肺部的来路；没有风邪作祟，就不可能像大风刮过一样同时出现脑和肾上腺转移。肾主骨生髓通于脑。而腰酸，立久益甚，夜尿频数，磨牙发酸，也说明肾虚在先，印证了"最虚之处就是留邪之地"这一警句。同时也提示肾虚是风邪入里成瘤的内因。

2018年7月17日　星期二　晴　初伏
姚记参号说人参　人参抗癌显威风

今天师姐姚丽十分高兴，因为师父将第一次到师姐的姚记参号，帮师姐的亲朋好友看一些疑难杂症。另外，师姐这几天也挺紧张，怕师父第一次来没招待好，我劝她说，别紧张，你这边有师父最看重的抗癌大将军——人参，你店里的野山参，既能治病又能养生，师父到了一定欢喜。

人参自古以来都是养生的珍品，也是治疗许多大病、重病的重要药物，有起死回生之效，是许多进了ICU病房的病人的救命宝物，可惜近人对国宝级的药物不会用，不敢用，惜矣！

古代中医是十分擅长用人参治疗疾病的。

《医宗金鉴》为什么把独参汤放在《删补名医方论》放在首位呢？柯琴曰："一人而系一世之安危者，必重其权而专其任之；一物而系一人之死生者，当大其服而独用之。故先哲于气几息、血将脱之证，独用人参二两，浓煎顿服，能挽回性命于瞬息之间，非他物所可代也。"独参汤所治的危证，不正是现代ICU的独门武器吗？《删补名医方论》独参汤后，是参附汤、生脉饮、保元汤、四君子汤、香砂六君子汤。吴谦御医在参附汤注解是继续写道：补后天之气无如人参，补先天之气无如人参，补先天之气无如附子。二药相须，用之得当，能瞬息化气于乌有之乡，顷刻生阳于命门之内，方之最神捷者也。

汉代医圣张仲景在《伤寒杂病论》中，凡六经皆有用人参。太阳桂枝加人参茯苓汤，少阳小柴胡汤，阳明白虎加人参汤，太阴人参汤（理中汤），少阴四逆加人参汤、附子汤，厥阴乌梅丸。人参六经皆入，在《金匮要略》中，开人参抗癌之先河，师父说："胃反呕吐者，大半夏汤主之。"用半夏、人参、白蜜治疗胃癌、幽门癌一类疾病所致之呕吐。

张璐乃清代三大医学家之一，首倡大剂人参治乳癌，认为乳癌属肝脾二脏久郁，气血虚损，用益气养营汤、加味逍遥散，多服渐散。

可见，古代医家没有一个不重视人参的，现代又有几个医生会用人参呢？西医不用说，中医也几乎把人参废了，中医肿瘤界认为人参会扩散肿瘤，用党参不用人参，真乃人参之悲，更是患者之悲！

"路漫漫其修远兮，吾将上下而求索"，唯师父独具慧眼，在用经方抗癌实践过程中，把人参抗癌的功能发挥得淋漓尽致，无以复加。提出"人参抗癌论"这一抗癌新论，为中医抗癌提供了最有力的武器。

师父在肿瘤临床中，几乎80%的门诊和住院病人都用过人参，剂量从5～30g不等，以汤药为主。治疗肝癌、胃癌、肺癌、肠癌、乳腺癌、食道癌、白血病等癌症患者，常能挽狂澜于既倒，扶困危于仁寿。所以师父将人参视为抗癌大将军。

师父到店后，在师姐介绍后果然十分高兴，说方土福老先生名起的好，人参得坤土之精华，果然是有土之福啊！还介绍方先生真是个奇人，两次自费乘飞机到西安，二次乘飞机到柳州，专程过来探讨人参，无功利之心，有求真之道，与师父志同而意合。

整个上午，师父喝着师姐泡的参茶，看了几十个病人，忙而不累。晚上，师姐请了台州市侨联主席等多位处级领导陪师父，拿出价值几十万野山参酒请师父喝，还请闺蜜台州越剧名伶王小姐清唱一段越剧名段。我何其有幸，沾了师父、师姐的光，也享受一次。

真如师父所说"天道无亲天有眼，不枉多年学伤寒"。

（蔡振泉）

2018年7月18日　星期三　晴

重症重剂扶中气　英雄虎胆逞英豪

今天是在台州跟师学习最后一天，等我和姚丽师姐赶到工作室时，师父已开始接诊了，工作室已坐满了包括沈王明院长在内前来学习观摩的本院中医师，沈院长是特别热爱重视经方教育的智者，是少数从学院教育跳出来看问题的中医才俊，为请师父来台州推广经方教育，几次派人专程到西安请师父，师父被其诚心所动，才答应在台州开设经方抗癌——王三虎名医工作室。

从前天和今天情况来看，效果很好，没有一个中医师中途退出，师父病看得好，现场讲解分析病案也特别好，几天来高潮迭起，从望、闻、问、切四诊分析，到辨病、辨证、治法、选方、用药讲得条条是道，清清楚楚，明明白白，真是诲人不倦，为中医而生，为中医而活，诚续孔教之余绪也！

师父因经方而闻名海内外，但在实际工作中也不轻时方，先议病，再选方。下列这个医案应可证明。

李某，女，70岁，这个病人是坐轮椅被家属推进来的，双目下垂，几乎是闭着眼的。自述得了中央核肌病30余年，到上海北京等地四处求医都无法治愈，几乎没有信心去治疗，今天是慕名而来，再试一次。师父一看诊断，即说该病人是胃强脾弱，脾虚气陷的痿证。以前在西安和柳州都治愈好几例，处方选用李东垣的传世名方"补中益气丸"健脾益气，但用药要重，轻剂不起作用，处方如下：黄芪120g，生晒参20g，党参50g，太子参20g，苍白术各12g，茯苓12g，土茯苓30g，当归12g，陈皮12g，升麻12g，知母12g，薏苡仁30g，山药30g，巴戟天15g，柴胡10g，炙甘草15g。30剂。并认为这里升麻作用不是升中气，而是防补气太过而生阴火。从处方补气药的用量看真是艺高人胆大，难得一见的重症重剂。方虽是旧，弘之惟新，真可谓是李明之的知音。

（蔡振泉）

2018 年 8 月 1 日　星期三　晴

肺癌虽凶有良方　健康生活人向往

肺癌是癌症中发病率较高的一种，师父的门诊上肺癌患者人数一直比较多，有的时候连续进来五六位患者，都是肺癌。今天早上也是这样的。

第一位患者，吕女士，81 岁，走进诊室的时候不仅看不出是一位肺癌病人，更是根本看不出是 80 高龄的人，说话有底气声音洪亮，思维敏捷思路清晰，让人不禁啧啧称奇。在师父的接诊中，我才知道她按月坚持复诊，到今天已经整整五年了，接过她的病历本，上面的记录很完整：2013 年 8 月 2 日初诊：左肺癌术后 50 余天，第 4 次化疗中，偶咳嗽，食可，眠可，大便干，舌红苔黄而干，脉数。诊断肺痿痰热，处方海白冬合汤加减，5 剂。师父说："病历本上记得很清楚，电脑上的早期记录因为医院搬迁已经看不到了，能看到的最早处方是 2015 年 4 月 1 日的，我还是以肺痿来辨病治疗的。"我看到电脑处方如下：颗粒剂，浮海石 2 袋，白英 2 袋，麦冬 2 袋，蜜百合 1 袋，姜半夏 1 袋，红参 1 袋，炒苦杏仁 1 袋，瓜蒌 2 袋，射干 1 袋，陈皮 1 袋，炙甘草 1 袋，猫爪草 1 袋，30 剂，这次是第 22 诊。今天患者说左腰有点疼，其他的都感觉很舒服，人也比较有精神，舌淡红，苔薄，脉沉。我看师父针对腰痛在上方中加了桑寄生，龟甲和骨碎补等，处方：颗粒剂，浮海石 2 袋，麦冬 1 袋，蜜百合 1 袋，姜半夏 1 袋，红参 1 袋，炒苦杏仁 1 袋，瓜蒌 2 袋，射干 1 袋，陈皮 1 袋，炙甘草 1 袋，猫爪草 1 袋，白芍 1 袋，当归 1 袋，炒蒺藜 1 袋，党参 1 袋，天麻 1 袋，桑寄生 1 袋，醋龟甲 1 袋，骨碎补 1 袋，25 剂，这次是第 57 诊。

紧接着下一位患者也是每月按时来的老患者，顿先生，65 岁。可能是受刚刚吕女士的影响，顿先生一坐下就说："王教授早上好！要是算时间的话，我这个就更长啦，是她的两倍了，十年了。"说完开心地笑起来，师父也是听得很开心，接着他的话和他开玩笑地说了一句电影的经典台词："十年啦，别提他啦！"说得候诊的患者们都开心地大笑起来。让诊室气氛活跃，这也是师父门诊的一大特色，我觉得说是一种门诊艺术亦不为过。我不止一次的听很多患者说同一个意思的话："每个月来见见王教授，和王教授聊几句，病就好一半了。"当然病立刻好一半不是真的，但是一位医生的乐观开朗的性格，海纳百川的胸怀，高瞻远瞩的格局，对门诊的影响，对患者心理的影响，对治疗的影响，是切切实实存在的。顿先生接着说："老的病历本早就找不见了，我是 2009 年发现的右肺癌，做完手术之后没多久经人介绍就到您这里来了，从此每个月按时来报道，现在我就信任您！"师父说："初诊来的时候，我也是用的海白冬合汤，治疗后肺上的症状没有了，血糖又高了，出现了糖尿病，那么不管是从古代的医案记载，还是我们现在的临床经验以及现代研究，都发现糖尿病与肺癌的关系十分密切，我们用中药治糖尿病，既是治糖尿病，同时又是控制肺癌的复发。这么多年过去了，肺癌没有复发或者转移，但是疾病有个主要矛盾，这种主要矛盾始终存在，我们要小心对待，才能防微杜渐，一旦掉以轻心，很可能死灰复燃。最近这几年一直守方治疗，以他现在的实际状况来看，守方治疗是很正确的。"我看师父用的是海白冬合汤和治糖尿病的经验方：浮海石 30g，白英 30g，百合 30g，麦冬 30g，黄连 12g，麸炒苍术 12g，玄参 12g，黄芪 40g，山药 30g，甘草 12g，姜半夏 15g，25 剂。

像他们这样坚持治疗，得了癌症后不仅长期生存，而且生活质量很高的例子，还有很多，今天是因为他们两位一前一后来，让人印象深刻，我写在跟师临证日记中，与大家分享。

（马传琦）

2018 年 8 月 5 日　星期日　多云
古自用药如用兵　排兵布阵法度精

患者孙先生今年 66 岁了，每次来的时候都由四、五位家属陪同，一方面确实是病情较重，一方面是子女亲属都很关心，今天来亦不例外。孙先生刚刚坐下，他的女儿说："王教授，每次来都先说很多感谢您的话，不是我们有意客气，确实是每次见到您发自内心的激动！我爸 2017 年在四医大查出肺癌以后，没有手术也没有放化疗，4 月份查出来的，7 月份就到您这开始治疗，到今天整整一年零一个月了。我爸吃着药，病没有继续恶化反而逐渐好转，每天吃饭睡觉跟正常人一样，您说我能不激动么？"家属和患者虽然激动，但是这样类似的情景在门诊上总是重复的出现，我作为学生跟师临证一年，见过太多了，虽然高兴，亦是习以为常了，师父更是心如止水，波澜不惊。不过看得出师父也为病人感到高兴，一边微笑点头示意，一边接过病历本细细查看诊疗记录。

　　我看到病历首页记录着：2017 年 7 月 2 日初诊，左肺癌 3 个月，未手术未放化疗，伴随陈旧性肺结核，阻塞性肺炎。现症咳嗽严重，痰多，白色泡沫状，偶夹血丝。左前胸疼痛并向后背放射，有灼热感。气短，恶心，厌食，便秘，睡眠可，舌暗红苔白腻水滑，脉弦。处方是小青龙汤加减：桂枝 12g，麻黄 12g，干姜 10g，细辛 3g，五味子 12g，白芍 30g，炙甘草 10g，姜半夏 18g，生石膏 30g，黄连 10g，瓜蒌 30g，浮海石 30g，白英 30g，延胡索 15g，旋覆花 15g（包），紫菀 12g，冬花 12g，杏仁 12g，30 剂。师父对弟子们说："到 8 月 6 日第二诊的时候，病情有了变化，胸痛减轻了，但痰中带血，经常咯血，症状就是病情的直接表现，不能视而不见，而且解决症状本身就是治病的重要方法。这种咯血就是肝火犯肺，当时用了黛蛤散，上方加青黛 4g，海蛤壳 30g，地榆 30g，仙鹤草 30g，桔梗 12g，射干 12g，一方面清肺热，凉血止血，一方面加强化痰。9 月 3 日第三诊时咯血没有了，就把青黛去了，主要问题是便秘，加了 10g 大黄。你们看 12 月 3 日第六诊的时候咯血又出现了，又加上青黛 6g，这就是药随症变，那么从他这一年的实际效果来看，解决症状就是对疾病的有效治疗。10 月 1 日和 11 月 5 日两次来的主要问题是痰多痰黏，10 月份加了猪牙皂 4g，大枣 6 枚，这是张仲景的皂荚丸，针对的就是黏痰顽痰。11 月份加了当归 30g，生地 60g，这两味药是金水六君煎的君药，我们是从肺肾阴虚、水泛为痰的思路来用药。"师父接着问患者："我记得你年初的时候说咳出一个肉块状的物体？后来再咳出什么没有？"患者说："是的，今年一月份的时候，我咳出来一块拇指大小的肉块状的东西，然后胸痛和气短情况明显好转了，人舒服得很。就那一次，后来再也没有了。"师父接着说："2018年4月1日来的时候有胸水了，我加了泽漆50g，后来再有过胸水么？"患者回答，后来再没有过胸水。师父问诊："这次来有什么变化么？"患者说："最近大便特别干硬，很多天才有一次，另外腿抽搐疼痛，胸口还有点疼。"师父四诊完毕，给我们说："舌红苔黄脉数，便秘的问题原来我们用了大黄，这次再加芒硝10g，另外我准备用一样药，就是白芍，上方已经有白芍30g，这次加到60g，这就是芍药甘草汤，既能缓解挛急，止痛，芍药量大又可以通便，一药多用，他这次的几个问题一起解决。"

我跟诊在师父身边，每每看到师父临证诊断病情，组方用药，把患者们的症状治疗好，把肿瘤或治愈或控制住，感觉这般情景真如同一位久经沙场的将军，对麾下兵马了如指掌，临敌对阵胸有成竹，调兵遣将法度森严，手段纯熟，运筹帷幄之中，决胜于千里之外。

（马传琦）

2018年8月23日　星期四　晴

甲亢治疗易伤肝　中医中药很安全

我要记录的是中药治疗甲亢案例。马某某，男，33岁。4年前患甲亢，治愈。2018年6月4日，由于工作紧张，过于劳累，自觉身体不适，去医院检查。结果促甲状腺受抗体（TRAb）2.44↑（参考值0~1.5），促甲状腺激素（TSH）0.025↓（参考值0.38~4.34），游离甲状腺素（FT4）31.52↑（参考值10.44~24.38），游离三碘甲状腺原氨酸8.34↑（参考值2.77~6.31）。

超声甲状腺弥漫性病变，血压 140/90mmHg，西医诊断：甲亢，口服塞治，优甲乐。一周后，6 月 12 日复查丙氨酸氨基转移酶（ACT）103.39 ↑（参考值 9～50），天门冬氨酸氨基转氨酶（AST）41.52（参考值 15～40），Y-谷氨酰基转移酶（GGT）64.33 ↑（参考值 10～60），AsT/ALT0.40 ↓（参考值 0.5～1.5）。网上求医于王三虎老师行中医治疗。患者主诉，疲惫乏力，易怒，自汗，饮食量增加，消瘦，平素血压略高 130～140/90～100mmHg，舌红少苔，脉沉数。辨证属肝火旺，肾阴亏，心肾不交。以小柴胡汤合二至丸、交泰丸加味：处方：白芍 20g，夏枯草 20g，柴胡 12g，黄芩 12g，栀子 12g，党参 12g，甘草 12g，丹皮 12g，丹参 15g，生龙骨 15g，煅牡蛎 15g，珍珠母 20g，黄连 9g，肉桂 5g，女贞子 12g，旱莲草 12g，生地 30g，乌梅 10g，杜仲 12g，知母 12g，黄柏 12g，山药 12g。30 剂。

7 月 18 日复查：丙氨酸氨基转移酶（ALT）72.83 ↑（参考 9～50），SAT/ALT0.41 ↓（参考 0～1.5），促甲状腺激素 0.172 ↓（参考 O.38～4.34）。患者自诉上述症状均有好转，停中药 5 天，睡觉醒来身上没劲，夜梦多，夜间尿频，4～5 次，自汗，易怒等有所加重，舌质淡红，少苔，脉沉。在上方加益智仁 12g，30 剂。

今日复查：患者自觉症状均消失，甲功检测，肝功检查均在正常范围。

（朱广媛）

2018 年 8 月 31 日　星期五　晴

同学群里讨论忙　主题射干麻黄汤

今天在微信群里看到有人问父亲："王三虎教授，慢性支气管炎，过敏性支气管哮喘的恢复期中药如何治疗？请推荐处方。拜托了！"父亲当即回复："射干麻黄汤常用。"此人又问："请用药具体一点，每味药用多少剂量？请开方。"父亲回答："离开了具体情况不好再细说。这个时候，模糊就是准确"。此人有些不满地说："还是有些保守，秘方不可外传？这样的模糊不可取！"父亲轊然而笑："哈哈哈哈，射干 12g，麻黄 12g，细辛 3g，五味子 12g，姜半夏 12g，生姜 15g，紫菀 12g，冬花 12g，大枣 30g。"群中回答："这还够意思，是真正的同学情校友意！"我心里暗自嘀咕：原来是父亲的同学，难怪说起话来单刀直入。

射干麻黄汤出自《金匮要略·肺痿肺痈咳嗽上气篇脉证并治第七》："咳而上气，喉中水鸡声，射干麻黄汤主之。"原方由射干三两、麻黄四两，细辛三两、紫菀三两、款冬花三两、半夏半升、五味子半升、生姜四两、大枣七枚组成。由于条文中描述的症状跟哮喘相似，现在多用此方治疗寒哮。而父亲在临床诊疗中尤为看中此方，认为其配伍精炼，宣肺祛痰，下气止咳之效颇佳，对于哮喘、急、慢性支气管炎、肺炎，甚至是肺癌伴有咳嗽、气喘、痰多、喉中痰鸣症状均可原方应用。

这时群里炸开了锅，有人问："王教授，能不能把恢复期的中药或散剂传授一下。"父亲轻松对答："恢复期，就看是脾虚生痰还是表虚易外感，抑或肾虚痰泛，随证治之。大约是培土生金的六君子汤、益气固表的玉屏风散和补肾化痰的金水六君煎。"又有人问道："大枣 30g？还是 3 枚？请王教授明示。另，麻黄超过 10g，出汗多吗？我经常顾虑这个，不敢用大量。"父亲自信地回复："张仲景用大枣 7 枚，我用 30g 相当于 6 枚。麻黄主要不是发汗药，不然，怎么会有'汗出而喘无大热者，可与麻黄杏仁甘草石膏汤'一语？麻黄汤中麻黄三两，射干麻黄汤和麻黄杏仁甘草石膏汤方中麻黄都是四两，也就是 12g 了。亦步亦趋，即使两广地区和夏季也不一定减量，未见发汗过多之弊。"有人拍手叫好："什么叫醍醐灌顶，此之谓也！为什么茅塞顿开不亦然乎？"

老师常道"麻黄辛温、发汗力强"，以至于中医人常常不用麻黄，慎用麻黄，即使有明确的适应证，也是五六 g 炙麻黄点到为止。而张仲景在《伤寒论》中用麻黄达到了 14 次，在《金匮要略》中达了 23 次，比例相当高了。其中应用剂量最大的是大青龙汤、越婢汤，麻黄均为 6 两，约等于现在的 18g，其次是麻杏石甘汤、射干麻黄汤、厚朴麻黄汤，麻黄均为四两，约等于现在的 9g，麻黄汤、小青龙汤三两也在 9g 了。越婢汤主治"恶风，一身悉肿，脉浮，不渴，续自汗出，无大热""风湿脉浮身重，汗出恶风"的防己黄芪汤中也有麻黄半两，可见汗出并不是麻黄的禁忌症。父亲常说"麻黄平喘效果无药能及，喘的时候不用麻黄，什么时候用？没有所谓的过汗之弊，有的只是配伍和用量，一般用量 8～12g 没有问题，汗出多的可以配石膏，唯一要注意的是对血压的影响，高血压病人需要监测血压，必要时可以增加降压药用量。"

父亲常说大枣汁液浓厚，富含维生素，有"天然维生素丸"的美誉，是水果中唯一不能榨汁饮用的，其补气安中、养脾和胃，在古时没有静脉补液的途径，大枣入方煎汤就能直接补充大量丢失的体液，无可替代，他常用 6～12 枚，"最少 4 枚，少了不顶用"。大枣在《伤寒论》35 方中均有应用，《金匮要略》中 36 方。其中最大量三十枚 1 方，二十五枚 1 方，十五枚 1 方，十二枚 28 方，十枚 2 方，六枚 2 方，五枚 1 方，最小量四枚 4 方，仅在桂枝、生姜之后，可见张仲景用枣配方范围广泛，用量也是四枚起。

末了，父亲在群里留言"我们中医现在是抱着金碗讨饭吃，总看别人碗里的肉多而且香，应该有自信。让我们以自恋的情结看重中医吧"。的确，在我们平时学习《伤寒论》等经典著作时，应重视原文，重视方剂的配伍、剂量及适应证，尤其要重视药物的特性，要从现行的中药教材走出来，在《神农本草经》等中药经典著作中找答案。

（王　欢）

2018 年 9 月 1 日　星期六　晴

久病咳喘苦无方　仍是射干麻黄汤

昨天微信群里刚刚就射干麻黄汤展开过激烈地讨论，今天父亲门诊上就来了一位久咳不愈，服射干麻黄汤1月取效的患者。高某某，女，69岁，合阳人，2018年8月4日初诊，主诉"反复咳嗽三四十年，复发一月"，当时患者诉咳嗽、入冬尤甚，易感冒，此次系吃水果所致，喉中痰鸣似喘，口干，口不苦，腹不胀，眠差，二便正常。舌红苔花剥，脉弦。父亲以射干麻黄汤加味，处方如下："射干12g，麻黄10g，细辛5g，五味子12g，姜半夏12g，干姜10g，紫菀12g，冬花12g，大枣6枚，当归12g，熟地30g，紫苏子12g，25剂，水煎服。"辨病：咳嗽；辨证属肺肾两虚，痰浊上泛，肺气不降。射干麻黄汤在这里不再赘述，咳嗽既是病、也是症，抓住主症"咳嗽、喉中痰鸣似喘"即可，其中用干姜替换生姜，倍细辛，取其辛温化饮之效。加当归、熟地是取金水六君煎之意，金水六君煎为明代张景岳所创，主治肺肾虚寒，上泛为痰，或年迈阴虚，血气不足，咳嗽呕恶，喘逆多痰等症。患者咳喘日久，肺肾两虚，痰浊上泛，口干，舌红苔花剥，乃阳虚日久及阴，阴阳两虚，气血不足，此处当归和血养血益心肺，熟地滋肾水而润肺金，诸药和用，咳喘自平。

今日来诊，诉咳大减，已能食水果，亦能食凉，大便次数稍多，舌红而干，脉细数。嘱继服30剂。

喘就是辨病，喉中痰鸣就是射干麻黄汤的方证。辨证论治是中医诊疗特色，但在临床中有许多老医生，常常只是抓住几个主要症状就处方用药，这叫"抓主症，抓方证"。父亲常说："我们一定要在辨病基础上辨证，丢掉辨病的基础，再准确的辨证都有局限。"

（王　欢）

王三虎教授点评：

经方，中医宝库里的高端武器。非常实用，也非常好用。我在中专毕业实习时期，就从李景堂老师那里学到治疗咳喘的三个经方。偏寒饮舌淡胖小青龙汤，偏热喘舌红，麻杏甘石汤，而介于两者之间的是射干麻黄汤。这么多年来，不管早年在病房门诊治疗小儿肺炎，还是以后遇到感冒咳喘，经常用此三方，颇为顺手。尤其是射干麻黄汤，对于动不动就感冒咳嗽气喘的儿童，非常有效，省去输液多矣。这个患者的女儿就是射干麻黄汤治好半年的咳喘后才领其母亲看病的，竟然无独有偶，同样奇效。经方，经方！

2018 年 12 月 11 日在天颐堂中医院，一个多病的小女孩吃了射干麻黄汤治疗咳喘，三剂效果良好。自动将她画的一张画送我。她自然不知道她的第一张作品能成为正式出版物的一页，所以，也没有郑重其事地签名。我呢也相信诸位读者各位看官的亮眼，不会认为我是忽悠观众吧。请看下图。

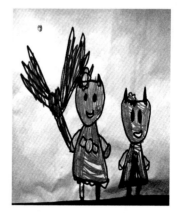

图 5　小患者的创作

2018 年 9 月 2 日　星期日　晴

排除法中取其一　偏寒偏热均所宜

说来也巧，今天来益群中医门诊部就诊的解某某就是射干麻黄汤的受益者。解某某，女，42 岁，长安区滦镇下栾村人，患慢性支气管炎多年，咳喘久治不愈达十余年，曾在交通大学第一附属医院住院治疗两次，诊断为"嗜酸性粒细胞增多性肺炎"。病情缠绵，时起时伏，遇寒则发，颇以为苦。2015 年 1 月 4 日第一次就诊时诉："气喘、目胀、咳黄痰，夹黑色痰，无汗，口渴咽干，眠可，二便调。"刻诊：舌边尖红，苔中薄白，脉沉弦。方以射干麻黄汤加减："射干 12g，麻黄 12g，细辛 3g，五味子 12g，姜半夏 12g，紫菀 12g，款冬花 12g，大枣 6 枚，杏仁 18g，生石膏 50g，川贝母 10g，紫苏子 12g，瓜蒌 30g，陈皮 12g，当归 12g，生地 30g，百合 15g，甘草 10g，25 剂，水煎服。"1 月后来诊诉"咳减，痰少，喘减"，舌质红，边有齿痕，苔薄黄，脉滑。其后近一年，坚持每月来诊，均以上方为稍作加减，咳喘症状完全得到控制。2016 年 9 月，因感冒后出现咳嗽、咳黄痰，时有气短、胸闷，流清涕，仍处以 1 月 4 日方，20 剂或效。今日来诊因饮冷水致咳喘 10 天，咳黄痰，咽喉不利，舌红苔薄，脉浮滑。父亲再次以射干麻黄汤加减，但明显小其剂，处方如下"射干 12g，麻黄 10g，细辛 3g，五味子 12g，姜半夏 12g，紫菀 12g，款冬花 12g，生石膏 30g，桔梗 10g，甘草 12g，25 剂，水煎服。"

这几日接诊的咳喘患者虽然不多，但均以射干麻黄汤获效，这不是巧合，父亲曾说"咳喘气急，排除了寒饮的小青龙汤和热邪壅肺的麻杏石甘汤证，不管偏寒偏热，无论虚实，均可以射干麻黄汤加减治疗"，看来射干麻黄汤的适应证远比我们想象的广得多，也不一定有喉中痰鸣。而是抓住寒热夹杂，肺失宣降的病机，用准经方，临床取效并不难。

（王　欢）

2018 年 9 月 6 日　星期四　晴

中医抗癌有经方　胃癌半夏泻心汤

时光飞逝，一晃一年的跟诊学习已结束，随着九月开学季的到来，我第二年跟诊学习的序幕也拉开了。

也许是机缘巧合，也许是命运眷顾我这个执着的人，9 月 1 日，当我带着像莘莘学子一样的朝气与豪迈开始在西安跟诊学习时，第一天竟赶上了陕西省中医药学会在市中医院举办的"消化道黏膜癌前病变，中西医结合诊治思路学习班"。参加讲座的有省市级名医，还有从北京请来的专家等。师父王三虎教授作为压轴讲座"胃癌的经方治疗"被安排在最后。师父从几十年的临床实践总结分析，认为：胃癌百分之七八十都是属于寒热胶结、胃失和降、痰瘀盘踞胃脘而成，为胃癌的主要病机，且这一主要矛盾常常是贯穿胃癌的始终。同时提出了临床治疗肿瘤应辨病和辨证相结合，而且提出了辨病可能是更为重要的新观点，颠覆了现代中医辨证至上的观点。因为辨病是抓住贯穿疾病始终的主要矛盾，而辨证则是抓住疾病发展过程的某一阶段的主要矛盾。同时提到辨证论治源头《伤寒论》第16条："太阳病三日，已发汗，若吐，若下，若温针，仍不解者，此为坏病，桂枝不中与之也。观其脉证，知犯何逆，随证治之。"以经方条文作为论据，医圣张仲景也是在辨病条件下采用各种治疗后才进行辨证论治。方证对应，师父常用半夏泻心汤加味治疗胃癌。因为寒热并用，和降胃气的功能符合胃癌基本病机。几十年的临床实践证明，疗效显著，患者普遍反映良好。半夏泻心汤组方简练，仅简简单单七味药，用半夏、干姜辛开，黄芩、黄连的苦降，调节脾胃的升降，使肠胃恢复正常的生理功能。胆汁反流，肠上皮化生，胃炎胃溃疡等消化系统的疾病，师父认为基本是同一个病机，气机升降失和，该降的不降、该升的不升。胃以降为顺，半夏泻心汤可以调节气机的升降，更妙在方中有人参、大枣、甘草补益脾胃，恢复正气，癌症患者基本是正虚邪实，其中人参是既扶正又祛邪的一位抗癌将军药（国家保护的一类新药——抗癌药物"天一胶囊"就是从人参中提取的 Rh2 人参皂苷成分制成的）。以往中医抗癌局限于以毒攻毒，活血化瘀，清热解毒、扶正祛邪等方法，缺乏辨病论治思路。师父认为，不光毒药能杀死癌细胞，多糖也能杀死癌细胞。关键是要改变肿瘤的生存环境，环境改变了，肿瘤细胞没有适宜的环境就会自然凋亡、生长不了。就如同一个房间潮湿发霉生虫了，拿杀虫喷雾器能杀菌灭虫，但如果潮湿的环境不改变，过段时间又会有新的菌虫生成，假如你打开门窗通风，改变室内环境，使霉菌和害虫失去生存条件，也不容易再长了，甚至自然死亡。半夏泻心汤治癌的机理就好似开门窗通风一样的方式。至于寒热胶结在临床怎么辨证，比如患者喜欢热食却舌红，或舌淡苔白却胃中灼热喜饮冷，或腹泻和便秘交替出现等寒热并见的征象。师父深入浅出、通俗易懂的讲解，好似给学员们注射了兴奋剂，全场鸦雀无声，已听了一天课的几百名中医生已然忘却了疲劳，他们聚精会神、竖着耳朵听，讲座中途竟没一个人走动。全部讲座结束后的最后现场提问部分，大部分都冲着师父提问去了，就好似是师父的专场讲座一样，原来经方抗癌也是如此受同行关注的，真是令人感慨！

今天上午跟诊，师父接诊的第一个病人刚巧又是一名多年的胃癌患者。一年多的跟诊经历中，这种胃癌用经方治愈的医案并不少见，只是患者开朗乐观的性格给我留下深刻的印象。病历翻到第一页，首诊时间是 2016 年 11 月 3 日，病历显示：王某，男，67 岁。2010 年 1 月 1 日行结肠癌手术，2010 年 5 月行肠粘连手术，2016 年 8 月 2 日又行胃窦癌手术。第一次结肠癌手术后进行了化疗，可化疗了三次，因腹泻呕吐等副作用太大而中止化疗，所以胃窦癌术后没再做放化疗，术后 2 个月开始中医治疗。刻诊：少腹及腰部不适，手术切口痛，食可，眠可，二便调，无呕吐，形体可，舌淡红苔薄，脉沉。在辨病前提下进行辨证，师父用半夏泻心汤加味，处方：姜半夏 18g，黄连 9g，黄芩 12g，红参 10g，干姜 10g，大枣 30g，炙甘草 10g，鸡内金 30g，蛤蚧 12g。基本上是原方原量，简简单单的几味药，服后患者感觉舒服，按原方坚持服药 2 个月后，感觉身体状态恢复如常，就停药 2 个月，2017 年 4 月 6 日因餐后腹胀开始再就诊。患者也算是精明人，知道炉烟虽熄，要防灰中有火，为防死灰复燃，一有风吹草动就马上开始服中药。效不更方是师父治疗肿瘤中常常贯彻的思想，所以在原方的基础上加了辨病用药的冬凌草 30g 和辨证论治的山楂 15g，麦芽 15g。按此方一直坚持服用了三个月后，恢复如常后又停药三个月。2017 年 10 月 5 日，刻诊：时胃胀，舌红苔厚脉弦，有热毒痰湿郁结中焦之象，师父在原方的基础上加了土贝母 15g，山慈菇 15g，藤梨木 15g，以加强清热解毒化痰散结。2018 年 3 月 1 日，刻诊：时胃胀，偶吐血一次，色黑如猪肝，两颗大如鸽卵。此后则舒，上楼气急，能吃能睡。师父依然是以半夏泻心汤为底方，又连续服药 80 剂后停药三个月。今天来诊：胸中气急，呃逆则减，8 月份胃镜和全面检查，食管有颗粒样充血丝，其他阴性，舌苔厚脉缓。依据舌苔现象提示有食积，在原方基础上去藤梨木，加鸡内金 30g 以加强消食化积。该患者在近两年中医诊疗中，始终以半夏泻心汤为主方随症加减化裁，临床治疗取得满意效果，不禁让我慨叹"中医抗癌有经方，胃癌半夏泻心汤"。

（姚　丽）

2018 年 9 月 8 日　星期六　晴

不远千里求面诊　方有全通效不疑

　　今天上午跟随师父在易圣堂出门诊，从 8 点钟一口气看到了 10 点钟，师父和候诊的患者们说："两个小时了，休息一下再接着看吧。"然后走到国医馆大门口，转一转活动身体，我把一位患者的处方送去抓药，然后走出来也伸展一下筋骨。刚刚站定脚步，看见不远处有一男一女走来，一边走一边大力挥手，看着很激动的样子。"王教授，好久不见你啦！"男的走近了一边说一边激动地和师父握手。师父说："是啊，很久不见了，你们从江西过来，一路也辛苦啦！"师父对我说："他们夫妻二人是江西南昌人，原来是我在广西柳州中医院的患者，今天专门又从南昌到西安来复诊的。"

　　大家略作寒暄后，一起走回诊室，师父和他们聊聊近况，我借这个空隙看起了他的病历本，病历本还是柳州市中医院的，已经旧得微微发黄了，打开第一页：患者彭先生，47 岁，2012 年 3 月 17 日在肿瘤科初诊。主诉：吞咽不利半年余。现病史：2012 年 1 月 29 日确诊食管中段鳞癌，未手术，放化疗后，吞咽有疼痛感，左颈下可见肤色改变，左胸烧灼痛，吞咽时加重。不欲饮热食，偶吐白沫，大便干结，小便频。纳差眠差。舌红苔薄白，舌体稍胖大，脉弦数。空腹血糖 9.7mmol/L。诊断：噎膈，气机升降失常。处方：全通汤加减，30 剂，每日一剂，水煎服。病历本上只有诊断的记录，没有具体的处方药物，我就接着翻到下一页：2012 年 5 月 22 日第 2 诊：病史同前，吞咽不适，左腋下放射性疼痛，舌淡苔白脉数。全通汤加味，60 剂。2012 年 9 月 20 日第 3 诊：2012 年 9 月 12 日 PET/CT 检查：未见复发病灶。自觉无明显不适。偶有吞咽不利，疼痛消失，舌暗苔白脉弦，二便调。上方

60剂。接下来就只有3条记录：2013年3月26日第4诊，2014年4月24日复诊，2017年4月24日复诊，从记录来看，病情一直在向好的方向发展，人没有什么症状，体重也在缓慢增加，处方依旧以全通汤为主，每次略做加减。

看完病历，彭先生和师父在聊柳州的看病经过，我接着他的话头问了一句："彭先生，我想问一下，这个病历本从2013年开始到现在就只有3次复诊记录了，你这五年还在治疗么？"彭先生说："当然，我可离不了王教授的，刚开始我是去柳州找王教授，差不多一年以后我就根本感觉不到什么了，西医检查也都一切正常，就通过电话和微信跟王教授联系，每次寄药过来，大概每三个月吃60剂药的样子，这算起来快7年了，一直是这样，这不因为太久没见王教授了，我还是有点不放心，这次专门坐了17个半小时的火车，从南昌过来让王教授给看看的。"彭先生的妻子说："就是这样子的，我在家老说他，多亏了王教授，这么多年我感觉他的身体和精神都蛮好的，我在南昌介绍了好多的病人去柳州找王教授看病，不过现在王教授退休回西安了，我们想见一次不容易了。"

家常话和病史聊完以后，师父接着问彭先生近况如何，有什么不舒服的地方，按脉查舌，开始这一次的面诊，记录如下：2018年9月8日西安面诊，胃胀，胃脘不适，嗳气。吞咽顺畅，晨起多痰，眠可，大便偏干，肛周潮湿瘙痒，舌红苔薄，脉滑。诊断：胃失和降，脾虚生痰。处方：半夏泻心汤合二陈汤加减，30剂。姜半夏15g，黄连10g，黄芩12g，干姜6g，生姜12g，枳实12g，陈皮12g，茯苓12g，党参12g，白术10g，炙甘草10g，苍术10g，防风6g，当归12g。

全通汤一方是师父对食管癌病机的新见解，结合多年的临床经验，早在2002年就拟定的治疗食管癌的主方：石见穿12g，冬凌草30g，威灵仙12g，人参6g，肉苁蓉15g，当归12g，栀子10g，生姜6g，枇杷叶12g，降香12g，代赭石20g，瓜蒌12g，竹茹12g。此方自公开之后，有很多医生运用于肿瘤临床，得到了很多的反馈，值得一提的是陕西名老中医杨宗善老先生，在出版的《杨宗善名老中医临证精要》这本书中，有两个肿瘤病例都是食管癌，都是用的全通汤及其加味治好的。杨老先生在他这两个医案后写了大约 500 字的按语，最后他总结说："以上两例，西医诊断食管癌，中医诊断噎膈病，均用全通汤随证加减治疗，取得满意疗效。全通汤是中医治癌专家王三虎教授的经验方，笔者实践认为全通汤治疗噎膈（食道癌），其效不疑，值得推广应用！"

（马传琦）

2018 年 10 月 10 日　星期三　晴
危急重症又一例　辨证用药挽狂澜

在师父王三虎教授的门诊上，遇到的危急重症患者是比较多的，在师父的准确诊断与精准用药下，基本都能当下力挽狂澜、挽救生命，我在以前的日记中也有过记录。今天上午师父收到一位患者家属发来的微信，报告用药三天后的情况，又是一个救治成功的例子。

患者王先生，76 岁，目前住院中，其妻子 2018 年 10 月 7 日带患者本人照片来门诊，代诉病情：双下肢无力 30 余天，发热，全身瘫软卧床不能活动，下肢及手臂肌肉严重萎缩，皮肤可见散在皮疹。大小便失禁。面赤，舌红苔黄厚。痰多，无法自主咳出。大便干结，3～4 天大便一次，需要人为帮助。6 个月前发过一次丹毒，医院诊断报告：吉兰－巴雷综合征（急性感染性多发脊神经根炎）。师父诊断完病情后对家属说："这是典型的温病了，全身无力不能动，大部分肌肉萎缩，就是中医说的痿证，面赤舌红苔黄厚，由肺热叶焦而发的痿证。刚好我们有安宫牛黄丸，拿回去赶紧吃上，我再开中药颗粒剂，拿上就能冲服，你不用担心，这样一定能行。"接着对我们说："我看除了要用清燥救肺汤之外，还要用宣白承气汤，他大便干结，需要通腑，通腑才能保肺，另外热入营血，再用犀角地黄汤，这样就照顾周全了。"处方：①安宫牛黄丸，每天一丸。②中药颗粒剂：水牛角30g，生地黄50g，赤芍30g，牡丹皮20g，大黄20g，芒硝10g（烊化），枳实15g，厚朴15g，石膏60g，沙参20g，天冬30g，麦冬30g，甘草12g，枇杷叶12g，杏仁12g，桑叶15g，黄连12g，黄芩12g，黄柏12g，瓜蒌30g，胆南星10g，郁金12g，知母12g，5剂。

10月10日上午10点患者妻子发来微信："王教授您好！病人服用了三天您开的药和安宫牛黄丸，情况有起色。服药的第二天在捶背时吐出一大口黄痰，此后两天痰喘减轻，呼吸也比较稳定。今天早上说话也较前声大些。总的来说病情有所减轻，是您的中药起了作用。下一步该如何治疗，听您的指示。"11点多发微信："补充一下，用药的第二天大便也通了，现在每天二至三次，不稀也不成型。"师父回复："很好，继续服药，按时复诊。"

（马传琦）

王三虎教授点评：

中医历代都是在和危急重症做斗争，在此基础上不断成长甚至是短期内上一个台阶的。面对危急重症，我们有经方大承气汤急下存阴，有千金方犀角地黄汤凉血解毒，有时方清燥救肺汤，有明清时期的温病三宝之一安宫牛黄丸醒脑开窍。该出手时就出手，病魔也得抖一抖。但在实际临床中，情况要复杂得多。11日上午患者家属微信"病人昨晚用了第四次中药，至今天此刻已经五次大便很稀，血压降到90/50mmHg，感觉头晕，天旋地转。在医院用的西药并无变化。请问这个情况如何是好，请示下。"对就在这个时候，医师的压力那叫个大啊。进退维谷，如履薄冰。退很容易，交给西医吧。进则承受风险。关键是要心细，准确判断。还要留有余地。我回曰："排毒是必要的，只要血压不再下降，可以继续原方。"13日晚微信："我老伴这两天的情况比较稳定，血压没有继续下降，大致在110～120/60～70mmHg。自从服药第二天吐出一大口黄痰后，喉咙里痰的声音明显小许多。昨天大便五次，今天两次。说话还是很吃力，只能发很小一点点声音。吃饭吞咽没有问题，两只手可以举到头顶挠头了，胸部以下仍然不能动。大致情况就这样，还有两天的药，希望得到您的指教。"15 日微信："第二次开的五剂药已经全部用完了，病人目前血压是正常的，大便一天 2～3 次，痰还是有，时轻时重。其他情况与前几天差不多，应该如何继续治疗，请您指教。"我总算松了一口气，再开方：

水牛角 30g，生地黄 60g，牡丹皮 15g，赤芍 60g，黄精 30g，西洋参 15g，地骨皮 15g，石膏 60g，知母 15g，黄柏 15g，龟甲 30g，五味子 15g，山萸肉 30g，党参 15g，黄芪 30g，沙参 20g，枇杷叶 10g，阿胶 12g，麦冬 50g，大黄 15g，火麻仁 15g，白芍 30g，甘草 12g，5 剂

安宫牛黄丸 5 丸，每天一丸。

20 日微信："最近五天的药已经服用了。服药的头两天大便较稀觉得无力，后来就恢复到一天两次，近日的情况比较稳定，我拍了几个小视频请您看一看，也把前几天做的肌电图报告和神经内科用药发给您作为参考。上肢活动恢复得比较快，双手可以举起来，可以自己拿杯子喝水了。"热毒已减，四肢无力成为主要矛盾的一个方面，酌添健脾之品。

处方：水牛角 30g，生地黄 60g，牡丹皮 15g，赤芍 60g，黄精 30g，西洋参 15g，地骨皮 15g，石膏 60g，知母 15g，黄柏 15g，龟甲 30g，五味子 15g，山萸肉 30g，党参 30g，黄芪 30g，沙参 20g，枇杷叶 10g，阿胶 12g，麦冬 50g，大黄 15g，火麻仁 15g，白芍 30g，甘草 12g，升麻 15g，白术 10g，茯苓 10g，5 剂。

2018 年 10 月 15 日　星期一　晴
抗癌将军话传奇　疗效就是硬道理

当今医疗现状，西医还是主力军，中医大都算是备用军。尤其在抗癌阵营里，西医是起主导作用，从患者检查、诊断到治疗，基本是西医肿瘤大夫

在施展医技，放疗、化疗无效后，无计可施后，排斥中医的会说，回家该吃啥吃啥吧；不讨厌中医的会说，去找中医碰碰运气吧；患者及家属也是绝望之余，想起了中医这最后一根救命稻草了。治好了，会说，命不该绝；治不好，会说，中医本来就无用。

就在这么一个氛围中，师父勇敢而又奋力地扛起了中医抗癌大旗，在各种蔑视、嘲笑、扼杀的大风中，抗癌大旗越飘越高，抗癌大旗屹立不倒！就在这么一个氛围中，师父常常临危受命，机智地操起了仲景的抗癌利剑，巧妙地运用了岐黄的抗癌战术，击碎了无数个癌魔，创造了无数个传奇！就在这么一个氛围中，师父声名鹊起，享誉国内外。师父靠的是什么，靠的是坚定的信念，扎实的功底，惊人的疗效。

疗效就是硬道理！

今天陈述的这位肺癌患者就是一个佐证，也是具有典型性和普遍性的案例，值得同仁和患者及患者家属深思的。

黄某，女，61岁。2011年5月右肾癌切除术，2014年9月5日遵义医学院CT检查示右肺上叶周围型肺癌并双肺转移，未行治疗。2015年8月28日复查右肺上叶25mm×31mm×25mm肿块及双肺部分结节较2014年增大，增强扫描肝S7段多发明显强化结节，可为肝转移。

2015年9月9日患者慕名前往柳州市中医院求师父诊治，当时病情较重，咳嗽，乏力，失眠，消瘦，查起舌红，苔白，脉沉。师父给她开了独创的行之有效的治疗肺癌专方——海白冬合汤30剂，服后疗效惊奇，转危为安。

2016年3月20日第四诊，黄某某前后服用师父开的加减海白冬合汤130剂后，复查CT，双肺肿块缩小很多，最大12mm×13mm，患者神清气爽，饮食起居正常。又守方服药60剂。

2017年2月15日再查CT，双肺肿块最大只有20mm。

2017年4月22日第八诊，患者从2015年9月9日开始，已经累计服药370剂，病情非常稳定，患者自我感觉良好。又继续服药60剂。

2017 年 8 月 19 日，患者前往深圳请师父在会议间歇诊治，后断断续续在宝安中医院服药到 2018 年 4 月，病情一直稳定。

2018 年 4 月 28 日，患者再到深圳宝安中医院请师父诊治，当时患者的状况更是喜人，能种菜，能带孙子，能跳广场舞，生活宛如常人。虽然如此，师父毫不懈怠，仍然四诊细微，洞察秋毫，嘱其坚持服药，又处方 14 剂，服后随诊。

2018 年 10 月 15 日患者第十次诊治，黄某见到师父就后悔不已。自己坦白从 4 月 28 日回去服完十四剂中药后再没有服药，听信当地一位西医大夫说，长期服用中药伤肝伤肾，她如今只有一个肾，听此话，恐怖万分，遂自行停药半年。停药两个月后，臀部皮肤瘙痒，后瘙痒越来越重，严重影响睡眠。于 2018 年 10 月 13 日复查 CT：双肺上叶及右肺中叶肿块明显增大，最大已达 28mm。家人又带她来深圳宝安中医院求师父再诊。师父没有埋怨患者，很平静地鼓励患者要有更大的决心共同战胜病魔。师父再一次望闻问切，处方用药。患者像个犯了错的小学生一样，一再给师父保证，一定听王教授的医嘱，坚持服药，不再擅自主张了。

诊治完毕，黄某仍然满怀希望地离开了诊室。

黄某从 2014 年 9 月查出肺癌一直到 2018 年 10 月，四年间，没有做过手术，没有用过化疗，没有用过放疗，始终坚持用纯中药治疗，控制住病情，控制住癌转移，肿块不断地缩小，病人恢复了正常生活。这进一步验证了师父创制的海白冬合汤的奇效。后来因为西医大夫的干预，黄某动摇了信念，放弃了让她转危为安的中医治疗，进而稳定的病情发生变化，

因为瘙痒严重影响生活，才复查发现缩小的肿块慢慢长大。服中药前、服中药后、停中药后，患者及家属切身感受到师父治疗的重要性和显著性。遂重新回头，再寻师父求治。

炉烟虽熄，灰中有火，一旦松懈，死灰复燃。癌症本身就是顽症恶疾，病因病机复杂，往往牵涉多个脏腑。所以，师父治疗癌症一直强调持久战，强调步步为营，稳扎稳打。在师父治疗癌症的患者中坚持服用中药十年八年

的有之，更有一位杜老先生患食道癌，不间断地找师父治疗达二十多年。黄某虽走弯路，但醒悟算早。相信在师父的精心诊治下，一定会战胜病魔，颐养天年。

清风不识字，何必翻我书。奉劝那些不明仲景之理，不懂岐黄之术的某些医务工作者，对中医抗癌不要横加干涉，不要排斥打压。师父常常告诫弟子们：我们中医人要开放、包容、共赢，才能够不断地进步和提高。师父在抗癌的道路上，始终以人为本，衷中参西，不排斥患者手术、放疗和化疗，希望患者适时适度灵活对待各种治疗手段，总之要以提高生存质量，恢复身体健康为治疗的最终目的。

（蒋立正）

2018年10月29日　星期二　晴
错综复杂抓主症　　拨开云雾见天晴

疑难杂症病机错综复杂，症候非常多，往往症状还互相矛盾，似寒似热，似虚似实，全身上下好像都有毛病，往往不知从何问起？从何治起？因而顾此失彼，拾东丢西，非有扎实的理论基础和丰富的临床经验，不能勘破关键病机，"花繁柳密处，拨得开，方见手段"。师父在治疗癌症和疑难症方面正是这样，练就了一双如孙悟空的火眼金睛，能从纷繁错杂症候中抓住主症，抓准病机，方能在治疗上一箭中的。

理法方药环环相扣，理气象数一气呵成。今天浙江台州王三虎经方抗癌名医工作室来了许多复诊病人，有肿瘤，有肺结节，有许多其他难治性疾病，还有不少慕名而来的新病人，候诊室里人满为患。这里有一个病人就是症候很复杂，一般医生可能很难抓准主症的病例。介绍如下，彭女士，46岁。主诉：双乳胀痛十几年。现病史：近三、四年B超差别不大，末次检查两侧乳腺结节（左边3.6mm，右边6.3mm），另有反流性食管炎、慢性胃炎，胃镜示上部胃大弯侧息肉，肝囊肿、双侧卵巢囊肿。刻诊：精神形体可，额头、颧骨、下巴有疖肿瘢痕多粒，印堂、风池等处胀痛，双乳已无肿痛。经停二个月，既往月经提前，经期迁延，昨天检查显示子宫内膜 8mm 厚，白带多，色清稀。常头晕心慌，手脚冰冷，大便溏，平常不能吃凉食，心下痞胀，上腹部可见半球形膨起，如小盘状。舌红苔薄黄，舌下静脉充盈怒张，脉滑。诸君，症状这么复杂，如何分寒热？如何分虚实？如何辨病？又如何辨证？似乎挺难以把握，当时诊室有十几名中医，似乎也不知如何处理？只见师父不慌不忙，抓住主症，口授如下，辨病：痞症，水气，乳癖。辨证：寒热错杂，胃失和降，肝郁气滞，痰瘀互结。治法：寒热并用，辛开苦降，疏肝理气，活血化痰，软坚化结。方药：半夏泻心汤合枳术汤、二贝母汤。

处方如下：姜半夏 12g，黄芩 12g，黄连 9g，党参 12g，甘草 12g，大枣 30g，干姜 10g，枳实 15g，白术 15g，瓜蒌 30g，青皮 12g，土贝母 15g，浙贝母 15g，路路通 10g，蒲公英 30g，连翘 30g。

诸位，简单症状的病好辨，复杂的症状难为，如何抓主症，这是成为一个明医的标准。师父抓住中焦升降失常、寒热错杂这个关键病机，从健中央以运四旁，升降水火，平衡金木出发，抓住关键，选择半夏泻心汤和枳术丸加上自创二贝母丸入手，四两拨千斤，诸症将豁然而解，疗效将可拭目以待。

从这则小病例中大家可能会学到一些方法，祝大家都能炼就一双慧眼，一眼洞见疾病的主症和病机，可下五洋捉鳖，可上九天揽月。

（蔡振泉）

王三虎教授点评：

这个病例虽然是以"双乳胀痛"为主诉，但宿疾较多。我是从"额头、颧骨、下巴有疖肿瘢痕多粒，印堂胀痛"辨为阳明胃病，从"白带多，色清稀。常头晕心慌，手脚冰，大便溏，平常不能吃凉食，心下痞胀，上腹部可见半球形膨起，如小盘状"辨为水气病的。胃的"寒热错杂"，半夏泻心汤可也；水气在体内流动多处停聚，在下的白带多，色清稀，大便溏，在上的头晕心慌，在中的心下痞胀，尤其是上腹部可见半球形膨起，如小盘状，颇类似《金匮要略·水气病脉证并治第十四》："心下坚，大如盘，边如旋盘，水饮所作，枳术汤主之。"所以，枳术汤在所必用。对于乳癖则用我的经验方二贝母汤化裁。

2018 年 10 月 30 日　星期二　晴
同学朋友传佳音　从医之路添信心

一大早接上师弟蔡振泉从椒江赶往黄岩中医院，车子开出没到十分钟，就接到温州同学付医生的来电，我的心有点忐忑，不知他会给我带来什么消息？昨天，他带着母亲、老婆和亲戚一行四人从温州开车来台州找师父看病。所以连忙接起电话，没想到电话那头传来的第一句话就是说要告诉我一个好消息，我悬起的心才放了下来。付医生近一二年来受困倦多眠的困扰，多次治疗收效甚微，作为医生深感无奈。昨天下午找师父诊治后赶回到温州就马上抓药煎药了，晚上八点服第一次，凌晨三点又服第二次，没想到一早起床症状就减大半，激动的直夸我师父真是神医啊！说自己一早起来头脑清晰，也不疲乏了，自己曾开过多种处方治疗，服后疗效均不理想，自己作为医生很是纠结和苦恼。他是以多眠、醒后疲乏为主诉，大便不畅，大便量少，无饥饿感，舌红苔薄，脉滑的临床症状，师父辨证为湿热中阻，用升清降浊的升降散，只是原方的四味药，并未作加减，处方：大黄 6g，姜黄 12g，蝉蜕 12g，僵蚕 12g。七剂水煎服。当时已经是下午五点，还有好几个病人在等，所以师父未展开细说诊断思路，但凭跟诊一年来的经验分析，师父又是采用突破临床治疗嗜睡的常规思路，抓住病机，化繁为简，对作为一名医生的患者肯定早已用遍常规的治疗方法。真是药少力宏，见效如此之快，出乎想象。升降散是杨粟山《伤寒瘟疫条辨》中的方子，杨氏用升降散为治温病首方，治疗温病的 15 方中竟有 14 方是以升降散为加减，用僵蚕、蝉蜕升阳中之清阳，二药药性皆升浮宣透，能透达郁热。睡醒仍疲倦，仍为热郁阳遏不达所致。用大黄、姜黄降阴中之浊阴，一升一降，内外通和。湿易阻遏气机，姜黄善行气活血，调畅气机，用大黄清热泻火，使里湿热下趋，四药合用，配伍精炼。

另有位复诊患者是我的好友退休老干部陈大姐，一进来就对师父说自己成师父的粉丝了。她曾在我推荐下，于今年 7 月 17 日初诊，当时病历记录是：冠脉支架植入 3 月，短气后背部不适，声低气怯，乏力，舌淡红苔厚，脉虚数。师父以瓜蒌薤白半夏汤合生脉散合冠心二号加味，处方：生晒参 12g，麦冬 12g，五味子 12g，瓜蒌 30g，姜半夏 15g，薤白 12g，枳实 12g，赤芍 30g，川芎 12g，红花 12g，降香 12g，丹参 30g。服药的第三天就打电话来告诉我有效果。她支架植入后，但临床好多症状并未消失，曾到杭州上海多处就医，中医西医看遍，症状依然不减，自找师父看病后连续服药 30 剂后症状大减。今日复诊：乏力半年多，腿重且无力，后背胀痛，脚冷，多涎沫，舌淡红苔薄，脉弱。师父在原方的基础上加补气的党参 20g，摄唾的益智仁 12g，升清阳通血脉治项背强的葛根 30g，温心阳肉桂 9g。开完处方后师父自豪地讲起自己已经 80 多岁的老母亲，曾在六十来岁时犯高血压、冠心病，医院也曾要求植入支架被拒，师父就是一直用类似的中药处方给老母治疗，此方仍是三个处方的合方，14 年未用过西医方法，感觉不舒服时就吃点师父开的处方。冠心病病机复杂，不但有痰浊痹阻，心阳不振，更主要的是还夹有气阴两虚，所以经方以瓜蒌薤白半夏汤为主，合上益气养阴的生脉散和活血化瘀通心脉的冠心二号治疗，此合方师父在自己母亲身上反复验证，疗效确切。一直忙到六点才匆忙收场，师父问我累不累，我才发现自己竟毫无倦意，我调侃说，我是主场，在我的地盘，一点不累。现在仔细分析，平时一天跟诊下来，到下午五点左右常有些倦意，今天却好似打了鸡血一样亢奋，可能离不开一早同学直呼师父神医，好友称已成师父粉丝有关吧。学医之路虽漫长而艰辛，但同学好友频传佳讯，增添信心且令我倍受鼓舞。

（姚　丽）

2018年11月6日　星期二　小雨
二十年后再相会　旋覆花汤续友谊

深秋最后一天，下着淅沥沥的小雨，随师父下了车直觉北风夹着寒气迎面扑来，到了广行门诊部，就有一个患者在女儿的连声感谢中走出诊室。此时一个中老年人把头探进门，转着头像是找人，医助迅速站起，师父抬头扫了一眼便说："奥，你来啦，来来来，你不是那个老同学吗？"原来他是师父早年的同学。他说，一来叙叙旧，再就是短气三个月，活动后加重，上到二楼即觉气短，爬到三楼则气急胸憋，自用了瓜蒌薤白剂、人参蛤蚧散各十余剂无效，后住院全身检查，心脏无阳性体征，查出间质性肺炎，而西医无疗效确切的治疗方案。随即出院，自行治疗，先后服用血府逐瘀汤十余剂，气短无减，只是血压恢复正常。患者现面色稍暗，鼻头红紫相间，口干、偶咳黄痰，二便正常，舌红苔黄润。我也茫茫然，胸憋用柴胡剂，血府逐瘀汤无效（柴胡剂、活血剂），补益剂也无效，脑海里冒出茯苓杏仁甘草汤，《金匮要略·胸痹心痛短气病》："胸痹，胸中气塞，短气，茯苓杏仁甘草汤主之，橘枳姜亦主之。"果然师父开出来：茯苓15g，杏仁15g，甘草10g，三味药，接着又把橘皮12g，枳实10g，生姜4片三个药添上，而后又加上桃仁20g，当归20g，芦根30g，冬瓜仁20g。师父自己捣了几下胸部（给我们示意），自言"肝着"，添了旋覆花15g，茜草15g，最后加了石膏30g。我豁然醒悟，打开手机查找肝着和旋覆花汤，旋覆花汤在《金匮要略·五藏风寒积聚病》原文："肝着，其人常欲蹈其胸上，先未苦时，但欲饮热，旋覆花汤主之。"师父强调，对于张仲景所用药物，药从《神农本草经》中寻找答案。旋覆花，味咸温，主结气，胁下满，惊悸，除水，去五脏间寒热，补中下气。《中药大辞典》曰："茜草，凉血活血，祛瘀，通经。""着"者瘀滞而不行，气滞血瘀肝不能调达则胸中气塞，故用旋覆花行气散结，茜草凉血活血。

　　处方开完了，借着这片刻间，这位老者又谈起了上次脑梗，自己用了几十剂补阳还五汤，效差，经师父用地黄饮子治愈了脑梗后遗症。窗外的雨还在飘，我想到师父以治疗肿瘤为患者及同行所熟知，而治疗常见病多发病更是得心应手，主要得益于辨病与辩证，病机与方证的有机结合。通过这个短气病人，我学会了旋覆花汤，并重温了茯苓杏仁饮、橘枳姜汤、千金苇茎汤的方证以及变通，大概这就是授之以鱼不如授之以渔吧。

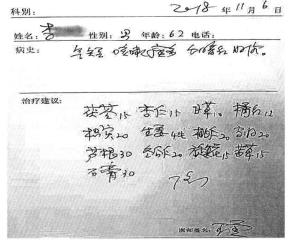

图6　处方记录

（李红武）

2018年11月8日　星期四　晴

严重眩晕疑无路　小柴胡汤有玄机

今天跟师傅在易圣堂国医馆坐诊。来复诊的好几个患者效果都非常的不错，我想在这里写一个比较典型的案例。上个月8号从山西来的一名胡女士，因头晕，天旋地转，晃动不定三年左右，最近半年加重，在山西当地西医、中医治疗无效。刻诊：眩晕时作，晕则恶心，腿软不能多走，走十几步都走不动。面黄无华，声音气怯，食少、食后胃脘不适，双耳不适、失眠，畏寒，经前经期眩晕诸症加重。口干乏力，大便黏滞，不能食冷，头项背困。舌红苔薄，脉滑。师傅诊断：眩晕。热入血室，脾胃不和，肾精亏虚，热入血室。处方：小柴胡汤加味：柴胡15g，黄芩12g，姜半夏15g，党参12g，炙甘草10g，葛根30g，防风12g，天麻15g，白芍12g，黄连6g，瓜蒌30g，薤白12g，白术12g，骨碎补30g，枳实12g，厚朴15g（生姜4片，大枣6枚，自备）。当时看到这么多症状我就不知道怎么入手了，师傅慧眼一下子就能抓到主证，开方效如桴鼓。今日胡女士自述，"回家后服用三剂症状大减，走路由原先不到500米已经可达2000米左右，偶头晕说话有力，也能自己做饭，饭量也增加了不少，耳朵、胃脘不适也好转了，睡眠可以睡五六个小时了，之前睡眠质量非常不好，本次月经不是很难受，太感谢王教授了，药不多，药费也便宜，效果还非常的好。"听到患者每每提到师傅开方效果非常明显，用药平稳，我也要考虑，如果是我开方会是什么样的结果呢，师傅伤寒，金匮随时用随时就能想出，我这个学生不合格，每次都背不出来条文，我今天回到家就学习了《金匮要略·妇人杂病》22条："妇人中风，七八日续来寒热，发作有时，经水适断，此为热入血室，其血必结，故使如疟状，发作有时，小柴胡汤主之。"学习经方一定要熟读经典，熟背经典。

（王娜娜）

王三虎教授点评：

眩晕是常见病，也是疑难病。所以，古人有"无风不作眩""无火不作眩""无痰不作眩""无虚不作眩"等说法。这个患者是眩晕之严重，持续时间之长，对患者生活影响之深都是不多见的。我抓住了"经前经期眩晕诸症加重"这一特征性的方证，因为热入血室，《伤寒论》太阳病篇中有三条，《金匮要略》妇人杂病同样三条，甚至是一开始就和盘托出，如此重复，并不多见。看来张仲景还是很欣赏自己用小柴胡汤的思路和方法的。看看《伤寒论》原文：143 条："妇人中风，发热恶寒，经水适来，得之七八日，热除而脉迟身凉，胸胁下满如结胸状，谵语者。此为热入血室也。当刺期门，随其实而取之。"144 条："妇人中风七八日，续得寒热，发作有时，经水适断者，此为热入血室。其血必结，故使如疟状，发作有时，小柴胡汤主之。"145 条："妇人伤寒，发热，经水适来，昼日明了，暮则谵语如见鬼状者，此为热入血室。无犯胃气及上二焦，必自愈。"三条之中，要么"经水适来"，要么"经水适断"，就是辨证眼目。《我的经方我的梦》一书 29～30 页我用小柴胡汤治疗幻听的病例也是抓住了与月经来潮有关的特点而一剂获效的。尽管张仲景没讲小柴胡汤可以治疗这么严重的眩晕和幻听，但我们从病机入手，从典型症状和发作时间入手同样能够取得满意效果，这就是经方的魅力。另外，考虑病情日久，病情复杂，加葛根、防风、天麻、白芍熄风，加黄连泻火，加瓜蒌、薤白化痰，加白术、骨碎补补虚，加枳实、厚朴理气消胀。房虽嫌杂，事出必然，无奈之举，我思故我在，不避同行讥讽。

2018 年 11 月 2 日　星期五　晴

癌症虽恶有良方　患者信赖全通汤

全通汤，是王三虎教授在多年肿瘤临床经验的基础上，研究传统方剂和现代药理学而拟定的治疗食管癌的主方之一。今天早上来复诊的刘女士就一直以全通汤加减治疗，目前复查转移到食管的癌细胞已经消失了。

刘女士今年 53 岁，家住四川省西昌市川兴镇，每次复诊都要长途跋涉 1500 公里来到西安或更远的深圳面诊。不过她每次来都给我们说不嫌旅途辛苦，一想到要见到王教授就很开心，我想这就是临床疗效的魅力吧。初诊时间 2017 年 2 月 6 日：宫颈癌术后 3 个月，放疗化疗结束后又查出癌细胞食管转移，肺转移，骨转移。面黄肌瘦，人虚弱无力，阴道偶有流血，眠差，偶吞咽困难，痰黏，舌暗红脉弱。白细胞 2.3。师父处方用药从三个方面考虑，第一是原发病，第二是转移，第三就是人目前的状态和主要矛盾，从癌细胞食管转移和吞咽困难入手，以全通汤为主方用药：蜜枇杷叶 2 袋，威灵仙 2 袋，白芍 3 袋，甘草 3 袋，陈皮 1 袋，代赭石 2 袋，浮海石 2 袋，蜜旋覆花 1 袋，红参 3 袋，姜半夏 2 袋，生姜 3 袋，麦冬 1 袋，黄连 2 袋，枳实 1 袋，炮山甲 1 袋，茜草 1 袋，炒栀子 1 袋，醋龟甲 1 袋，鹿角胶 1 袋，当归 1 袋，黄芪 3 袋，25 剂。2017 年 3 月 1 日二诊，4 月 5 日三诊，5 月 3 日第四诊，共取药 120 剂，病情稳步好转，阴道未再流血，白细胞升至 3.8。7 月 3 日第五诊：带当地医院 CT 检查报告：骨转移较前次检查好转。上方 90 剂。2018 年 3 月 7 日第六诊：带当地医院复查报告：食管未检查到癌细胞，肺部转移肿瘤明显减小。面黄，身疼偶见，精神尚可，食可，眠差，舌淡红脉沉。上方 120 剂。

今天是刘女士到西安第七诊，她坐下说："王教授，我现在出门没有一个人说我是有病的人啊，从开始喝您的药到现在体重增加了 30 斤。食管癌没有了，肺上肿瘤缩小，骨转移好转了，身上现在也不痛。"师父说："很好！很好！你也坚持得好。现在还有什么不舒服的感觉吗？"刘女士说："没有，全身上下都好，就是这几天着凉了，有点咳嗽。"师父说："好，我给你加点药就可以了，这次还是拿 4 个月的药么？我看开 100 剂，你吃 4 个月，这样吃 7 天可以休息一天。"这边话音未落，刘女士赶紧说："不不不，您给我开足 120 剂药，您的药我是一天都不敢停的！哎，我的这个癌是低分化的，是很严重的那种，我也是久病成医，都懂一点了，太害怕了。去年手术做完，我女儿把我的出院报告发给其他医生看，想咨询一下后续治疗方案，人家都说这个病人先不要谈怎么治了，还能不能下床都是个问题。也多亏女儿买了您的《中医抗癌临证新识》一书才找到了您。"刘女士一段话说的真情流露，既让人感觉到癌症病的凶恶，也让人感受到她对中药的信任和依赖，对王教授的信任和依赖。师父当然也满足患者的要求，上方加前胡1袋，120剂。

全通汤不仅在师父这十几年的肿瘤门诊上使用，也在众多中医同行中广泛使用，因其疗效稳定可靠，获得许多医生和患者的认可。其中全国名老中医杨宗善老先生在其著作《杨宗善名老中医临证精要》一书中就收录了自己使用全通汤治疗食道癌并且获得满意疗效的两则医案，老先生在医案结尾写道："全通汤是中医治癌专家王三虎教授的经验方，笔者实践认为全通汤治疗噎膈病（食道癌）其效不疑，值得推广应用。"

（马传琦）

王三虎教授点评：

我要补充一点，杨宗善老先生在其著作中对我这样的晚辈大加赞赏，首先是他的高风亮节，其次也可以看出，我们的中医界已经在某种意义上纠正了文人相轻的陋习，可喜可贺，值得效仿。

2018 年 11 月 2 日　星期五　晴

复诊患者讲情况　经方魅力葛根汤

今天跟诊师傅在天颐堂坐诊，来了一位 14 岁的小美女，孩子妈妈一进诊室的门就给师傅说："孩子头晕头疼，三年前就是头晕头疼、脖子不适，多处治疗无效，经咱合阳人介绍来找您，您当时给开了三剂中药孩子病就好了，这次又来找您啦，你给孩子看看在空军军医大学医院 CT 检查出来是枕大池囊肿，左侧蝶窦囊肿。"师傅说小美女，你哪里不舒服？孩子诉说左头痛 2 周，中午严重，看到面黄，舌淡红苔薄，脉弱。师傅开方葛根汤合归脾汤加桑叶 12g，丹皮 12g，柴胡 12g，黄芩 10g，半夏 12g，说一周后观察效果。小美女走后我就问师傅几年前您给开了什么方，她看了那么久都没有效果，您开了三剂就彻底好了，师傅让查记录。我看到是葛根汤原方：葛根 20g，麻黄 15g，桂枝 10g，生姜 15g，甘草 10g，白芍 10g，大枣 12 枚。我对葛根汤原文记忆是"太阳病，项背强几几，无汗恶风者，葛根汤主之"。简单几味药就可以解决患者的痛苦，这就是经方的魅力。

（王娜娜）

王三虎教授点评：

患者群大小是衡量一个医生水平高低的标志。只有在复诊患者中，我们才能更多地体会到临床的实际。这个小患者当年用的葛根汤原方，量还真不算小啊。一定是抓住项强和无汗两大主症。今又头痛，中午严重，面黄，分明是学业过重，劳心思虑，心脾气血暗耗，神失所养导致。主诉枕大池囊肿，左侧蝶窦囊肿，虽有风邪入太阳、少阳之象，但器质性疾病还得费些思量。归脾汤养心脾气血，葛根汤消太阳风邪，小柴胡汤泻少阳气分邪热，加桑叶、丹皮，乃是学习叶天士的经验，泻少阳血分之热。所谓兵来将挡水来土掩，不可飘飘然轻轻滑过。

2018 年 11 月 3 日　星期六　多云
间断服药两年半　带瘤生存人平安

上午，在万全堂国医馆。患者家属侯女士走进诊室，热情地和师父问好："王教授您好，好久不见您了，您看着精气神可依旧饱满啊。"师父笑着说："谢谢哦，确实有一阵子没见了。"侯女士说："一方面是以前我妈妈吃了您的药，确实是好多了，一方面我们一直是瞒着老太太的，她不知道自己的病是肝癌，所以一觉得舒服了她就不愿意吃药了，我们好劝歹劝就是不听嘛。"侯女士是很健谈的人，坐下后继续说起了她母亲的病情，我们也很想了解患者的情况，在一问一答中，侯女士把这两年的治疗情况娓娓道来。

丁女士，87岁，家住陕西汉中，2016年6月25日因严重乏力入院，检查发现肝癌，CT平扫显示：肝右叶见一大小约10.7cm×8.7cm圆形低密度灶。各项化验指标均高于正常值（详见下图7）。其中甲胎蛋白（AFP）大于1210.00 ng/mL（参考值：0～7.00），癌胚抗原：11.82 ng/mL。因为年龄大，身体虚弱，无法进行任何治疗，一周后即出院。2016年7月4日由其女儿代诉来师父门诊看病，师父当时用了针对肝癌的软肝利胆汤，60剂：柴胡10g，黄芩10g，清半夏12g，红参10g，醋鳖甲30g，煅牡蛎30g，溪黄草30g，当归12g，炒白术10g，茯苓12g，穿山甲9g，土茯苓30g，炒山楂12g，炒鸡内金12g，玄参15g，炙甘草6g，桔梗10g，牛蒡子10g。2016年9月30日在当地医院复查，各项化验指标均恢复正常，其中：甲胎蛋白（AFP）：4.62 ng/mL，癌胚抗原（CEA）：3.69 ng/mL。（详见下图8）。

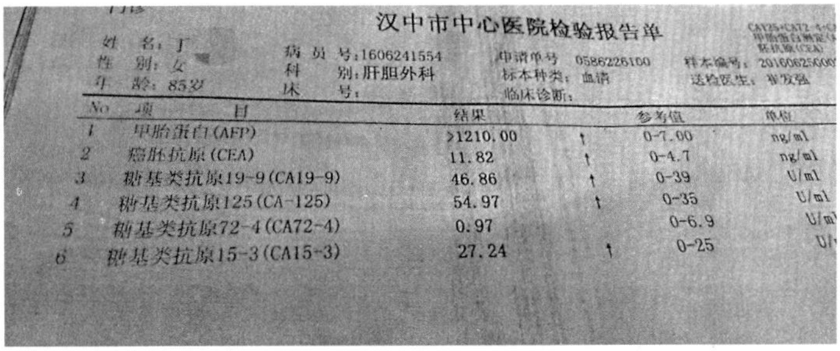

汉中市中心医院检验报告单

姓　名：丁　　病员号：1606241554　　申请单号　0586226100　　样本编号：20160625600
性　别：女　　科　别：肝胆外科　　标本种类：血清
年　龄：85岁　　床　号：　　临床诊断：

No	项　目	结果		参考值	单位
1	甲胎蛋白(AFP)	>1210.00	↑	0-7.00	ng/ml
2	癌胚抗原(CEA)	11.82	↑	0-4.7	ng/ml
3	糖基类抗原19-9(CA19-9)	46.86	↑	0-39	U/ml
4	糖基类抗原125(CA-125)	54.97	↑	0-35	U/ml
5	糖基类抗原72-4(CA72-4)	0.97		0-6.9	U/ml
6	糖基类抗原15-3(CA15-3)	27.24	↑	0-25	U/

图7　丁女士2016年6月25日医院检查报告单

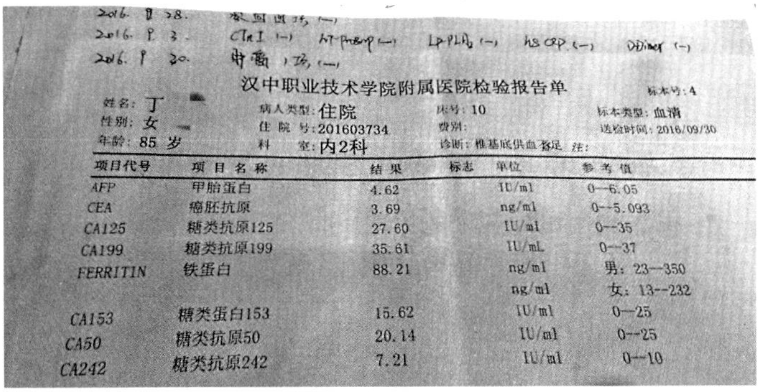

2016. 9. 3.　CTnI (−)　NT-ProBNP (−)　LP-PLA2 (−)　hs CRP (−)　D-Dimer (−)

汉中职业技术学院附属医院检验报告单　　标本号：4

姓名：丁　　病人类型：住院　　床号：10　　标本类型：血清
性别：女　　住院号：201603734　　费别：　　送检时间：2016/09/30
年龄：85 岁　　科　室：内2科　　诊断：椎基底供血不足　注：

项目代号	项目名称	结果	标志	单位	参考值
AFP	甲胎蛋白	4.62		IU/ml	0--6.05
CEA	癌胚抗原	3.69		ng/ml	0--5.093
CA125	糖类抗原125	27.60		IU/ml	0--35
CA199	糖类抗原199	35.61		IU/mL	0--37
FERRITIN	铁蛋白	88.21		ng/ml	男：23--350
				ng/ml	女：13--232
CA153	糖类蛋白153	15.62		IU/ml	0--25
CA50	糖类抗原50	20.14		IU/ml	0--25
CA242	糖类抗原242	7.21		IU/ml	0--10

图8　丁女士2016年9月30日医院检查报告单

因为患者不知道病情，只在身体难受的时候才愿意服药，好转后停药，2017 年 2 月 3 日第二诊，6 月 2 日第三诊，10 月 2 日第四诊，2018 年 2 月 7 日和 5 月 5 日是第五和第六诊，由其女儿代诉或通过微信视频进行诊断，处方一直以软肝利胆汤为主方随证加减，每次 60 剂。2017 年 5 月复查，甲胎蛋白（AFP）：3.26 ng/mL。

今日第七诊，视频诊断：停药 5 个月。腹胀，反胃，呕吐，纳差，口苦，打喷嚏，流清鼻涕。眠可，小便正常，大便偏干，舌红苔薄有裂纹。2018 年 10 月 29 日检查报告（详见下图 9），癌胚抗原（CEA）：500.9ng/mL，癌抗原 199（CA19−9）：＞1000IU/mL，糖类抗原 242（CA242）：＞200IU/mL。师父诊断为正虚邪实，胃失和降，兼有表证。半夏泻心汤和柴胡桂枝汤加减，30 剂：姜半夏 15g，黄连 10g，黄芩 12g，红参 12g，柴胡 15g，桂枝 12g，白芍 12g，大枣 6 枚，生姜 4 片，炙甘草 10g，枳实 15g，竹茹 12g，厚朴 15g，穿山甲 10g，醋鳖甲 30g，煅牡蛎 30g，姜黄 12g。

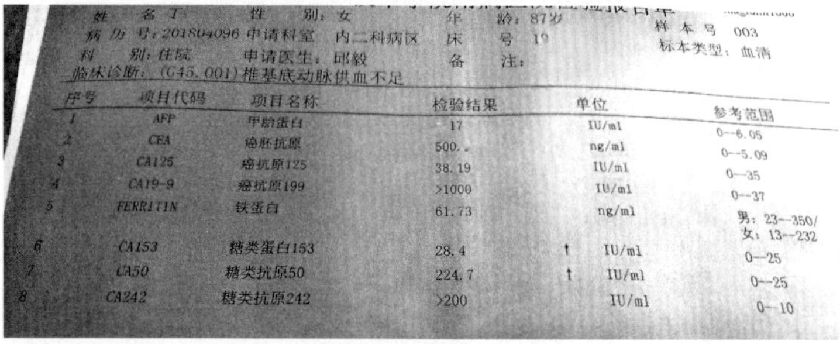
姓　名：丁　　性　别：女　　年　龄：87岁　　样 本 号　003
病 历 号：201804096　申请科室　内二科病区　床　号　19　　标本类型：血清
科　别：住院　　申请医生：邱毅　　备　注：
临床诊断：（G45.001）椎基底动脉供血不足

序号	项目代码	项目名称	检验结果		单位	参考范围
1	AFP	甲胎蛋白	17		IU/ml	0--6.05
2	CEA	癌胚抗原	500..		ng/ml	0--5.09
3	CA125	癌抗原125	38.19		IU/ml	0--35
4	CA19-9	癌抗原199	>1000		IU/ml	0--37
5	FERRITIN	铁蛋白	61.73		ng/ml	男：23--350/ 女：13--232
6	CA153	糖类蛋白153	28.4	↑	IU/ml	0--25
7	CA50	糖类抗原50	224.7	↑	IU/ml	0--25
8	CA242	糖类抗原242	>200		IU/ml	0--10

图 9　丁女士 2018 年 10 月 29 日医院检查报告单

虽然肝癌的平均生存期只有 3～6 个月，但是患者丁女士一直依靠中药，能有今天这样的治疗效果，还有比较高的生活质量，用侯女士的话说就是："可以说大大出乎所有人的预料和期望了！" 上文提到的"软肝利胆汤"，就是王三虎教授在多年的肿瘤临床实践中总结提炼出的治疗肝癌的主方，方中以柴胡、人参疏肝健脾，为君药。黄芩、垂盆草清利肝胆湿热，为臣药。半夏、夏枯草、生牡蛎、山慈菇、土贝母、鳖甲化痰解毒散结，丹参、延胡索、姜黄理气止痛，为佐药。甘草补中益气，调和诸药，为使药。共奏软肝利胆、化痰解毒、扶正祛邪之功。此方已临床应用 14 年，被广西十二五中医肿瘤创新平台建设项目作为治疗肝癌的主方推荐到 17 家中医院进行临床应用研究。并与放疗合用治疗原发性肝癌，作为柳州市科研项目进行了深入研究，已获得成果鉴定。

（马传琦）

2018 年 11 月 3 日　星期六　多云

上月十号记危症　今日喜知渐康复

下午，在广誉远国医馆。患者王先生的妻子走进诊室，虽然和上次来的时候一样的面色忧愁神情紧张，但能看出在忧愁和紧张之外已带有一些轻松和安心了，我知道她先生的病情是又有了进一步的好转。我的判断从接下来她与师父的对话中得到了证实。

2018 年 10 月 10 日的日记《危急重症又一例　辨证用药挽狂澜》中我写下了她第一次来找师父为她丈夫看病的情况，疾病的西医诊断是：吉兰－巴雷综合征（急性感染性多发脊神经根炎）。师父诊断是：温病。处方①：安宫牛黄丸，处方②：清燥救肺汤合犀角地黄汤加减。师父在日记点评中更详细地记录了后续 20 多天的治疗情况，我在今天和以后的日记中接着记录王先生的治疗经过以使病案更加完整，既是自己的学习总结，更能为大家还原师父的门诊实录。初诊之后有三次微信问诊，今天已是第五诊，王先生妻子说话的悲伤情绪几乎没有了，她说："王教授您好，上次您开的药我先生在 5 天前吃完了，上半身的恢复最明显，能自己吃饭，刷牙，手臂上举也没有问题，腰现在靠着厚垫子能坐起来了，原来是完全瘫痪动不了的，腿现在能自主活动，脚掌可以转动，只是还没力气下床。我们请的护工说给他翻身比原来容易轻松了很多。说话有力气说了，身上的燥热和手心的燥热都在减退，身上的皮疹都退掉了。"听完她有条不紊地说完，师父说："很好，我听你说的情况感觉不只是把他治好了，而是把你治好了，你第一次来特别慌乱，我印象深刻，现在倒是情绪稳定，神清气闲。"她说："是的，我现在好一点，至少心里一块石头落了地了。"说完难得地露出了微微的笑容。师父接着问："当时来的时候是一直高烧么？发烧的情况呢？几时退的，后来再发烧过么？"她说："发烧的问题解决得较早，来找您看之前是一直高烧的，40℃左右持续烧了一个月，大约吃您开的药第八天、第九天烧就退了，然后到今天都没再烧过。"师父说："好，这个我知道了，现在还有什么其他问题么？吃饭睡觉二便情况如何？"她说："现在一个是还不能下床，腿没力气站，大小便是通畅的，只是不能自己控制，所以还需要护工帮忙。另外白蛋白现在升到33.5了。"师父说："知道了，我现在给你开方，上次微信上的处方去掉火麻仁，地骨皮。黄芪加到50g，加怀牛膝30g。"

处方：水牛角30g，生地黄60g，丹皮15g，赤芍60g，黄精30g，西洋参15g，石膏60g，知母15g，黄柏15g，龟甲30g，五味子15g，山萸肉30g，党参30g，黄芪50g，沙参20g，枇杷叶10g，阿胶12g（烊化），麦冬50g，大黄15g，白芍30g，甘草12g，升麻15g，白术10g，茯苓10g，怀牛膝30g，10剂。

（马传琦）

2018年11月4日　星期日　晴

善积步者至千里　一病学会一味药

今天跟师父上门诊的时候，因为一则病例，师父详细讲解了"防己"这味药，跟诊学习的师兄师姐和我的收获非常大，我把师父的讲解和病例记录在日记里，与大家分享。

王女士，46岁，2018年9月26日初诊：乙状结肠癌（Ⅳ期）术后两年半，化疗 40 次，癌细胞腹腔盆腔转移，肺转移，淋巴转移，肝转移，形瘦面黄，失眠，虚坐努责，食可，大便频，黏液便，尿失禁，舌淡红苔薄，脉沉细。师父当时诊断完说虽然癌细胞转移的范围广，但突出问题是大便频，黏液便和失眠。这种虚坐努责就相当于古代的"久痢"，一方面是泻下黏液，一方面还有不通，所以要加大黄，也有通因通用的意思，以芍药汤为主方：白芍 20g，黄芩 10g，黄连 10g，大黄 3g，肉桂 12g，炙甘草 12g，槟榔 12g，木香 12g，当归 12g，苦参 12g，人参 12g，黄芪 30g，白头翁 12g，秦皮 12g，防风 12g，荆芥 12g，地榆 30g，刺猬皮 12g，海浮石 30g，鳖甲 30g，煅牡蛎 20g，16 剂。10 月 10 日患者来复诊说描述感觉肠子里有东西转来转去，肠鸣持续，呕吐。师父抓住肠鸣和呕吐的病症，在上方基础上加了己椒苈黄丸：加椒目 12g，防己 12g，葶苈子 20g，枳实 30g，厚朴 20g，姜半夏 20g，干姜 10g，大黄加至 9g，24 剂。

今日王女士来复诊，说："王教授，肠子里转来转去的感觉没有了，不再吐了，大便正常，没有再腹泻也没有黏液便，小便现在也正常。您的药特别管用！我感觉比一个月前舒服了很多。"师父说："你的精神气色看着也好转很多。"进而对我们说："你们看《金匮要略》上的己椒苈黄丸一条是这么说的：'腹满，口舌干燥，此肠间有水气，己椒苈黄丸主之'，我上次就是抓住她的肠鸣和呕吐，加上这个方子。《本草经集注》就明确记载防己：'利大小便，治水肿，风肿，止泻，散痈肿，恶结，通腠理，利九窍'，当说到痈肿和恶结的时候，这几乎就等于在说肿瘤了，所以我认为防己对于因湿热壅阻，气机闭塞造成的肠道肿瘤就是很好的靶向药。你们回去可以再看看《金匮要略》上用到防己的方子和条文。她的药我看不用变，守方治疗，26 剂。"

《金匮要略》中有防己的方剂一共 6 个，方名中皆有防己，条文亦不离风与水。除了上文提到的"腹满，口舌干燥，此肠间有水气，己椒苈黄丸主之"之外，还有"风水，脉浮身重，汗出恶风者，防己黄芪汤主之"，"皮水为病，四肢肿，水气在皮肤中，四肢聂聂动者，防己茯苓汤主之"，又如："膈间支饮，其人喘满，心下痞坚，面色黧黑者，其脉沉紧，得之数十日，医吐下之，不愈，木防己汤主之。"包括在《备急千金要方》中，也有"治遗尿小便涩，三物木防己汤主之"的记载，诚如陶弘景所言："防己为疗风水要药。"而对于"风水"二字的解释，当以清代周岩在《本草思辨录》中所言最为精妙，对于使用好防己一药，最有启发："惟风水二字，诚有不得而析者，风阳邪而风从外入，令人振寒，风寒初受，即宜汗解，防己非其责也。内伏之风，若内无阴邪，亦未能独存，故水饮湿悉其所因依，水饮湿去，则风与俱去。如此之风，方可治以防己。然苓、术不能而防己独能之者，以黑纹如车辐解，正有风水相随之妙致也。"风邪为无形之邪，无形之邪本就伤人，如果再与体内有形之水邪相随，这时水借风势，风兴水漫，则大患无穷。周岩在对防己的解读里不仅揭示了风水相随的道理和危害，还给出了分化瓦解风水相随的思路和方法。专病专药——防己。我随师父王三虎教授临证学习，常见师父针对病与证，运用《金匮要略》中的这6个方剂，或是化裁或是合方，均有很好的临床疗效，其中多例以木防己汤有效治疗上腔静脉综合征的医案我也有记录，今日王女士服药前后对比的自诉，亦是佐证。

（马传琦）

2018 年 11 月 5 日　星期一　晴
荷兰同胞疑难病　网诊大效乌梅丸

今天师父的门诊上，来了一对从荷兰来的华人夫妇，胡先生和叶女士。叶女士一进诊室，师父热情地和她打招呼，但对于她身边的胡先生则略显陌生。叶女士说："王教授，您见过他的呀，我们在荷兰我丈夫病了不是通过微信诊断，您给看了五六次，开了四次处方的。当时视频了，后来还发照片给您。"师父说："是啊，我知道的，但是怎么和视频中看的不像呢？"叶女士微笑说："那是因为吃了你的药，病好了。生病就是在今年5月份，当时他一个星期内头发、眉毛、胡子全部掉光了，皮肤发紫发黑，您当时视频地时候看到的是那个时候的样子，现在头发眉毛胡子都长出来了，相貌变化大，所以您一下子没认出来。另外，王教授我和您说一下，我们在荷兰最后的检查结果。最初发病荷兰的医院怀疑是'g罗恩'病，最后确诊是'卡纳达-g朗凯特加拿大综合证'（注：此病病因目前不明，主要症状为脱发，脱毛，腹泻，腹痛，指（趾）甲萎缩及皮肤色素沉着）。"胡先生和叶女士坐下和师父细细讲了这次的得病治病的过程，我才知道原来这中间还有这么多的故事。

2018年5月15日叶女士发来微信："王老师感谢您在百忙之中给我回复，等有机会当面答恩。我先生在去年回国过年，呆了64天，在回荷兰前一周开始掉头发，包括眉毛等所有体毛基本上脱光，胃口差极了，口失去味觉，咸淡都吃不出来，舌粗糙，口苦口干不喜饮，大便稀，疲劳，体重一直减，现轻掉近8kg之多，那时正好赶上清明节放假，在4月9日回荷兰的前一天去杭州逸夫医院门诊看了，没具体结果，在11日到荷兰医院查血3次，做了肺肝CT，胃肠镜，怀疑他可能是g罗恩病。等今下午2点才出结果，查来查去已近40多天还没具体结果，心里好焦急，请您给拟个方吃，不然的话要想回国找您了。吃了不少中药效果不明显，现身怕冷，双手发紫皮肤起黑点，指甲隆起脱落，我把医院检查照片发来给您参考。如病述不清，请留言，老师您要救他的命啊！西医还说这样的病未见过，还得会诊。 您说我该怎么办？我好害怕……请给我一个指点，还有他胃冷，稍喝点凉饮就拉稀厉害。"师父回复开方：乌梅15g，肉桂10g，制附片5g，甘草10g，黄柏10g，黄连9g，花椒6g，细辛3g，当归12g，红参10g，干姜10g，薏苡仁30g，防风10g，葛根15g，7剂。 5月17日叶女士微信："王老师您好，首先感谢您，我先生大便稀，3～5次/日，舌上水分看起来很多的，但下午到晚上之间口干稍苦，吃饭没味，又有点胃部隐痛。已喝2剂，今天还是原方继续抓5剂是吗？"师父回复：乌梅减到12g，制附片加到10g，干姜加到15g，其他不变，5剂。

5月21日叶女士微信："王老师好，周末也打扰您实在不好意思，7剂药已服完了，他胃口总上不来，吃什么多没口感，又饿又吃不进，口干苦有好转，大便不拉了，稍软点。双手掌心出黑点，舌淡白苔薄，舌质嫩有好多口水，舌边齿痕，舌尖发麻。"师父处方：益智仁10g，山药15g，乌梅12g，肉桂10g，制附片10g，甘草10g，黄柏10g，黄连9g，花椒6g，细辛3g，当归12g，红参10g，干姜15g，薏苡仁30g，防风10g，葛根15g，14剂。

6月7日叶女士微信："王老师您好，14剂药已吃完，大便已正常，前面说的这些症状都有些好转，舌尖发麻仍在。舌头的照片看着比较红，实际上是淡的，请问上一次中药方继续吃还是需要修改？"师父回复："上方加天麻12g，7剂。"

我看到叶女士手机上的问诊记录就截止在了6月7号这一天。叶女士说最后这7剂药吃完就没再吃药了。师父问胡先生："现在还有什么地方不舒服的？"胡先生说："现在感觉都挺好，就是偶尔吃水果多一点会腹泻。血压血糖一般正常，有时会高一点。"师父一边诊脉查舌一边说："好，我知道了，舌红苔薄脉滑数，我给你开一个简便的方子，葛根芩连汤，你吃一段时间，另外对控制你的血压血糖都有好处。"师父说完即写处方：葛根30g，黄连10g，黄芩12g，甘草10g，砂仁10g，干姜10g，党参12g，乌梅10g，7剂。写完处方师父对他们说："你们前几天说要来西安找我，我还想着来了专门给你看呢，没想到都已经好了。"叶女士笑着说："换成我们专门来看您了，也是一样的。"

（马传琦）

王三虎教授点评：

常说千里送鹅毛，礼轻情义重。可能是对于网诊费以外额外的补偿吧，他们拿来的礼物还真不少（有意避开学生悄悄给我）。不但给我夫人包，我也能穿上国外的皮鞋、衬衫和羊绒衫了。我心里嘀咕，学生见了更好，增加他们学习经方的热情呗。

2018 年 11 月 6 日　星期二　晴

破解麻黄升麻汤　喉癌临床有妙方

麻黄升麻汤，出现在《伤寒论》第 357 条，因条文简单，组方意奥深远，历代医家对此条此方都没有太好的解释，甚至像陆渊雷等伤寒注家，认为厥阴病是千古疑案，认为有好多就不是张仲景所说的，张仲景的这个方子怎么这么杂乱呢？而用师父的话说，就是："就像现在流行的一句话——只因为在人群中多看了你一眼。我能破解麻黄升麻汤的条文和方义，就是因为条文中的'喉咽不利，唾脓血'，简直就是喉癌的临床真实表现，从而发现了喉癌几乎就是张仲景的麻黄升麻汤证，并实际应用在喉癌的患者中，实际反映，药性平稳，利咽开声效果明显，病情能得到不同程度地缓解。这在肿瘤临床是非常难得的方法。"今天下午的门诊上，就又来了一位喉癌患者。

史先生，66 岁，河南商丘人，喉癌手术后 11 个月，放疗 25 次。喉部瘘口明显萎缩，时有出血点，刺痛一月余。瘘口有拘急感，影响进食，吞咽困难。咳嗽，白痰多，鼻两侧有红血丝，二便可，眠差，舌暗红苔白腻脉滑数。自汗多，能食凉。从病人一进诊室，我们就看见了他头上和手上的体癣（见下图 10），所以师父写完病历接着问："你头上身上的癣有多少年了？治疗过吗？"患者说："左手指上的癣已经有 50 年了，年轻的时候治过没治好，头上和脖子上是最近一个月长的，越来越多了，非常痒，破了会流水。"陪患者来的家属补充说："这个癣是他们家族性的，他父亲和他的兄弟姐妹都有。"师父对我们说："这就是风邪的表现啊！我们中医讲理论基础的时候讲到六淫的时候讲风，又讲风为百病之长，等到了临床的时候就把风给忘了。所以为什么麻黄升麻汤里有麻黄和升麻，还以这两味药来给这个方子命名，因为临床表现，因为治病需要呗，麻黄和升麻就是君药。"听师父讲解，我也想起了在 2017 年 12 月 3 日的日记《风邪入里三十年　祛邪外出第三天》里记录的董先生的病历，病因病机与他如出一辙，不过董先生的皮肤问题已经发展成为皮肤癌了，比他要严重许多。

李师兄接着提问："师父可以再详细讲讲这两味君药么？"师父接着说："当然可以啊，刚好让来看病的他们也听一听，看看古人所说和他这个病的表现对应不对应。在《神农本草经》中，是这样说麻黄的，'主中风伤寒头痛温疟，发表出汗，去邪热气，止咳逆上气，除寒热，破癥坚积聚'。我觉得后八个字更重要，因为它被我们忽略了。除寒热，是什么意思？我看就是麻黄的发散作用，不仅仅是它辛温能发汗，发散风寒，更主要的是，它能直接解除寒热胶结。后边还有一句话，破癥坚积聚。难道这不是治疗恶性肿瘤的一种很直白的语言么。在其后的《日华子本草》中，麻黄的第一个作用就是通九窍。九窍难道不包括喉吗。还有调血脉，开毛孔皮肤，逐风，破癥坚积聚，走五脏邪热，退热。接下来说升麻，升麻是清热解毒、利咽止痛的，是治疗口疮的首选药，可惜被中医轻视很久了。因为升麻的名字，太容易让人想起它的升提作用，而大家对于补中益气汤中用升麻，均误以为是升提作用，可谓一叶障目。事实上，升麻性微寒，在补中益气汤中，升麻不是升提中气的，它是对补药、温补升阳药的一种制约，相当于张锡纯升陷汤中大量用黄芪的时候用知母来制约它，中医叫'方成知约'。不能因为它名字中间有'升'字，我们就理解它是升提，升提中气的根据不充分。中医讲究孤证不立，不能凭这一条证明它有升提作用。还有证据吗？据我看，没有。事实上，升麻性微寒，清热解毒，是治疗咽喉病的首选药。"

师父讲解完即开处方：麻黄10g，升麻15g，天冬20g，麦冬20g，白芍30g，甘草12g，黄芩12g，玉竹15g，茯苓12g，黄精15g，生晒参12g，桔梗10g，牛蒡子15g，射干15g，山豆根6g，防风15g，白蒺藜30g，马齿苋30g，当归12g，荆芥12g，威灵仙30g，守宫10g，冬凌草30g，30剂。处方开完师父对患者说："开了30剂药，你回去安心服药，一个月以后我们再见。"

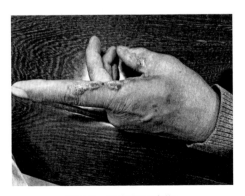

图 10　患者左手食指

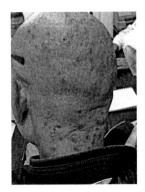

图 11　患者头及项部

（马传琦）

2018 年 11 月 9 日　星期五　晴

拜师学艺初显效　学以致用好方法

今天诊室非常的忙，一点半准备下班的时候朋友妈妈来复诊让我帮她开方，记得两个月前阿姨来测血压，我看到阿姨右侧胳膊非常的硬、肿大，我就问阿姨你之前乳腺上有问题，是不是做过手术，阿姨说你怎么知道的，我就大胆地说阿姨是不是乳腺癌手术，阿姨说是的，我做了手术已经十几年了，一直在吃药。我告诉阿姨你胳膊这个问题我可以帮你治疗，阿姨说我这个胳膊是治疗不好了，我看了好多专家，还有很多民间有名的医生都没有办法治疗，买衣服难买，衣服也不好穿，你能把我这个胳膊治疗好？我们好多病友都有种情况，那你赶紧给我开方子。我问了阿姨一些情况，阿姨膝盖疼，走路腿不舒服，全身肿胀，我当时开了师傅的二贝母汤再加杜仲、牛膝、商陆：土贝母 12g，浙贝母 12g，山慈菇 12g，瓜蒌皮 12g，青皮 12g，夏枯草 15g，蒲公英 15g，连翘 15g，漏芦 10g，路路通 10g，甘草 6g，杜仲 20g，牛膝 20g，商陆 10g。10 剂。阿姨服完十剂来让我看，右侧胳膊已经不硬了，肿也消了一半，阿姨高兴地说你开的方子不错，看来去西安学习辛苦没有白费，跟着你师傅好好学习。第二次按照原方再开了 10 剂，今天来阿姨说腿也比之前走得有劲了，胳膊肿又小了一些。师傅的二贝母汤化痰散结，解毒抗癌，治疗痰毒交阻，正气不足。阿姨的胳膊肿大是日久天长，气机运行障碍，经络堵塞，津液不循常道，痰浊内生，郁久化热形成的。今天开方防己黄芪汤去除整个身体的水湿，期待下次复诊阿姨带来的好消息。经方在临床中发挥着重要的作用，师傅把经方理解得非常透彻。师傅自己新拟的几个专病专方效果非常的显著，师傅是我经方抗癌路上的指明灯。

（王娜娜）

2018 年 11 月 30 日　星期五　雾霾
飞赴古都拜名师　开启人生新篇章

我是吉林市肿瘤医院中医科的医生，我本来学的是针灸专业，但是由于近几年来国家对中医药事业的重视，医院安排我整合中医科，同时也要求我开展中医治疗肿瘤的业务。这就使我不得不捡起中医内科的知识。因缘巧合之下，我跟随吉林本地唯一开展中医经方的孙立滨教授学习了一年，在孙教授的指导下，我很快就掌握了大小柴胡汤、五苓散、桂枝茯苓丸、肾气丸等经典名方的基本方证，逐渐在我院中医内科站稳了脚，并且在医院患者群内小有名气。

但是在临床中面对很多病情复杂的肿瘤患者，也确实是令我很多时候感到束手无策，特别是看到很多晚期的肿瘤患者把中医当成他们最后一根救命稻草，用期盼的目光望向我的时候，更是让我心生愧疚。今年 6 月份的时候，孙教授上南京参加黄煌教授举办的培训班，回来的时候，向我推荐了王三虎教授，她告诉我王教授是国内运用经方治疗肿瘤的第一人，建议我购买王教授的书籍先学习，如有机会能亲自跟随王教授临证学习，那就最好了。

　　我遵从孙教授的建议，先从网上购买了王教授编著的《中医抗癌临证新识》，用一周的时间仔细地阅读了一遍，王教授在肿瘤的病因上提出"风邪入里成瘤说""寒热胶结致癌论""燥湿相混致癌论"新的论述及在治疗上提出"肺癌当从肺痿治""肠癌当从肠痈治"等新的治疗理念真是令我叹为观止，在肿瘤的治疗上给我打开了新的思路。因此我开始在临床上按照书中所写逐渐运用王教授的治疗方法去诊治患者均收到了很好的疗效，特别是下述两个病例最为典型。

　　第一位患者是我外科同事的岳母，老太太今年 58 岁，是一位非常刚强的人，是身体有小毛病或者不舒服了，也从不和子女说，自己认为挺一挺就会过去的；因此直到腰痛得不敢活动了，并且感到呼吸困难，胸部憋闷了，这才上医院检查，最后检查的结果是：左肺占位，大量胸腔积液，脑部转移，腰椎转移。在我们当地铁路医院治疗了三个月，只是把胸水放出去了，但是患者双侧头痛整宿难以入眠，腰部疼痛难以行走，每日晨起剧烈咳嗽。这时候同事找到了我，直接就说他岳母现在已经是肺癌晚期了，看看能否用点中药减轻点老人家的痛苦……我当时脑海中第一反应的就是王教授的自拟方——海白冬合汤，因此我笑着和同事说没问题，因为平时和这位同事关系不错，我还半开玩笑地和他说最近得到了一个神方，是专门治疗肺癌的，一定会治好你岳母的。我第一次诊查患者，见痛苦面容，自诉耳背，夜间头痛如棒击难以入眠，食欲差，乏力，晨起剧烈咳嗽，腰部疼痛难以转侧及行走，二便可，舌质红，苔白干，脉沉。由于事前同事提醒我患者不知具体病情，我和患者交代是腰椎间盘突出，喝点中药再配合针灸治疗，马上就会好转起来的。我开方是海白冬合汤合独活寄生汤加上蜈蚣、全蝎。治疗一周后，患者来调方时，一进屋就直呼我为神医，我见患者不用人扶直接步入诊室，笑容满面，自诉服药后头痛及腰痛均明显好转，现已食欲及睡眠正常，只是咳嗽没有减轻，我在上方的基础上加了几味止咳平喘的药物，嘱患者坚持服用一段时间，现患者已经服用两个多月，按其女婿的说法就是现在的身体状况和正常人没什么区别。

第二位患者是我单位食堂一位服务员的老母亲，今年84岁，发现乳腺癌肺部转移10个月，一直保守治疗。11月6日，患者女儿找到我，说其母亲近期乳腺肿块及双腋下淋巴结肿痛，但是老人实在不愿上医院，问我有没有什么中成药可以减轻患者的痛苦。我把王教授自拟的专治乳腺癌的"二贝母散"，给患者开了一周的用量，嘱其一周后不论药效怎样一定要来告诉我一声。11月13日，患者女儿到我诊室后，非常的兴奋，告诉我其母亲服药三日后，疼痛明显缓解，到第六天时，已经基本不痛了，现在可以正常的入眠了，我听后，也非常的兴奋，效不更方，嘱患者按原方再服用两周，因我要外出进修，有变化随时和我沟通，直至写本稿前，还和患者女儿沟通过，现在患者纳寐正常，病情平稳。

正是在临床上见识了王教授治疗肿瘤的独到之处，更加坚定了我要拜王教授为师的想法，本来我以为想拜王教授这位全国乃至世界知名的专家为师要费一番周折，但是没想到王教授在电话中了解到我是肿瘤医院医生的时候，非常爽快地答应了！这我才反应过来，王教授能将自己平生所学毫无保留地写入书中并出版，就是想让更多的临床中医师掌握中医治疗肿瘤的精髓之处，这样才能让更多的肿瘤患者受益！这才是真正的大医情怀！

今日上午，我在教授家里，正式地拜教授为师。初次见面，师父给我的感觉是平易近人，和蔼可亲！师父给我上的第一课就是：①重医德，待患者至诚；②要多读经典，打好理论基础；③临证学习中，要多记日记，多写文章，这样才能加深记忆，尽快地提升自己的诊疗水平。

晚间，由于今日得拜名师，使我兴奋得难以入眠，我可以预料到，师父必将会引领我步入新的医学殿堂，丰富我中医临床诊疗思维，提升我的业务能力及诊治水平！因此，2018年11月30日，将值得我永远纪念，因为从今日起，开启了我人生新的篇章！

（孟令学）

王三虎教授点评：

吉林市肿瘤医院中医科孟令学主任千里迢迢跟我脱产学习半年，成为我20多个秘传弟子中的一员。看他写的日记，学有素养，一气呵成，想来今后大家会有好文章读了。

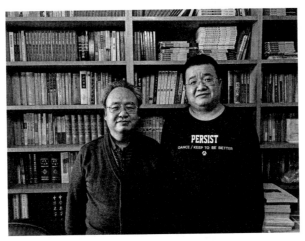

图 12　我和孟令学在书房

2018 年 12 月 1 日　星期六　雾霾

古今大医不藏私　著书立说荫后世

近年来，随着国家对中医药事业的大力扶持，使国人对中医治疗也越来越认可，我们中医医生的地位也随之水涨船高。但是，也有不少人对中医不认可，总是去批判、否定中医。究其缘由，主要有两点：

第一是中医不像西医有循证医学的统一标准，中医流派众多，说百家争鸣也不为过；第二是从古至今有很多的中医名家挟密（技）自珍，不肯将自己所学外传，从而导致我们祖国医学很多的绝技失传，没有发扬光大。所以我个人认为，医圣张仲景、药王孙思邈等大医们之所以能够受到后代人们的景仰，是因为有《伤寒杂病论》《备急千金要方》等经典医书传世，这才使得我国两千多年来没有遭受到大的瘟疫而导致人口锐减。所以，我们中医学要想得到有效地传承，就必须要摒弃门户之间，不要藏私，这样才能越来越强。经过今天一天的随师侍诊，我感觉到我的师父在发扬祖国医学方面走在了前列。

今天是我随师侍诊的第一天，我早早地就来到了杜万全堂，看到有很多患者已经排在诊室门外等候师父诊病。说句心里话，当时内心当中有一丝窃喜还有一点紧张，高兴的是师父果真名不虚传，患者众多，这样我一定会学到丰富的临证经验。紧张的是，我内科的基础还是比较薄弱，怕在临证时跟不上师父的思路。但是随着诊查完几个患者之后，我的紧张感已经完全没有了，因为师父在诊查完患者后，即使再忙，也会向我们几个徒弟交代清楚应该如何抓住主证，诊断是什么，应选用何方，选方依据是《伤寒论》或《金匮要略》哪一条……这样临证教学，我们的收获岂会少了？但是接下来的一个病例，更是让我无比的惊喜。

上午九时许，诊室内进来一位患者，师父让马师兄详细询问病史，问过病史后我们得知：患者何某，男，46岁，2012年罹患非何杰金淋巴瘤，经过化疗及自体干细胞移植后，仍然复发，颈部淋巴结肿大，只得于2014年左右找师父服用几个月中药，服药后自觉效果不错，病情几乎痊愈，自行停药。现夜间发热半个月，当地医生治疗不见效果，遂来就诊。现症见：寒战后发热，最高体温达39℃，颈部淋巴结肿大，口渴，纳寐可，大便干，2-3天一次，小便正常。舌质绛红，苔黄厚腻，脉滑数。师父阅完病历，查看舌苔及诊完脉后，看向我们几位弟子，让我们先拿出治疗方案。师父最先点中我，我说应以大柴胡汤为主方，师父说先不要说方药，说出理论依据，我从来未被如此练过兵，当时喃喃地说出患者大便干，舌苔厚腻……师父又问马师兄，马师兄说患者舌苔厚腻，应用三仁汤；最后问李师兄，李师兄言简意赅，说是热入膜原。师父这时候解说道：临床才是创新的源头。看这个患者的面色，就不是正常的状态，当然用语言很难描述，但是从看这位患者的眼神到面色，就应该想到一个"浊"字；再看这位患者的症状"恶寒、发热、口渴"，可以说是"三阳合病"，"舌红，苔黄厚腻，脉滑数"是"温病内有伏邪，外感引动伏邪"；可能有人会问到是温病还是伤寒？伤寒和温病能分清楚吗？可以分清楚的。《医宗金鉴·伤寒心法要诀》开头有四句话：六经为病尽伤寒，气同病异岂期然；推其形藏原非一，因从类化故多端；明诸水火相胜义，化寒变热理何难；漫言变化千般状，不外阴阳表里间。意思就是外邪的入侵是与人内在的体质有关系的，相同外邪侵犯人体，有的人是伤寒，有的人是温病，就是因为体质不同。我今天费这么多的口舌来解释，就是因为我们平时见到三阳合病的时候很多，但是三阳合病不应该有这么重的舌苔，舌苔这么黄厚，就是有邪入膜原的意思；外邪入侵既可以六经传变，也可以上下传变。如果我们以一般的病症来治疗，是不是就会误诊？三阳合病以少阳为主治，把太阳、阳明都考虑到，化痰热、散邪气。以前我们没有讲过这些，那是因为没有类似的患者，现在有这样症状的患者来了，我们可以见到原来伤寒和温病可以在一个人身上同时得病；为什么这个人能出现这样的情况，是因为正气虚，他病了很多年，正气虚了，邪气长驱直入，他还内有痰热未尽，所以要化痰热。选方应该选用柴葛解肌汤合达原饮，处方为：柴胡15g，黄芩12g，姜半夏15g，人参6g，干姜6g，大枣30g，甘草12g，葛根15g，桂枝12g，防风12g，石膏30g，厚朴20g，草果10g，槟榔10g，升麻15g，蝉蜕10g，僵蚕10g，桑叶12g，20剂，水煎服。

开完处方后，师父又问我们：这个处方也可以说是小柴胡汤加上桂枝、葛根、石膏等，那么，患者大便干，小柴胡汤是否能解？这时候我回答到《伤寒论》中确实有一条写关于治疗便干的，我只记得有一句"津液得下"，师父这时说到《伤寒论》第230条："阳明病，胁下硬满，不大便而呕，舌上白胎者，可与小柴胡汤。上焦得通，津液得下，胃气因和，身濈然汗出而解。"这个经典的病例通过师父这么详尽地解说使在场的师兄师姐和我都能深刻地意识到，在诊疗中，望气色和面诊非常重用，并且很多疾病都是复杂的，一定要多读经典，这样在临床中才能尽快地抓住主证。并且，师父在临证中见到经典病例，能马上引经据典为我们详细地讲解，这是师父把他多年的临床经验毫无保留地传授给我们，让我们少走了很多的弯路。我相信，每讲解一份这样的病例，都会让我们终生难忘，这是在书本中很难能学到的。

师父对我们每一位弟子都要求平时一定要坚持"读书、看病、写文章"，为《中医抗癌进行时——随王三虎教授临证日记Ⅳ》积累素材。其实在我看来，以师父现在国内外医学界的学术地位，多出一部书与少出一部书没有什么区别。而师父这么做的目的第一是要弟子们在业余时间养成整理病历的好习惯，只有用心去写了，才能深刻地记住师父诊疗过程中的经典病历，对提升我们弟子们的业务水平有很大的帮助；第二是对师父所提出的"风邪入里成瘤说""寒邪胶结致癌论""燥湿相混致癌论"等治疗肿瘤疾病的理论基础及治疗方法有效验证。现在肿瘤患者逐年增加，想把这些系列病历先后整理出来，让更多的中医师读到，这样才能让更多的患者受益！这才是真正的大医情怀。

（孟令学）

2018 年 12 月 6 日　星期四　晴
跟师一年迈大步　感恩师父传医术

我是去年 11 月底在《中医在线》与师父结缘的，源于 2015 年拜读师父《我的经方我的梦》，在拜读师父《我的经方我的梦》过程中，与师父同喜同悲同感叹，在赞颂仲师和经方伟大的同时，师父高大伟岸的经方大师形象在我心中也树立了起来。

我学的专业是中药专业，当年也学中基、中诊、医古文，犹记当年读医古文时，其他同学学得苦不堪言，我却甘之如饴。当读到《伤寒论》序言时，心潮澎湃，仙公张仲景"上以疗君亲之疾，下以救贫贱之厄，中以保身长全，以养其生"，愿景何其博爱伟大。"勤求古训，博采众方"，学问何其广博精深！反复阅读，心中景仰不已，仙公博大的仙道贵生情怀深入我心，但因不是中医专业学生，《伤寒论》虽读，但了解的并不透彻。经方虽念，云里雾里。几十年过去了，五十知天命，没想到，生命中有一种缘分叫师徒缘，不期而至，有幸与师父结为师徒，从此生命的意义有了升华，从此我的经方梦与师父相连接。

去年 12 月上完"经方抗癌提高班"并且多次跟诊后，反复不断学习师父赠阅的系列经方抗癌丛书，师父经方抗癌的完整体系终于慢慢楔于心脑：肺癌海白冬合汤，肝胆癌软肝利胆汤，胃癌半夏泻心汤，肠癌三物黄芩汤等系列方剂，经方抗癌终于有了成体系的武器弹药。

师父独创抗癌理论："寒热胶结致癌论"，"燥湿相混致癌论"，"风邪入里成瘤说"，"人参抗癌论"等中医抗癌的新论慢慢渗入我的医学思维中，使我快速拥有了抗癌新思维。

师父抗癌用药的经验用药也慢慢熟悉：海浮石、白英、麦冬，百合、泽漆、厚朴、麻黄抗肺癌，柴胡、黄芩、人参、垂盆草抗肝癌，黄连、黄芩、半夏、互楞子、石打穿、天龙治胃癌，泽泻、白术治脑癌等，抗癌用药有了师父经验用药的指导。

辨病与辨证相结合，方证与病位相结合，经方与时方相结合，理法方药与经验方药相结合，西医检测指标与中医理论相结合，理论继承与学术创新相结合，这是师父辨证治病理法方药的特色，慢慢地与我血肉相连。正如师父所说，"方虽是旧，弘之惟新"，有了这些经方思维后，以前不敢想不敢碰，闻之色变的癌症和疑难杂症，现在有勇气去想去试，站在巨人的肩上我快速成长。

试举二例，去年有个朋友小孩二年前得了肺间质性肺炎，经省内三大儿科省名中医治疗无效，福建省妇幼保健院宣告治疗无效不治出院，经师父指导，用经方思维应用射干麻黄汤合犀角地黄汤治疗，到目前为止，病情有了很大缓解。另一例，有一男性肝胆管癌患者，我用师父独创的软肝利胆汤合八宝丹，恢复得很好，目前已治愈了。

现在我的医术有了较大进步，感恩师父，感恩众师兄师姐，但因不是中医科班毕业，中医基础不扎实，临床经验不足，与各位师兄师姐相比，有较大的差距，"路漫漫其修远兮，吾将上下而求索"，愿紧紧追随师父，学伤寒用经方，在师父理论指导下，多学习，勤总结，学好师父抗癌经验，"读书看病写文章"，用经方去帮助更多需要帮助的人，我相信师父一句话，"熟读经方，一定会有诗和远方"。汤之盘铭曰："苟日新，日日新，又日新，做新民"，希与诸师兄师姐共勉，在师父的引领下做一个良医，明医！

（蔡振泉）

八年不敢独出行 服药一月如常人

上午 8 点 45 分，西安市中医院国医馆。师父开始接诊今天的第九位患者。这是一位中年男性，见他笑意吟吟地走进来，我心想，看他心情不错，这会是一位怎样的病患呢？坐下来，还没等师父问他哪里不舒服，患者就迫不及待地对师父说："王教授，我好多了，我终于可以一个人睡觉，一个人出门，一个人坐公交了……"，师父温和地笑着说："别着急，先讲讲发生了什么吧。"患者说："我得了焦虑症八年，一直无法一个人睡觉、出门，非常痛苦，西医中医都找过了，都没有效果，甚至还有加重，前一段时间我已经无法正常的生活工作了。没想到才在您这看了一次，我就敢独自出门了，我太高兴了！"。

翻开病历：患者，马某某，男，43 岁，律师。2018 年 11 月 5 日初诊，主诉：确诊焦虑症 8 年，伴心慌易惊恐。病史：患者自觉反复心前区不适、心悸 20 年。开始时表现为睡眠不好，后逐渐发展成不敢一个人睡觉、出门。并伴随身冷畏寒、四肢厥逆，左背部疼痛，咽干口苦，脘腹胀满，小便不畅，大便干结。舌红苔黄润，舌下络脉紫且怒张；面黄，脉弱。辨病：焦虑症；辨证：痰热瘀阻，心虚胆怯。方用：瓜蒌薤白半夏汤合黄连温胆汤、柴胡加龙骨牡蛎汤、桂枝甘草龙骨牡蛎汤加味：

颗粒剂：瓜蒌 2 袋，薤白 1 袋，姜半夏 2 袋，茯苓 1 袋，陈皮 1 袋，枳实 2 袋，竹茹 1 袋，黄连 2 袋，桂枝 2 袋，厚朴 1 袋，煅龙骨 2 袋，煅牡蛎 2 袋，醋柴胡 1 袋，黄芩 1 袋，干姜 2 袋，党参 1 袋，炒枣仁 1 袋，炒柏子仁 1 袋，乌梅 1 袋，生姜 2 袋，大枣 2 袋，炙甘草 3 袋。一日一剂，共 30 剂。

接下来，师父问："除了刚才说的这些，在其他方面还有变化吗？"，患者答："我的睡眠好多了，胃也不那么胀了，怕冷也好多了，前面有一位中医给我开了 45g 附子，我吃了都没作用。"师父接着问："你只吃了这一次附子吗？"患者答："不是，他是从小量逐渐加到 45g 的"。师父语重心长地对我们说："从整体表现看，他的冷不是因为阳虚，而是阳气被阻遏所致，叶天士有句话：'通阳不在温，而在利小便。'说的就是类似情况。"这时患者抑制不住自己的喜悦，再次激动地说："我今天是自己一个人来看病的，这在以前是不可能的！"

师父笑着说："那现在你也要说说还有什么不舒服的，也不能只讲好的嘛。"患者："我现在觉得左背还有些痛，怕冷好些了，但关节还觉得冷，还有就是累了就觉得身上有种说不出来的难受。"看其舌脉同前，方仍用前法。瓜蒌薤白半夏汤通阳解郁；黄连温胆汤针对痰热上扰而理气化痰清热；柴胡加龙骨牡蛎汤和解清热、镇静安神；桂枝甘草龙骨牡蛎汤温补心阳。安神救逆，潜阳摄精。其中瓜蒌、薤白各增加一袋以加强化痰通阳行气之功，新增琥珀、刘寄奴各一袋活血安神；淡豆豉、栀子清热除烦。30 剂，患者满意而归。

今天这个病案对我的触动颇多。行医这些年，在很多方药的应用上范围越来越窄，特别对凉药更是畏其如猛虎。以前也看师父的书，对其中的用药自己看着虽能理解，就觉得不敢效仿。但这次开始跟师父跟诊学习以后，见师父用方药的大开大合，而且临床疗效很好。很多肿瘤病患服师父开的药十余年，依然精神矍铄。这次我见到一位年龄最大的病人已经 87 岁高龄，20 年前患鼻咽癌未手术，经过师父治疗痊愈。今天下午因前列腺肥大来请师父诊治时，依然谈笑风生，神采奕奕。

晚上再次阅读师父的书时，发现以往思想中的很多限制被打开了很多。如果说以前看师父的寒热胶结致癌和燥湿想混致癌论，我就是在读文章，现在再看这些论述时，就完全体会到那是师父深厚的理论功底与多年临症实战而殚精竭虑所提炼的精华。现在这些于我不再仅仅是理论，而是以后自己面对这些疾病时把控全局和主动性的临症指导，感恩上天让我得遇师父，这不仅是对我专业的指导，更是对我人生的指导。就像师父说的："如果一般医生是看病的话，那么我看的是人！"

（穆　燕）

王三虎教授点评：

四川绵阳来的穆燕医师，也是这个月成为我 20 多个秘传弟子中的一员。角度不同，理解不同，感悟不同。我们不仅要用阅历读书，也要结合自己的感悟写文章。该患者虽非癌症，但在《中医抗癌进行时》一书中一点不显多余，人生活在社会中，形形色色，许多疑难病都像人类社会一样错综复杂而不是单一的疾病。"心藏神，为五脏六腑之大主"，是人体的根本。所以《内经》就有专门的《本神篇》。"心动则五脏六腑皆摇"，风邪乘虚而入，就能形成肿瘤。从这个意义上说，治心，就是抓住了根本，这就是治未病嘛。写到这里，我想起了成都武侯祠的长联："能攻心则反侧自消，从古知兵非好战；不审势即宽严皆误，后来治蜀要深思。"

2018 年 12 月 7 日　星期五　阴
癌中之王虽可怕　软肝利胆有方法

肝癌是指发生于肝细胞与肝内胆管上皮细胞的癌变，是人类最常见的恶性肿瘤之一。肝癌临床上可见肝区疼痛，上腹部肿块，进行性消瘦等。我国是肝癌的高发国家，占全球肝癌患者的 40% ～ 45%，每年约有 20 万人死于肝癌，病死率位居各国之首。由于肝癌起病隐匿，但是一旦出现症状则发展很快，过去认为其自然病程约为 2～6 个月，因此有"癌中之王"的称号。现在认为其自然病程约为 24 个月，指从病变开始到做出亚临床肝癌诊断之前，约 10 个月；近年来经过甲胎蛋白普查，早期发现的病例可无任何临床症状和体征，称为亚临床肝癌。如果瘤体约 3～5cm，病程约 8 个月；一旦出现肝癌的临床表现，已至中期，此时病情发展很快，不久就可出现黄疸、腹水、肺转移以致广泛转移及恶病质的晚期表现，中晚期共约 6 个月左右。但是只要经过认真负责的治疗，其中确有一部分可以达到比较满意的疗效；比如我今天在西安市中医院随侍师父出诊时临证所见的一位患者：

　　上午九时许，诊室进来一对父女，女儿扶父亲坐下后，很高兴地和师父说："上次服药后，感觉身体虚弱的情况明显见好，本次可以自己来看病了。"我听后，在师父诊脉时，快速地看了一下患者的病历本，患者王某，男，51 岁，因发现肝内肿物 49×49mm，诊断肝癌一个月于 2016 年 4 月 4 日第一次就诊，患者既往有乙型肝炎病史。诊断后，家属放弃手术及放化疗，从 2016 年 4 月 4 日至 2018 年 3 月 5 日期间，一直服用师父给开的以软肝利胆汤为主方的中药，从未间断。2018 年 7 月 6 日，患者女儿代诊，诉其父亲停药三个月后，身体消瘦，人虚弱不能行走，左侧肩周及胸部疼痛，牙痛。师父仍以软肝利胆汤为主方开具免煎颗粒处方：柴胡 1 袋，黄芩 1 袋，姜半夏 1 袋，干姜 1 袋，山药 1 袋，煅牡蛎 2 袋，姜黄 1 袋，石膏 2 袋，醋鳖甲 1 袋，浙贝母 1 袋，夏枯草 2 袋，瓦楞子 1 袋，栀子 1 袋，地黄 1 袋，丹皮 1 袋，白术 3 袋，土茯苓 1 袋，茯苓 2 袋，薏苡仁 2 袋，玄参 1 袋，细辛 1 袋，黄连 2 袋，薏苡仁 1 袋，芡实 2 袋，肉桂 1 袋，泽泻 1 袋，杜仲 2 袋，防风 1 袋，炙甘草 3 袋，升麻 1 袋，龟甲 1 袋，骨碎补 1 袋，瓜蒌 2 袋，红参 2 袋，菊花 1 袋，枸杞子 1 袋，30 剂。之后患者女儿分别于 8 月 6 日、10 月 10 日代替父亲来医院找师傅开药，师父均嘱患者守上方继续服药。

　　患者继续服用五个月中药后，已经能自己行走，遂于今日亲自来医院就诊，现症见：乏力，食欲差，睡眠可，二便可，前胸及后背疼痛，舌淡苔白，齿痕明显，脉沉。师父将处方调整为：柴胡1袋，黄芩1袋，姜半夏2袋，红参2袋，生姜3袋，煅牡蛎2袋，姜黄1袋，1袋，煅瓦楞子1袋，丹皮1袋，白术3袋，茯苓1袋，细辛1袋，苍术2袋，黄芪4袋，砂仁1袋，水蛭2袋，土鳖虫1袋，26剂。嘱患者2019年元月再来复诊。

我在肿瘤医院工作多年，临床上所见因携带乙型肝炎的患者罹患肝癌后平均的生存期不足一年；该患者从发病至今已将近三年，并且在此期间，坚持应用中医治疗，取得如此良好的疗效，可以称之为一个奇迹；同时也印证了师父经过多年的临床经验所自拟的"软肝利胆汤"疗效显著，如果能大力推广，绝对可以让更多因湿热蕴结于肝胆而导致肝胆部肿瘤的患者受益。

（孟令学）

2018年12月7日　星期五　阴
三篇日记次第续　所幸患者得痊愈

今天上午师父在西安市中医医院国医馆坐诊，患者赵先生在家人的陪同下按时来复诊了。赵先生今年高寿88岁，患鼻咽癌16年，是名副其实的抗癌明星，我这么说的原因有两个，第一是16年来基本每月按时复诊，所以算是门诊上的名人，每次来都有很多认识他的人在排队等候的同时来和他聊天；第二是赵先生的门诊记录今天已是第三次被写进了《中医抗癌进行时——随王三虎教授临证日记》中，次数之多，恐怕不是第一也能排进前三了。日记能全面准确地反映患者的治疗过程，第一次是王星师兄在《中医抗癌进行时Ⅰ——随王三虎教授临证日记》2003年12月31日的日记"癌症痊愈虽较难，带瘤生存也可赞"中有详细的记录，赵老先生当时72岁，因鼻咽癌并颈部淋巴转移3个月，于2003年2月26日初诊，患者不准备手术，拟以中药为主进行治疗。第二次是王欢师姐在《中医抗癌进行时Ⅲ——随王三虎教授临证日记》2017年3月3日的日记"鼻咽癌一十四年，病退依然享天年"中又一次写到，爸爸说："2012 年 6 月 1 日，赵老先生和老伴在女儿的陪伴下到西安市中医医院找我看病，他还坚持每月一次就诊，服药 6 ~ 18剂，生活尚能自理，左颌下肿块仍在。其老伴已在我处治疗冠心病 6 年了。"师姐接着说：又 5 年过去了，肿块消退了一些，就诊的次数少了，其他情况依旧，仍由老伴、女儿陪同。

　　今天家人陪赵先生来复诊，主要说了两件事，第一件事是最近一次复查，鼻咽癌病灶全部消失，检查结果一出，令所有人都欣喜万分。第二件事是最近排尿困难，进卫生间坐很久也尿不出来。师父四诊合参，病历记录如下：尿不畅，大便干燥，3 ~ 7 天一次。口干，纳少，头晕，乏力，全身皮肤干燥发痒，恶寒，手脚冰，舌红光滑无苔，伸舌困难，脉沉弱，左尺滑。师父对我们说："当然他的阴虚是非常明显的，特别是舌头上所表现出的，但是我看阳虚也存在，恶寒手脚冰冷就是表现，整体看就是阴阳两虚证，所以在滋阴的同时要温阳，用鹿角胶、淫羊藿和桂枝，红参也是离不了的。说到病呢，他现在原发病已经没有了，小便问题是主要矛盾了，用当归贝母苦参丸合通关丸。这就是既看到阴，也要想到阳；既看到燥，也要想到湿。疾病往往就是复杂的，很少有单一的。"师父给我们讲解完接着开处方：肉桂12g，盐知母 12g，盐黄柏 12g，当归身 30g，川贝母 10g，苦参 10g，鹿角胶30g，天花粉 30g，麦冬 30g，红参 15g，炙淫羊藿 30g，桂枝 15g，麸炒苍术12g，20 剂，每日一剂。

　　16 年的时光，如果是从 16 岁到 32 岁，可能并不算什么，只是普通的一段青年岁月。但从 72 岁到 88 岁高寿的 16 年，同时还是坚持抗癌积极治疗的 16 年，从最初家属的"带瘤生存"的设想到最后得知鼻咽癌病灶完全消失的欣喜万分，这 16 年蕴含的是医者细致入微的分析病情，切中病机的精确用药，蕴含的是患者不惧重疾的顽强勇气，对医生的信任与配合。病而后能遇良医，幸之！学而后能遇良师，何幸如之！

（马传琦）

2018 年 12 月 12 日　星期二　晴

私淑名师学经方　肿瘤患者得安康

宋某，女，49 岁。在某三甲医院行上腹部 CT 示：胃壁增厚、占位？肝内多发占位，考虑转移瘤：腹腔淋巴结转移，后行胃镜示：贲门炎。到北京解放军总医院考虑"晚期肝癌"不宜手术，未行放化疗，在家服药治疗效果不佳，经人介绍来诊，刻下症：乏力、纳差、口苦、面黄腹胀如鼓，伴胁下痛，舌红苔黄，脉弦。复查 B 超示：肝转移癌，腹水（大量）。西医诊断：肝脏转移癌（晚期），腹腔淋巴结转移，腹水形成。中医诊断：臌胀。辨证为：肝郁脾虚，水湿内停。西医积极给予腹腔置管引流、营养对症。以中药疏肝健脾，逐水兼软坚散结。（2009 年 6 月）当时拟方：柴胡 10g，黄芩 12g，法半夏 10g，党参 15g，鳖甲 2 袋（冲），丹参 10g，龙葵 10g，大腹皮 10g，山慈菇 10g，夏枯草 15g，炙甘草 6g，水煎服。至 2018 年 9 月自觉症状加重伴腰背困痛，来诊，建议进一步骨扫描明确骨转移，但患者认为该病已属晚期，明确意义不大，遂建议继续中医治疗，正好拜读王三虎主任中医抗癌进行时（即《中医抗癌进行时——王三虎教授临证日记Ⅲ》），感悟颇深，随手将王三虎主任自拟的治疗肝癌主方保肝利水汤加减用之。具体方药：

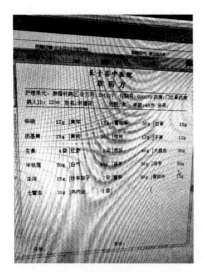

图 13　患者处方

柴胡 12g，黄芩 12g，夏枯草 30g，甘草 15g，田基黄 15g，黄芪 30g，桂枝 12g，干姜 12g，生姜 4 袋，红参 1 袋，茵陈 40g，大腹皮 30g，半枝莲 30g，白芍 40g，猪苓 30g，茯苓 50g，泽泻 15g，炒车前子 2 袋，鳖甲 30g，骨碎补 15g，土鳖虫 30g，鸡内金 1 袋。服 7 剂后症状大减，现仍间断来医院中药施治三月，效果良好。

卫某，女，48岁。直肠癌术后3年，腹腔转移，一线化疗后一年，头痛3天来诊，头颅MRI片提示脑转移，建议上级医院会诊，专家阅片后以为，脑转移合并扁桃体疝不宜放疗，需紧急手术（否则有生命危险），但患者血型为RH（－），且晚期恶性肿瘤转移手术意义不大，患者遂放弃治疗回家。近5天，症状加重且伴间断性意识障碍，遂又来我院，充分沟通后，收住我科，刻下症：间断头痛，痛时抱头，以转头或受风时明显，面红赤，舌红苔薄黄脉弦，当天即给予甘露醇静点，每日3次，晚上出现2次意识短暂丧失，针刺人中、合谷后好转，次日查房，结合病史、症状以及最近我拜读王三虎主任中医抗癌进行时（即《中医抗癌进行时——王三虎教授临证日记Ⅲ》）的理法方药，拟方天麻钩藤饮加减：天麻15g，钩藤15g，川芎15g，法半夏9g，菊花30g，蔓荆子15g，蜈蚣3g，蜂房15g，全蝎3g，僵蚕12g，蒺藜15g，石膏30g。颗粒剂，温开水冲服。

三日后头痛明显减轻，无意识障碍出现，现仍住院中药治疗。

我的感受是王三虎主任对经方研究博深，入微入理。有医家之风范；著书立说善传道授业解惑乃大师之风范；临证验方效果奇好，值得我们拜读效仿。

（长治市长子县中医院肿瘤科　李明春）

2018年12月14日　星期五　晴

初用止崩复旧汤　这个学生没白当

今天十一点左右一位患者来复诊，患者一进诊室门就说王大夫你开的方效果真好，三剂药就不出血了，当时我正在给一个小孩看病，诊室患者还挺多的，让她稍等再诉说，给小孩诊治完，患者就说一定要让她先说，其他患者也同意让她先说她的情况，这个患者就开始说她当时来看病的情况，说她每个月月经来了就完不了，用了止血药、止血针也需要半个月左右，最长的一次为一个月，这两年多她看过中医，看过西医，效果都不是很好，西医做人工周期半年也还是不行，前几天经朋友介绍来你这里治疗，当时见到你的时候，其实我心里还是信心不大，想着既然来了就开药试试，没有想到你也没有给我多开就开了5剂，我喝了三剂就不出血了，今天为了巩固下我喝了第四剂，效果从来没有这么好过，患者夸赞完了，我内心是美滋滋的，不管学习多么辛苦，付出多少努力都是值得的，我打开患者四天前的记录看到医院检查：乳腺增生，甲状腺素低，副脾，贫血；患者面色暗黄，声低，早上起来有黄痰，怕冷，手脚冰凉，舌淡，苔厚黄腻，有齿痕，唇暗，眠差，梦多，晚上三点左右易醒，口水浑浊，气味难闻，眼睛干涩昏花，易头晕，腹部硬，大便干，月经周期长，最长一个多月，脉弱，我当时想起师傅说过他自拟的止崩复旧汤：海螵蛸30g，茜草6g，仙鹤草60g，地榆50g，益母草30g，党参12g，白术12g，黄芪60g，炙甘草12g。

本方补肝肾，行血止血。茜草在止血时量要小，静中有动，相反相成。仙鹤草益气止血，地榆凉血止血。益母草缩宫止血，党参，白术，黄芪，炙甘草补中益气以摄血。

这个方子当时是师傅讲了我还没有记清楚，还是麻烦马师兄帮我发过来的，这里面也有马师兄的功劳；根据患者情况今天给患者开了归脾汤合胶艾汤10剂以观后效，每次新的病案都能让我喜悦很久，我非常感谢师傅当时收我为徒，非常感谢师兄师姐们在学习中给我的帮助，感谢有你们，我很庆幸，我的患者们也有福报，在经方抗癌的路上师傅带领我一直在前行（这个患者不是癌症，但是也是多方看了无效，患者认为自己的病是看不好了，说曾经有医生建议把子宫切除）。也许，只有对常见病游刃有余，才能在疑难病崭露头角。

（王娜娜）

2019 年 1 月 1 日　星期二　晴

小柴胡汤去宿疾　卵巢肿瘤有得医

广东省中医院成立中西医结合妇科肿瘤专科已经十个年头了，我经历了专科筹备成立及快速进步的整个过程。我们一直在学习现代医学对妇科恶性肿瘤的诊断治疗手段，先后派出科室骨干到中山大学肿瘤防治中心、北京协和医院、上海复旦肿瘤医院、红房子医院、美国佛罗里达医院、美国贝勒医院学习到了最先进的诊疗理念和手段。在此基础上，我们努力寻找中医针对妇科肿瘤的切入点，比如中药外用治疗高危型 HPV 感染，针药结合治疗生化复发性卵巢癌，中医特色疗法在妇科肿瘤围手术期的运用，防治手术并发症的发生，围放化疗期的运用达到增效减毒作用，保证治疗效果的同时使患者有更好的就医体验。然而，妇科肿瘤并不单纯是一个手术专科，人们越来越认识到恶性肿瘤的慢性病特征，它同样需要医生具备更多的内科思维，特别是在卵巢癌的临床处理上，在卵巢癌患者经过现代医学的规范处理后，尤其是晚期的卵巢癌患者，很难保证不复发。如何延缓复发，防止复发，复发后如何保证化疗药物的敏感性，耐药患者如何有质量地带瘤生存……由于中医古籍并没有卵巢癌这一病名，就其病因分析、临床表现、病机特征、传变规律等散在于中医古籍的不同章节。由于中医妇科医生对妇科肿瘤内科的临床实践经验不足，肿瘤科医生的关注焦点多集中在肺癌、肠癌等发病率较高的疾病，所以有关妇科恶性肿瘤的中医思辨尚待深入。

《伤寒论》《金匮要略》是我们中医人最推崇的经典，王三虎老师对这两本经典倒背如流，信手拈来，关键在临床上精细缜密地学以致用让我深深敬佩。经方治疗卵巢癌是否能找到解决卵巢癌治疗中瓶颈问题的突破口呢？带着这些问题，承蒙王三虎老师不弃，2019 年的第一天，我有幸到西安跟诊，幸亏元旦门诊病人不算太多（但也包括各种肿瘤的病人，肺癌、肝癌、食道癌、多发性骨髓瘤／浆细胞白血病、胃癌、直肠癌、眼脉络膜黑色素瘤下颌骨转移、肺癌肝转移肝昏迷、肠癌肝转移、卵巢癌，以及一些疑难杂症比如肺纤维化间质性肺炎、更年期综合征等），因为我一直从事专科工作，其他病种接触非常有限，王老师把每位病人每个主诉都纳入他的辨证分析的体系，点出病因，分析病机，给出处理方法，娓娓道来，让我受益匪浅。

今天来了一位曾患卵巢癌的崔女士，性格温和，语声稍低，面色欠红润，皮肤细腻。2006年3月底行卵巢癌手术（具体手术方式、病理分期不明），据病人描述，当时腹部肿物较大，但没有提示有明显腹水，之后10次化疗，第二年又2次化疗（根据目前的规范来看，如此用药，有肿瘤复发可能，也可能是维持治疗的考虑）。之后患者一直坚持服用王三虎教授的中药或遵嘱间断服用"养正消积胶囊"六七年。至今已经十几年了，不仅肿瘤未见复发转移，更令患者高兴的是，长期便秘彻底治愈，面部色斑也明显变淡。王老师首先跟我们回顾了患者多年前的便秘问题，这位患者治疗便秘主要考虑的是肝经郁火，使用清热泻火，疏肝解郁之法。早期卵巢癌的症状不典型，大多表现为大于40岁，月经失调以及胃肠道症状，比如便秘腹泻。便秘是卵巢癌常见的胃肠道方面的临床表现，而多年的便秘不能排除是卵巢癌发生的一个诱因。患者术后化疗后仍然便秘，次年疾病复发，所以又经历了四次化疗。一般卵巢癌复发的规律是复发的间期逐渐地缩短，复发后对药物的敏感性逐渐降低，复发患者的五年生存率非常低，仅有30%。这位患者的便秘就可能是她复发的一个主要诱因，所以解决了便秘，解除了诱因，这位患者卵巢癌的复发问题也就解决了。当年重视这样一个看似跟肿瘤无关的症状，可能令患者得到长期生存的机会。

今日来诊，患者已经经历了卵巢癌手术并化疗12个疗程后约12年，近期卵巢癌相关的检查如癌标CA125，B超检查均无异常。2年前因为视网膜问题行单侧眼部手术，目前主要不适为冬天容易感冒，感冒时觉头晕，无汗，无恶风，饮水偏多，无明显口干，眼睑较肿，眼袋明显。舌偏红苔薄白，脉浮。根据感冒头晕，眼肿，脉弦滑。老师先让众跟诊弟子考虑应该选用什么方，大家众说纷纭。对于掌握经方极其有限的我来说，患者有头晕能想起来的也就是小柴胡汤了。王老师还提到《金匮要略》第十四篇第二十三条："风水恶风，一身悉肿，脉浮而渴，续自汗出，无大热，越婢汤主之。"越婢汤用以发越脾土之湿邪，多可治疗上半身水肿。特别开心王老师能同意我的拙见，选用了越婢汤 + 小柴胡汤：麻黄 9g，炙甘草 6g，石膏 30g，生姜 12g，大枣 30g，柴胡 12g，黄芩 12g，姜半夏 12g，党参 12g。7 剂，水煎服。

非常期待师兄弟姐妹能够反馈这个病人后续的情况。

（肖　静）

王三虎教授点评：

肖静主任在百忙之中跟我临证学习一月，旗开得胜。跟诊第一天就写出如此有深度的日记，可谓出手不凡。也使我对卵巢癌是风邪入侵少阳，三焦水道不利，气机升降失常，进而影响血行，成积成块的理论设想更加具体化。

2019 年 1 月 23 日收到崔女士微信："王教授您好！7 剂吃完只是症状有所减轻。第二次买的药吃了 3 天，眼睛就不肿了，第 5 天脚踝也不肿了。现在 14 剂喝完了，以前肿胀症状全部消失了。现在眼睛、脚踝都不肿了。真心感谢您的精湛医术，遇到您这样的好医生是我的福分，您是我生命中的贵人。"

2019 年 1 月 1 日　星期二　多云
虽然深入能浅出　如数家珍小柴胡

今天是元月一号，新年伊始，万象更新。也是我每个月月初 8 天跟师父上门诊学习的第一天。地铁 4 号线在 6 天前开通了，让我早上一个半小时的路程缩短到了 45 分钟，2019 年的学习，也希望能像它一样，加速！加速！再加速！

早上师父在广行堂中医门诊部坐诊，如往常一样，患者虽多但秩序井然，师父的诊务虽然繁忙，但还是给弟子们尽量多讲，讲深。在看一位肝癌患者的时候，就展开讲了小柴胡汤在肝癌病中的应用。说起小柴胡汤，大家有两个普遍、又刚好有点相反的认识，一个是小柴胡汤包治百病；另一个是小柴胡汤只能治类似感冒一样的小病。关于这两种认识有没有道理，我先按下不表，留待下文细说。

师父接诊的第一位患者，就是这位肝癌患者。段先生，53岁，乙肝病毒携带数十年，2017年11月肝癌确诊，未手术，后1年内进行4次射频治疗。左肺上叶小结节，转移待排。面色偏红，晨起口苦，眠可，二便可。舌偏红苔少，脉弦滑，右尺脉滑甚。近一年空腹血糖8.0mmol/L上下浮动，服二甲双胍。师父用的是软肝利胆汤加减：柴胡15g，黄芩12g，姜半夏15g，红参12g，生姜12g，大枣6枚，甘草12g，贯众12g，土茯苓30g，女贞子12g，鳖甲30g，煅牡蛎20g，姜黄12g，丹参30g，桃仁15g，赤芍30g，30剂，每日一剂，水煎服。师父写完处方接着说："软肝利胆汤是我根据多年临床经验，结合肝癌的病因病机，在小柴胡汤的基础上加味而来的。小柴胡汤是我们中医界应用最广泛的一个方子，几乎是人尽皆知，人人皆用，民间还有一个小故事，说某某医生是'小柴胡先生'，来什么人看病都给开的是小柴胡汤加减。这个故事真实与否我们暂且不去讨论，不过我想这个故事能说明一个问题，就是小柴胡汤的治病范围广，是千古好方，更是千古名方。另外还有一种普遍的认识，就是小柴胡汤方如其名，小！只能治疗像感冒一样的小病，我看这一点是倒是值得商榷的。用小柴胡汤治肝癌，是不是轻描淡写呢？"听到这个提问，我不由的想回答，我说："师父，我想作为临床医生，疗效是最有说服力的，我们跟师父在肿瘤的专科门诊上，一天见十例，甚至数十例肝癌患者都是常有的，临床疗效稳定可靠。今天能不能由这个话题，师父再给我们从理论上再深入地讲解一下呢？"师父点头答应，接着说："首先说起我们在学黄疸病的时候，只知道阳黄阴黄，而张仲景在《金匮要略》中就有黄疸病篇，其中有一条是这样说的："诸黄，腹痛而呕者，宜柴胡汤。"诸黄肯定包括了肝胆恶性肿瘤引起的黄疸，张仲景用的是小柴胡汤，这一条应该引起我们的重视！更主要的是，小柴胡汤的药物配伍具有疏肝利胆，扶正祛邪，舒肝和胃，升清降浊，寒热并用的特点，这首先就符合肿瘤的复杂病机和肝胆肿瘤的基本病机。说到药物配伍，君药柴胡在《神农本草经》的记载中就有'推陈致新'的记载，《神农本草经》中只有三味药提到推陈致新，其中就有柴胡。推陈致新就能恢复人体正常新陈代谢，推陈致新对肿瘤来说就能不解解之，不了了之。小柴胡汤中有人参，现代药理学明确证实了人参本身就有直接的抗癌作用，我在《人参抗癌论》一文中就专门论述了人参在肿瘤癌症病治疗中的重要作用。生姜、大枣、甘草这三味药太常见也太常用了，但是作用可并不小。生姜、大枣和甘草配伍起来就有调和营卫的作用，这是一个关键。另一个关键是甘草，理解到甘草能调和诸药还不够，甘草补气的作用往往被我们忽视了，比如《伤寒论》第64条'心下悸，欲得按者，桂枝甘草汤主之'，第76条'若少气者，栀子甘草豉汤主之'，这里甘草明显就是补气用的，心气虚用甘麦大枣汤也是同理。"

师父讲完喝了一口茶，我接着师父的话头说："师父，小柴胡汤在整部《伤寒论》中出现的次数特别多，不仅贯穿了太阳病篇的上中下，在阳明病篇、少阳病篇接连出现，而且厥阴病篇又再次登场，甚至到最后了，在第394条还用到了，小柴胡汤真可谓是扛鼎之方啊！"师父笑着说："是的。张仲景也知道他的这个方子是个拿手戏，所以他在第96条进行了一番浓墨重彩的讲解。讲完了意犹未尽，在第97条再拉开架子讲，他在书中这么正式全面地讲病机、讲药物配伍的很少，桂枝汤是其中之一，再下来就是小柴胡汤了。讲完以后，下面一条还要讲，第98条讲的什么呢？我的理解就是讲大肠癌的肝转移，我们看条文中讲'不能食，而胁下满痛，面目及身黄，颈项强，小便难者，与柴胡汤，后必下重'。关键点就在后必下重，因为一般小柴胡汤证没有这个现象，这是大肠问题的表现。张仲景作为医圣，立意高远，言简意赅，并不是像我们现在这样说得很详细，而是以一种见微知著的方式在讲。为什么有'医二三下之'，是因为医只看到是大肠出问题了，但是不知道是大肠癌这么严重的病，所以简单地用了下法，结果下了以后不仅没有好，反而不能食，接着出现黄疸等症状。这就是反复用下法之后，人的正气虚，免疫力急剧下降，癌症出现了肝转移的表现。整体看太阳病篇的上中下三篇，我说上篇讲的是太阳病本症，中篇讲的是太阳病变症，到下篇讲的是结胸，讲的是藏结，讲的就是癌症，看到下篇的时候就足以让我们重新审视小柴胡汤了。到阳明病篇和少阳病篇再提小柴胡汤的时候，张仲景一改太阳病篇的语言风格，每一条都是开门见山得直接说'胁下硬满，不大便而呕''胁下及心痛，久按之气不痛''胁下硬满，干呕不能食'，张仲景这样说的意思就是告诉后人不要把小柴胡汤当成只是治小病的，我这里可是治大病的。"

听完师父深入浅出、旁征博引地讲解，我想这小柴胡汤就好像孙悟空手中的如意金箍棒，可大可小，变化无穷，能不能力敌千军，扫荡群魔，还是看谁来用，怎么用。

（马传琦）

2019 年 1 月 2 日　星期三　晴
中医外治历史久　内外合力能消瘤

肿瘤的中医外治法具有力大效宏，应用简便的优点。相对于现代医学肿瘤外治以止痛药透皮贴的方法而言，历史更悠久，适用范围更宽广。肿瘤的中医外治在肿瘤治疗中发挥了不可替代的作用，也是我的恩师王三虎教授临床治疗肿瘤病的一把利剑，今天在日记中记录一则，与大家交流。

张女士，72 岁，咸阳市人。2018 年 6 月 8 日初诊：十二指肠间质瘤切除手术至今 18 年，复发后第二次手术至今 7 年，肝转移 1 个月，右胁下可触及明显肿块，质硬，如拳头大小。面色萎黄，行动迟缓，懒言少语，浑身乏力，食欲不振，睡眠尚可，咳嗽十余天，痰黏色白，胃胀腹满，二便可，右耳有出血史，听力丧失。舌淡红苔薄脉沉。处方以小柴胡汤加减：柴胡 15g，黄芩 12g，姜半夏 12g，仙鹤草 60g，红参 12g，干姜 6g，大枣 30g，炙甘草 12g，黄连 12g，瓜蒌 30g，海浮石 30g，姜黄 12g，枳实 15g，厚朴 12g，当归 20g，黄芪 30g，龙眼肉 20g，生地黄 30g，焦栀子 12g，白芍 12g，10 剂，每日一剂，水煎服。2018 年 7 月 30 日第二诊：反酸，纳差，便秘。并且强调右胁下胀痛加重。舌脉同前。上方去仙鹤草，大枣，白芍。加煅瓦楞子 30g，炒鸡内金 30g，酒大黄 12g，芒硝 6g，穿山甲 10g，24 剂，每日一剂，水煎服。

　　等到 2018 年 8 月 6 日患者第三次就诊的时候，有了一个新情况。患者自诉右胁下肿块是她目前最担心的事情，也害怕越长越大，询问师父看怎么办好。其他的各个症状都有好转，特别是大便已通畅，纳差也明显好转。师父先对我们说："她这次来，舌象脉象提供给我的重要信息，一个是舌淡，加桂枝 12g，桂枝在这里能温胃、消胀，还能散寒、止痛，一药多用，非常适合她，干姜加到 10g，这就有了柴胡桂枝干姜汤的意思了。脉弱，红参加到 15g。大便通畅了就把芒硝去掉，开 24 剂，30 号再来复诊。"师父一边讲解用药思路一边就开好了处方，然后对患者和患者家属说："你们也不要太担心，我这次给你们用一个外敷药的方法，内服外敷同治，这样效果更好。把药粉拿回去用生姜汁，醋和蜂蜜调成膏状，敷在肿块处，上面还可以敷上保鲜膜用暖水袋加热。"外敷药处方：莱菔子 300g，生大黄 150g，细辛 100g，芒硝 100g，冰片 50g，木香 100g，醋莪术 100g，白芥子 200g，麻黄 100g，水红花子 100g，一剂，打细粉。2018 年 8 月 30 日患者如期就诊，一走进诊室就喜笑颜开，对师父说："王教授，您给开的外敷药效果特别好，24 天我每天都用了，现在发现肿块明显小下去了，也变软了，不像原来那么硬了。"师父点点头，笑着说："很好，效不更方。"上方内服方 14 剂；外敷方 1 剂，打细粉。患者随后在 9 月 13 日，9 月 26 日，10 月 8 日，11 月 11 日，12 月 5 日又复诊 5 次，病情稳定，精神气色如常，肿块逐步缩小。一直守方治疗。2019 年 1 月 2 日第十诊时，患者告知肿块已经摸不到了，师父听后让患者躺在治疗床上腹诊检查，随后我们也进行检查，最初硬如拳头的一个肿块确实摸不到了，右胁下如常人。师父对患者说："看来如我预期，加上外敷药的效果很好。不过毕竟不是普通的小病，炉烟虽熄，灰中有火，现在还不能掉以轻心，把外敷药继续再用上一段时间。"患者点头称是，取药满意而归。

文中记录的外敷方是师父常用的一个基本方，随证略有加减，对于皮下可明显触及的肿块有很好地抑制和消解作用，另外对于癌症引起的疼痛，在方中加入延胡索，徐长卿，乳香，没药等制作成定痛贴，效果亦良。方中除用到了活血化瘀，行气止痛的药之外，重点是用麻黄和芒硝这两味药。师父把麻黄加到外敷方中就是依据了《神农本草经》中对麻黄有"除寒热，破癥坚积聚"的记载。到了《本草经集注》中有"除寒热，破癥坚积聚。五脏邪气缓急，风胁痛"等更进一步的描述。叶天士解释破癥坚积聚为："癥坚积聚者，寒气凝血而成之积也，寒为阴，阴性坚；麻黄苦入心，心主血，温散寒，寒散血活，积聚自破矣。"芒硝外用也有很好地消积除瘤的作用，它不仅是《本草经集注》中五个有"推陈致新"作用的药物之一，在《神农本草经》中更有："逐六腑积聚，结固留癖。能化七十二种石。"这里说的能化七十二种石，可以理解为古人对于芒硝善于消积聚痰癖，化石药之毒的总结概括。这两味药用于肿瘤临床，恰如其分，堪当重任。

（马传琦）

2019年1月2日　星期三　晴
多种肿瘤齐发难　经方护航保平安

今日在西安市中医院跟诊，一位50多岁的男士来门诊为住在外地的母亲开药，男士温文尔雅，对母亲的病情了如指掌，几月几日做了什么手术，主观感受各种细节更是娓娓道来，病史叙述几乎达到专业水平，对母亲的关怀和孝顺给人留下了深刻的印象。给我印象更深刻的是，他的母亲王女士，76岁高龄，却在三年内发现了三种恶性肿瘤（卵巢囊腺癌，左肩胛皮肤隆突性皮纤维肉瘤，右颞底脑膜瘤），经历了两次重大手术，术后没有经过规范的放化疗，仅仅靠几个月一次到王三虎教授门诊取药，坚持每月口服中药20剂，目前保持良好的生存状态。2015年11月19日因卵巢囊腺癌Ⅱ期、左肩胛皮肤纤维肉瘤行手术，术后腹腔化疗一次之后患者拒绝后续化疗，2016年7月26日因脑膜瘤行手术，术后未行后续放射治疗。同期发现双肾多发肾囊肿。

2015年12月2日初诊，诉下腹疼痛。考虑血水互结，予华蟾素胶囊口服，汤药以当归芍药散为底方加减。之后每月服用中药20剂，每3～4月调方一次。

2017年1月4日第四诊，头晕，左肩痛，舌红脉弦，加用小柴胡汤疏利三焦水道。

2018年9月5日第九诊，脚凉，脚抽筋，咳嗽，舌红苔中黄厚。加当归四逆汤使经气畅达，四肢得温，蛇莓凉血解毒。处方如下：川芎颗粒1袋，炙甘草颗粒2袋，醋延胡索颗粒1袋，泽兰颗粒1袋，益母草颗粒1袋，土茯苓颗粒1袋，红参颗粒1袋，香附颗粒1袋，生姜颗粒3袋，法半夏颗粒2袋，竹茹颗粒1袋，瓜蒌颗粒2袋，防风颗粒1袋，蛇莓颗粒1袋，菊花颗粒1袋，牡丹皮颗粒1袋，醋柴胡颗粒1袋，黄芩颗粒1袋，细辛颗粒1袋，黄连颗粒1袋，薤白颗粒1袋，葛根颗粒1袋，蔓荆子颗粒1袋，天麻颗粒1袋，木瓜颗粒1袋，桑枝颗粒2袋，姜黄颗粒1袋，山楂颗粒1袋，沙苑子颗粒1袋，通草颗粒1袋，白芍颗粒2袋，当归颗粒1袋。30剂，每日一剂，分两次温水冲服。

2019年1月2日第十一诊，其子代诉觉腰酸，欲呕，时头晕口干，无头痛，舌红苔黄厚。考虑血水互结，尚有风袭少阳，加天花粉、瞿麦养阴利湿。处方如下：川芎颗粒1袋，炙甘草颗粒2袋，当归颗粒1袋，泽兰颗粒1袋，益母草颗粒1袋，土茯苓颗粒1袋，红参颗粒1袋，香附颗粒1袋，生姜颗粒3袋，法半夏颗粒2袋，竹茹颗粒1袋，瓜蒌颗粒2袋，防风颗粒1袋，蛇莓颗粒1袋，牡丹皮颗粒1袋，白芍颗粒2袋，醋柴胡颗粒1袋，黄芩颗粒1袋，细辛颗粒1袋，黄连颗粒1袋，薤白颗粒1袋，葛根颗粒1袋，蔓荆子颗粒1袋，天麻颗粒1袋，瞿麦颗粒1袋，天花粉颗粒2袋。80剂，每日一剂，分两次温水冲服。

患者卵巢癌Ⅱ期，双肾多发肾囊肿，妇女以血为用，卵巢癌多见囊实性肿物，肾囊肿亦为水湿停滞，多因三焦水道不利、血水互结所致，临床多用活血利水的当归芍药散，方中当归、川芎、赤芍活血，茯苓、白术、泽泻利水，是治疗血水互结疾病的代表方剂。王三虎教授非常强调风邪入里成瘤说，许多的肿瘤病人追问病史时都有感受风邪的病因或症状。如本例患者经常表现头晕欲呕、口干等风袭少阳未解的症状，脚抽筋等风动的表现，临床选用小柴胡汤疏利气机，通调三焦水道，酌加一些清热祛风胜湿之品。患者随诊三年，其间兼有他症，一并添药加减治疗，三种恶性肿瘤无一出现复发，双肾多发性肾囊肿亦无明显变化，虽年事已高，仍可保持非常好的生存状态，着实不易。

（肖　静）

王三虎教授点评：

2019年5月6日本文主角王女士又来门诊。春风满面，形胜常人。可喜的是，近日复查，不仅肿瘤未见复发转移，多年的双肾多发肾囊肿，已变为右侧肾囊肿。血尿酸偏高，原方改土茯苓为两袋，60剂。

2019年1月3日　星期四　霾
你给信任我担当　肾癌还得柴胡汤

今天随侍师父在秦华中医院出诊，师父早晨到后，兴致很高，得其缘由，原来是来自于广东省中医院的博士生导师肖静师姐元旦当日跟诊后写出了一篇题为"小柴胡汤去宿疾，卵巢肿瘤有得医"的好文章，肖师姐在文章中举一反三，详细地记录了师父运用小柴胡汤为主方治疗一例卵巢癌患者取得良好疗效的病例；随后，师父围绕小柴胡汤这个经典名方，为我们详细地解说了他多年来在临床上运用的心得，让我们几名弟子获益匪浅；但是，望向门外排队的患者，师父虽然意犹未尽，还是以诊治病人为主，开启了今日的门诊工作。

第一位患者，是来自内蒙古的刘先生，他一进诊室，就非常高兴地和师父说："王教授，我 12 月 15 日复查了一个彩超，肿物缩小了！"说完就将病历本和超声报告单一起递给了师父，师父听后也很高兴，查阅病历后更高兴地和我们说："你们看，这真是巧合，这位老先生我当时也是根据病情以小柴胡汤作为主方……"我们几名弟子过去查阅病历，原来这位刘先生于 2018 年 6 月份确诊的"左肾上极透明细胞癌"，当时因考虑到双肾功能差未行手术及化学治疗，千里迢迢到秦华中医院找师父治疗。

患者于 2018 年 9 月 6 日初诊，当时主诉为"左肾恶性肿瘤 3 个月，Ⅱ型糖尿病 26 年"，PCT 提示"左肾上极透明细胞癌，大小为 4.5×3.1×4.0cm，临床分期为 T1N0M0"。自觉乏力，口干，口渴，纳寐可，尿黄，尿不尽，尿分叉，大便偶有不成形，心烦，下午乏力加剧，舌红苔薄，脉滑数。师父当时以小柴胡汤为主方，处方为：柴胡 15g，黄芩 12g，姜半夏 15g，炙甘草 10g，人参 12g，炒白术 10g，地骨皮 12g，煅牡蛎 30g，茯苓 20g，干姜 6g，黄芪 30g，山药 20g，土茯苓 30g，天花粉 30g，玄参 20g，鳖甲 30g，牡丹皮 12g，瞿麦 30g，30 剂，水煎服。2018 年 10 月 9 日二诊：精神气力略增，诸证略减，舌红苔薄，脉弦。效不更方，上方继服 20 剂。2018 年 11 月 1 日三诊：复查尿常规阴性，双侧膝关节疼痛，走路困难，左肩部疼痛，干咳，小便不利，舌质淡红，脉滑；考虑到患者干咳，肩部及膝关节疼痛，上方的基础上加麻黄 10g，牛膝 30g，杜仲 15g，薏苡仁 30g，30 剂水煎服。2018 年 12 月 6 日四诊：精神好转，大便黏滞不爽，小便黄，舌红苔薄脉弦，因患者大便黏滞不爽，上方的基础上加薤白12g，26剂水煎服。今日是第五诊：患者带来的2018年12月15日复查的血、尿常规及肾功报告均提示阴性，肾脏彩超报告单提示"左肾上极肿物为4.1×3.8cm"，同比6月份确诊时，缩小0.4cm。现症见：口干改善，咳消，小便不利，大便黏滞好转但仍不成形，舌质暗红，脉滑。在上方的基础上，减去麻黄，加肉桂10g，黄柏12g，知母12g，50剂水煎服。

纵观此案，师父始终运用小柴胡汤为主方配合栝楼瞿麦丸治疗。小柴胡汤是中医非常经典的一个名方，具有和解表里，疏利气机，通调三焦等功能，适应证非常广泛，尤其是治疗肾癌三焦水道不利的病机相当合拍。栝楼瞿麦丸，仲景在《金匮要略·消渴小便不利淋病脉证并治第十三》第十条中写道："小便不利者，有水气，其人若渴，栝楼瞿麦丸主之。"师父抓住此条润燥并用的关键，治疗患者的糖尿病和小便不利，取得了很好的疗效；这五次诊疗中，师父所开软坚散结的药物仅有鳖甲和牡蛎，但是仍然令患者的肿物缩小，看来在中医对肿瘤疾病的诊疗中，也不能光考虑到软坚散结，也应该时刻顾护患者的正气，使患者阴阳表里调和，上下气机疏通，带瘤生存也未尝不可。更重要的是，当初患者一心要求中医治疗，坚持不懈，也是重要原因。若将信将疑，见异思迁，操之过急，则事与愿违，欲速则不达。正如师父常说的："你给我信任，我给你担当。"

（孟令学）

王三虎教授点评：

纯用中药治疗肾癌的例子还是有些。王星在《中医抗癌进行时——随王三虎教授临证日记》2003年10月22日"一衣带水秦与晋，名医和缓有后人"中提到我的患者群中山西的患者仅次于陕西。而山西省的患者找我最多，介绍病人陪同来诊不下六七十次的王先生之妻就是用纯中药经我治好肾癌的。当然，这从另一方面正说明信任的重要性。我经常说：抗癌没有绝奇方，患者精明医好当。

2019 年 1 月 4 日　星期五　霾

中医要有整体观　大病慢病一起管

中医的医疗体系优于西医之处就是整体观念与辨证论治。作为一名优秀的中医肿瘤科医生，要有深厚的中医内科诊疗基础和精通西医各科疾病的诊断标准，这样才能得到患者的认可与信任。

今天随师父在市中医院出诊，患者还是一如既往的多。上午 10 时许，进来一对夫妻，很高兴地和师父打着招呼，一看就是"老交情"了。我看了一眼病历本，果然不出我所料，病历本已经很老旧了。患者冯某，初诊时间为 2013 年 2 月 1 日，时年 50 岁，当时的病史为"慢性粒细胞白血病一年，肾病综合征一年，糖尿病四年。主要的症状为眩晕，白细胞高，红细胞 2.41，尿蛋白 0.9，服激素治疗，舌红苔黄脉沉弦"，师父当时以天麻饮为主方治疗。这时只见师父以经典微笑的面容询问患者："怎么样？"患者笑呵呵地回答："好得很！现在各种检查结果正常。"我一听就来了兴趣，追问患者，现在是否还用降血糖的药？患者爱人回答我说："服用王教授的药，胰岛素、二甲双胍已经停用 4 年了，现在血糖一直处于正常值范围内。"我听后大为振奋，请师父把该患者从 2013 年 2 月 1 日到今天共计 35 次诊疗中，挑选经典的处方给我打印出来，作为学习的参考。

2014 年 6 月 6 日，第十八次复诊，病情稳定，血糖 10.0mmol/L，舌红苔黄，脉滑。颗粒剂处方：菊花 1 袋，炒蒺藜 1 袋，白芍 1 袋，黄连 2 袋，地黄 2 袋，麸炒苍术 1 袋，玄参 1 袋，黄芪 1 袋，山药 1 袋，枸杞子 1 袋，葛根 1 袋，天麻 1 袋。25 剂冲服。

2014 年 8 月 4 日，第十九次复诊，病情平稳，舌苔厚，脉沉，上方继服28 剂。

2017 年 6 月 2 日，第三十二次复诊，病情平稳，各项化验检查正常，舌暗红，脉沉。颗粒剂处方：炒蒺藜 1 袋，白芍 1 袋，黄连 2 袋，地黄 2 袋，炒苍术 2 袋，玄参 1 袋，黄芪 1 袋，山药 1 袋，葛根 1 袋，当归 1 袋，何首乌1袋，炒栀子1袋，石膏3袋，苦杏仁1袋，知母1袋，泽泻1袋，天麻1袋，女贞子1袋。80剂冲服。

2018年3月5日，第三十三次复诊，目干涩，视物模糊，口干，舌淡，脉细。上方加菊花1袋，决明子1袋，木贼1袋，80剂冲服。

2019年1月4日，第三十五次复诊，目干涩好转，红细胞3.5×10^{12}/L，血红蛋白92g/L，病情平稳，纳寐可，舌红苔黄厚，脉沉。颗粒剂处方：白芍1袋，黄连4袋，地黄3袋，炒苍术2袋，玄参1袋，黄芪3袋，山药1袋，女贞子2袋，葛根1袋，当归2袋，何首乌1袋，炒栀子1袋，决明子1袋，木贼1袋，菊花1袋，石膏2袋，苦参1袋，阿胶1袋。80剂冲服

感悟：在肿瘤诊疗过程中，一定不能忽略了内科常见慢性病的诊疗，这样才能疗效显著，得到患者的认可。师父所开的这三次处方，我的临床经验还是浅薄，没有看出来是以何方为主，但是我关注到三次方药中均恪守着"苍术、玄参降血糖，黄芪、山药降尿糖"糖尿病的治疗原则，并且根绝患者的症状，选择用药，药方精简、实用，体现出师父临床经验之深厚。

（孟令学）

2019年1月5日　星期六　霾
伤寒温病于一体　浊气尽消笑开颜

今天上午随侍师父在万全堂出诊，想想时间过得真快，我上个月（12月1日）第一天跟师出诊就是在万全堂，所以对万全堂的印象还是非常深刻的，特别是一位何姓"非何杰金淋巴瘤"的发热患者，师父根据该患者的病情，为我们在场的弟子详细地讲解了"伤寒"与"温病"之间的联系及治疗方法，让我当时获益匪浅。特别是师父仅凭望诊就看出了患者面带"浊气"，回想起问诊的时候，患者面部表情呆滞，回答问题时反应迟钝，更反映出师父临证经验丰富及诊断水平非常高明。该患者的详细病情，我都记在了2018

年 12 月 1 日题名为"古今大医不藏私，著书立说荫后世"的日记之中了，这里就不再重复了。正因为对这名患者印象深刻，所以今早在去万全堂的路上，我心里还是有一点企盼的，想看看这位患者用药后效果如何？

上午 11 时许，不负我的期望，这位患者来复诊了。当他刚一进入诊室的时候，我也效仿师父先观其面色，发现患者带着发自内心的笑容，之前面部呆滞的表情已经一点也没有了。他入座之后，还没等师父问的时候，就迫不及待地说道："王教授，我服药一周之后，夜间高热的情况已经完全消失，就是晨起略有低热，体温在 37℃左右，大便也不便秘了，现在一天 2 次左右。"师父问："还有什么不舒服？"患者马上答道："现在左侧腹股沟淋巴结略肿大，右侧上肢疼痛……"当时我从师父与患者之间的问答中看出，患者思维清晰，语言流利，与上次诊疗时面无表情的状况判若两人。最后我们看了患者的舌苔，与上次舌苔非常黄厚腻相比，这次略有好转。师父在上方的基础上，姜半夏改为 30g，石膏改为 40g；增加土贝母 20g，山慈菇 15g，煅牡蛎 20g，瓦楞子 30g，土茯苓 30g，栀子 12g。最后处方为：柴胡 15g，黄芩 12g，姜半夏 30g，人参 6g，干姜 6g，大枣 30g，甘草 12g，葛根 15g，桂枝 12g，防风 12g，石膏 40g，厚朴 20g，草果 10g，槟榔 10g，升麻 15g，蝉蜕 10g，僵蚕 10g，桑叶 12g，土贝母 20g，山慈菇 15g，煅牡蛎 20g，瓦楞子 30g，土茯苓 30g，栀子 12g。20 剂，一日一剂，水煎服，嘱患者下月再来复诊。

纵观此案，师父还是以小柴胡汤为核心对患者进行诊疗，相对于患者的发热减退而言，最令我钦佩的还是师父在没有运用泻下药的前提下，治愈了该患者的便秘，其主要的依据就是《伤寒论》第 230 条"阳明病，胁下硬满，不大便而呕，舌上白苔者，可与小柴胡汤。上焦得通，津液得下，胃气因和，身濈然汗出而解"。特别是上次患者来诊时的面无表情，反应迟钝，这就应该是患者之前大便不通使浊气上蒙清窍所导致的。再有就是师父讲小柴胡汤可以疏利三焦，解半表半里之邪，患者现有左侧腹股沟淋巴结肿大，正是病邪在半表半里之间，因此师父本次加上土贝母、山慈菇等化痰、软坚、散结之品，相信患者会取得很好的疗效！

（孟令学）

2019年1月7日　星期一　雾霾

宫颈癌并膀胱瘘　重用芦茹乌鲗骨

今天是我到西安跟诊的最后一天。连续七天高强度的门诊跟诊和学习讨论让我深深体会到王三虎教授对经方的情有独钟。非常扎实深厚的基本功令他临证用药每每信手拈来，并且在熟练运用的基础上总能融会贯通，不时闪现出对经方条文更新更深刻的理解，让人眼前一亮。另外他还非常热衷于中医的教学，在他的名医工作室里，老师的愿意教、擅长教和学生们的渴望学融为一体。即使在旁的人也能感受到中医人拳拳之心和学中医用中医的信心与激情。而在用经方治疗的患者中，更是时常能看到一些近乎神奇的疗效。

相对而言，王教授门诊中妇科肿瘤病人的比例不算太高（这当然跟发病率有很大关系），今天最后进诊室的几个病人中有一位宫颈癌的病人，61岁的黄女士立即引起了我的注意。王教授说，"我治好了她的膀胱阴道瘘，你来写下她的病历。"应该说我是怀着将信将疑的态度去采集病史资料的。患者对疾病的认知不太清楚，家属也未到场，所有有关的住院病例资料、检验检查结果均无法提供，我只能从病人口中寻找出一些蛛丝马迹来验证我的怀疑：首先，患者是不是宫颈癌？患者2014年医院检查提示宫颈糜烂，2016年发现宫颈癌，未予重视。2017年发现膀胱浸润。2018年3月22日MR：宫颈5.0cm×8.1cm×6.4cm占位，说明至少是局部晚期。2018年3月做了共7次外照射和1次半化疗（患者文化水平不高，但记忆清楚）。

根据患者的叙述，医院未行手术直接放化疗，说明可能已经不适合手术，2018年4月出现漏尿，做了放化疗也几乎可以证实是宫颈癌。其次，什么原因出现的膀胱阴道瘘？正常宫颈癌不能手术治疗的患者应该进行全剂量大野的外照射，一般 25 次，加腔内照射 5 次，其间可进行每周一次的单联增敏化疗或联合进行每三周一次的联合铂类化疗。患者否认腔内照射治疗史，患者所强调的 7 次外照射和所谓 1 次半的化疗提示并未完成规范的治疗。初步印象就是至少局部晚期的宫颈癌，侵犯膀胱阴道，放化疗期间肿瘤组织坏死出现了膀胱阴道瘘。第三，是否真正的膀胱阴道瘘？患者自诉有无法自主控制的阴道大量排液、尿量明显减少，当时因此症状入院后进行了相应的检查，医生诊断为膀胱阴道瘘。遗憾的是患者无法提供当时的一切住院、检查资料。但仅从病史、症状、入院的过程，我判断当时真正发生了膀胱阴道瘘的可能性至少 95% 以上。第四，真的全靠中药治好的吗？我问患者，当时医生有没有建议手术，她说医生说无法手术，因为伤口无法愈合（这个回答非常合理）。临床上此类瘘口多数是因为肿瘤侵犯，放化疗后出现坏死才导致，所以瘘口周围组织或者坏死，或者炎症水肿，别说手术没法做，就算是费了九牛二虎之力把手术做好了，伤口也几乎无法愈合。所以针对这种放化疗后出现的瘘，多数情况会做一个姑息的肾造瘘，来避免长期留置尿管或长期换纸尿裤。

2018 年 5 月 7 日第一次来诊，诉支气管炎多年，大便可，少腹不痛，食眠均可，头痛，舌红苔薄脉弱，予中药 26 剂。2018 年 5 月 27 日 第二诊：服药平稳，服药第十天已无漏尿，阴道分泌物量多伴少量血丝，体重有增加。喉中痰声重浊。上方加射干 12 g，麻黄 10g，20 剂。2018 年 6 月 17 日第三诊：有效，守上方 20 剂。2018 年 7 月 9 日第四诊：阴道渗液减少，乏力，舌淡苔白脉弱，予上方加天花粉 30g，蛇床子 12g，仙鹤草 60g，桔梗 12g，枳实 15 g，赤芍 20g，22 剂。2019 年 1 月 7 日第五诊，诉近期尿不利，舌红苔黄脉沉，予上方去仙鹤草、麻黄，加栀子 12g，茯苓 30g，20 剂。患者服中药期间并没有留置尿管，每天换纸尿裤，患者一诊后服药期间每天漏尿情况逐渐减轻，10 天漏尿停止，直到现在 7 个多月一直未再反复。

我想每个人都会很好奇，一诊到底开的什么"神药"？这就是那个"神方"：当归 12g，川贝母 5g，苦参 15g，土茯苓 30g，醋莪术 12g，炒杏仁

12g，厚朴 12g，炒桃仁 12g，醋鳖甲 30g，煅牡蛎 30g，蒲黄 15g（包煎），滑石粉 12g，红参 10g，黄芪 30g，白芷 12g，海螵蛸 30g，茜草 12g。

遂请教王教授遣方用药的思路：患者出现放化疗后的阴道膀胱瘘，局部放疗灼热伤阴，加上宫颈癌本身湿热之邪胶结于此，燥湿互结致病，小便不循常道而下。此方为当归贝母苦参丸加蒲灰散、四乌鲗骨一芦茹丸加减。当归贝母苦参丸出自《金匮要略·第二十篇妇人妊娠病》："妊娠，小便难，饮食如故，当归贝母苦参丸主之。当归，贝母，苦参各四两，右三味，末之，炼蜜丸如小豆大。饮服三丸，加至十丸。"当归养血润燥，川贝母依肺是肾水之母意，水之燥郁，由母气不化导致。贝母非治热，郁解则热散，非淡渗利水也，其结通则水行。所以贝母润肺滋水之上源，解气之郁结，苦参清热燥湿。本方是燥湿并用的典范，适用于燥湿并见的病机特点。当归、贝母与苦参相对，使润而不腻，燥不伤阴，提壶揭盖，上病下取，相反相成。治疗下焦阴虚水不利的小便异常非常适合。

蒲灰散出自《金匮要略·第十三篇消渴小便不利淋病脉证并治》："小便不利，蒲灰散主之，滑石白鱼散、茯苓戎盐汤并主之。蒲灰散：蒲灰七分，滑石三分，右二味，杵为散，饮服方寸匕，日三服。"本方蒲黄为化瘀止血之良药，滑石粉清利下焦湿热，二药合用活血利水，泻热尤妙。

四乌鲗骨一芦茹丸出自《黄帝内经·素问卷十一》："治气竭肝伤。脱血血枯。妇人血枯经闭。丈夫阴痿精伤。乌鲗骨（四两。即乌贼骨）芦茹（一两。本草作茹芦。即茜根。）丸以雀卵。大如小豆。以五丸为后饭。饮以鲍鱼汁。利肠中及伤肝也。"方中海螵蛸壮骨补肾益精，收敛止血。茜草活血止血。这里的血枯，王教授理解就是盆腔恶性肿瘤。所以，以本方作为宫颈癌的辨病用方。补泄兼施，符合宫颈癌本虚标实血瘀成积的实际。

方中红参、黄芪益气，健脾生肌。白芷消肿排脓，脓血得清方可生肌。桃仁、莪术、鳖甲、牡蛎活血化瘀，软坚散结。厚朴、杏仁化痰止咳，宣肺下气，助通调水道。药虽繁杂，立法精当，诸方合用，有理有据，虽多而不乱。

之后患者间断在门诊复诊，服用中药治疗，在原方基础上根据症状稍事加减，至今无漏尿无阴道出血。

按：局部晚期宫颈癌病人放化疗后（因并发症未能完成规范治疗）出现的膀胱阴道瘘按照目前临床经验，不大可能自行愈合，而且病情应该会很快进展，但目前该患者一般情况很好，未发现明显的阴道出血、血尿、下腹包块、淋巴结肿大、腰痛腹痛等病情进展的临床证据。即使患者未能提供更详细的资料，也可见中医治疗宫颈癌造成的阴道膀胱瘘疗效之超群。

（肖　静）

2019 年 1 月 10 日　星期四　晴

方当堪合直须合　经方合用不怕多

今天跟师在易圣堂国医馆上门诊，患者张先生一走进诊室，便笑逐颜开，对王教授说："您的药真管用，我自己感觉上个月 14 剂药吃完已经好了百分之九十。"

张先生今年 28 岁，在西安工作，2018 年 9 月 3 日第一次来就诊的时候，未说病情先述渊源，说自已是一个发小的同学推荐来的。张先生头晕头闷，身上肌肉跳动 1 年多，严重影响工作和正常生活，在全国各地多处求医服药未果，他的一个发小现在在甘肃中医药大学上中医研究生，知道了以后给他开了真武汤的原方，服用之后症状有改善，但是在服用一个月之后告诉他：因为对下一步的治疗拿不准，不敢再继续开方了，并推荐其在西安找王三虎教授诊治。刻诊：面黄，头晕头沉重 1 年余，身上肉跳动，走路不稳，心前区不适，纳差，反复感冒，怕冷，大便不成形，舌淡红脉数。诊断完毕后师父认为该患者除了有明显的真武汤证之外，尚有"心下有支饮，其人苦冒眩"的泽泻汤证，另外兼有外受风邪，心阳虚等证，用真武汤合泽泻汤加减，5 剂。制附片 15g，茯苓 15g，白术 15g，白芍 15g，生姜 30g，生晒参 10g，泽泻 30g，桂枝 10g，荷叶 20g，山药 30g，石膏 30g，防风 10g，天麻 15g，葛根 30g，苍术 15g。2018 年 9 月 8 号第二诊：患者自述诸症都有改善，舌淡红脉沉。师父继续沿用上方，并做微调。制附片加到 30g，防风加到 20g，加肉桂 10g，14 剂。

　　2018 年 10 月 8 日第三诊：头闷头胀减轻 70%，走路多时会加重，走路不稳消失。服药期间未再感冒，停药后感冒一次。肌肉跳动，脱发，多梦，食亢，胸前区不适。师父诊断完后说："整体说来病情在逐步好转，这里我的一个思路就是合方。医圣仲景用药精炼，组方严谨，这是为后世立圭臬，建法度。临床上遇到的病情往往是复杂的，这个时候如果墨守成规只用一个方子，甚至是套用一个方子，就不行了。他初诊来的时候，我就是看准了病邪在好几个方面，既有阳虚水泛，也有痰饮流动，还有外感风邪，心阳虚等，反复感冒就提示还有营卫不和的问题，所以用了真武汤，合泽泻汤、苓桂术甘汤、桂枝汤，这 5 个方子是把药都用齐的，从另一个角度说，有时候用一个方子里的一味药，就代表了合用这个方子，这是取其方意。比如说山药，就是取薯蓣丸之意，补虚祛风。而且我们看用了 5、6 个方子，药还不多，这就是用经方的妙处。他这次反复强调了胸前区不适，这是心下悸的一种表现，把桂枝加到 15g，茯苓加到 30g，14 剂。"2018 年 11 月 8 日第四诊，取药 14 剂。2018 年 12 月 8 日第五诊，患者自述一年多来的各种难受，头晕头顶胀及肌肉跳动减轻 80%，整个人就像换了个人，舌淡胖脉沉。师父对疗效也很满意，对我们说："看病就像打仗，打仗不止是会冲锋陷阵，还要会撤退，就算是仗打赢了也不是转身就回那么简单，残余敌人反扑上来怎么办？其他力量趁虚而入怎么办？自乱阵脚怎么办？所以怎么撤退也是一门学问。他目前虽然已经好很多了，但是叶天士讲温病的时候说：炉烟虽熄，灰中有火。这里也是这个意思，冲上去容易，怎么撤下来才更考验军事指挥官的能力。真武汤合泽泻汤作为基本方继续用，另外还用苓桂术甘汤，心阳虚就用桂枝甘草汤。"我听师父一口气说了 4 个方子，但写出来才一共 8 味药，经方确实是越琢磨奥秘越多。泽泻 30g，白术 12g，桂枝 15g，茯苓 30g，白芍 12g，制附片 15g，生姜 18g，炙甘草 18g，14 剂。

时间又拉回到本文的开头，2019 年 1 月 10 日是第六诊：90% 已好，上方不变，14 剂，清扫战场以固战果。日记写到这里还不能结束，因为真的是无独有偶，下午跟师父在天颐堂中医院上门诊的时候遇到的一个病例，作为这篇日记的后半段更有互参学习的价值。

秦先生，41 岁，2019 年 1 月 2 日初诊，患者自诉的症状很多，另外因为患者毕竟不是医生，所以讲述的时候并不能条理清晰，有的时候医生听着听着也摸不着头脑了。秦先生讲完，师父倒是不慌不忙，胸有成竹地说："首先第一点，他一进来我看他口唇特别红，然后说大便溏，我就先定下葛根芩连汤；心悸心慌自汗出，桂枝甘草汤证；容易心烦意乱，喜饮热水，栀子干姜豉汤。就是这三个方子合起来用。"我一看师父写的处方，真的是多一样药都没有，葛根 30g，黄芩 12g，黄连 12g，甘草 10g，桂枝 12g，栀子 12g，干姜 10g，淡豆豉 12g，8 剂。2019 年 1 月 10 日第二诊，秦先生说："王教授您的药效果好，我找您看之前已经吃了很多方子很多药了，都不行，我这个病要说严重，还没严重到要命的程度，但这几年一直心烦意乱，都有点快扛不住了。这次吃了 8 天的药，这几天是我最近几年最舒服的几天了。心慌心烦意乱已经没有了。"师父接着问："还有哪里不舒服呢？"秦先生说："每天晚饭后人乏困比较明显。"师父说："好，舌红苔薄脉沉，这次就合上四君子汤。"上方加党参 10g，白术 10g，茯苓 10g，18 剂。

（马传琦）

王三虎教授点评：

今日提到的张先生 2019 年 7 月 13 日来到西安易圣堂国医馆，谓："余患疾遍访名医，服百药无效。至王公处辨证精准，拟方严谨，疾患逐愈。"送我一幅书法作品《仲景遗风》。意境高远，用词精当，我喜欢。如果说华佗再世，我就不好意思在这里说了。当然，没有文字注解，详述缘由，我也不便放在这里。情景交融，义理兼通，笔力老到，赏心悦目。

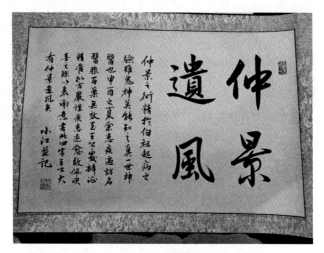

图14 仲景遗风

2019年1月12日 星期六 晴

一波三折网诊忙 学会经方有主张

元月五日跟着师傅在万全堂坐诊，赵女士给我发信息说发烧39℃，怕冷，头晕，流清涕，咳嗽，无汗，月经量多，因为这个患者是上次崩漏那个患者（我2018年12月14日写的日记"初用止崩复旧汤 这个学生没白当"）。患者自诉高热，月经量特别多我就心里没有底了，求助师傅开方：麻黄12g，杏仁12g，桂枝12g，甘草9g，柴胡18g，黄芩10g，姜半夏12g，生姜12g，大枣30g，3剂。

患者服用半剂月经量少了很多，服用一剂半烧已退，月经少量已成咖啡色，患者7号晚上给我发信息说晚上又发烧了，我问是不是受风了，回复可能是开窗换气时受风了（家里所有窗户打开换气），我又按原方开了2剂，十号患者回复我药服完，月经干净，感冒症状基本恢复，这个患者虽然是一波三折，但是师傅开方神准。下面讲述我对这个方的理解，其一，发热、恶寒、流清涕、舌淡，风寒表证已定，桂枝汤类方还是麻黄汤类方待定，咳嗽，气机壅滞的自诉基本等于喘证，选定麻黄汤类方，无其他补充信息，就用麻黄汤，单刀直入。其二，月经量多，《金匮要略·妇人杂病篇》说到热入血室时，表现是除了经水适断，还有下血谵语，用方是小柴胡汤，所以月经量多从热入血室辨证。舌苔白厚也是小柴胡汤指征。没有往来寒热口苦等少阳典型症状，仅月经量大一点，师父也定为太少合病，是依靠临床经验对条文的深刻理解。

马师兄分享小经验，多次给刚刚来例假又刚好得感冒、咳嗽的患者开麻黄汤或小青龙汤，均告知喝一两天药，月经即无。我也是认为麻黄与月经关系密切，后来慢慢考虑可能是因为麻黄发越阳气，带动津液汗液往体表走，汗血同源，往外走得多了，往下走得就少了或者停了。

（王娜娜）

2019 年 1 月 25 日　星期五　晴

夜热青蒿鳖甲尝　消肿还用越婢汤

今日在深圳宝安区中医院流派工作室跟诊王三虎教授，王老师看到患者名单中有一位肖姓的患者，就特别兴奋，这就是《中医抗癌进行时 III》中的一位老患者，正好我带着这本书，翻看到申朝霞师姐 2016 年 11 月 30 日的日记。

广西肖先生是急性髓性白血病 M4 病人，2015 年 9 月疾病复发后在西医院行 AT 方案化疗，之后出现骨髓抑制并发高热，2016 年 6 月 16 日因"白血病化疗后高热 8 个月"到柳州中医院王三虎教授门诊求诊，患者表现每日夜间发热，最高 39℃，纳眠二便正常，舌红苔薄黄脉细。当时辨病为发热，虚劳，辨证为肾精亏虚，血中热毒炽盛。拟方青蒿鳖甲汤加减。治疗大约2～3周，患者发热完全缓解。坚持门诊治疗。申朝霞师姐于2016年11月30日的日记中已有详细记载。后因王教授退休离开柳州，加之病情稳定，患者服药便有懈怠，至2017年10月病情再次复发，王教授支持化疗，5疗程，2018年12月结束，获得临床完全缓解，但仍需定时化疗。今日来诊，谋求中医巩固疗效，防止复发。观其人精神形体尚可，面如常人，诉进食热性食物后易咽中有痰，舌暗红苔白厚。辨病：虚劳。辨证为：血中热毒未尽。王三虎教授再三强调"炉烟虽熄，谨防灰中有火"，治疗上宜清热凉血，宣透髓中余毒。处方（中药颗粒剂）：败酱草3包，生地黄3包，赤芍3包，丹皮2包，连翘2包，石膏2包，黄芩1包，苦参1包，青蒿2包，知母1包，鳖甲1包。25剂。

临床上白血病往往需要骨髓移植方有望治愈，病情缠绵难愈的关键在于血中热毒难清除殆净，我们临床观察青蒿鳖甲汤清热凉血疗效明显，但要使"灰火尽灭"尚需假以时日，我们需要从毛主席论持久战中寻找灵感。在《论持久战》中，科学地预见了抗日战争将经历三个阶段。第一个阶段，是敌之战略进攻、我之战略防御的时期。第二个阶段，是敌之战略保守、我之准备反攻的时期。第三个阶段，是我之战略反攻、敌之战略退却的时期。第二阶段是整个战争的过渡阶段，其实也将是最关键最困难的时期，一旦松懈可能前功尽废。本次处方虽仍选青蒿鳖甲汤，鳖甲引药深入骨髓，青蒿透热，边清边透血中之热。增败酱草清热凉血，是王教授的多年治疗血液肿瘤的经验。选方用药中主动地、灵活地执行了内线作战中的外线作战。目前巩固用药，蓄积实力，添水降温，有望得到阴平阳秘，精神乃治的效果。

肖先生跟太太吴女士刚进门时，发现吴女士精神略显疲倦，双侧眼睑肿胀明显，还以为吴女士才是病人。追问之下方知吴女士已经眼睑肿胀1年多，休息不够时更加明显，小三阳病史，时有头晕，后背麻木感成片如手掌大，口苦口干，目稍赤，食欲大便正常，晨起口角黏，尿黄。舌偏红苔薄白，脉滑。王教授说症状虽少，却很有特征性。《金匮要略·水气病脉证并治第十四》:"风水恶风,一身悉肿,脉浮不渴,续自汗出,无大热,越婢汤主之。"《伤寒论·辨少阳病脉证并治第九》曰:"少阳之为病,口苦,咽干,目眩也。"《金匮要略·痰饮咳嗽病脉证并治第十二》曰:"夫心下有留饮,其人背寒冷如手大。"是脾阳不足,水饮泛溢,停留心下所致。此"心下"指胃与胸膈之处。背部腧穴是人体脏腑经络气血输注之处,心之俞穴在背部,饮留心下,寒饮注其俞,阳气不能展布,影响督脉温煦功能,故背部寒冷如手大。病机为饮阻心下阳气,背俞穴失于温煦。辨病为水肿,辨证为少阳风火,拟散表邪,清里热,行水气为法,处方:越婢汤合小柴胡汤、苓桂术甘汤(中药颗粒剂):麻黄1包,甘草1包,石膏2包,生姜3包,大枣4包,柴胡1包,黄芩1包,姜半夏1包,党参1包,茯苓1包,桂枝1包,白芍1包,白术1包。

今年元旦当天,王教授治疗一位卵巢癌术后12年,出现眼睑脚踝浮肿明显的崔姓病人,使用越婢汤加小柴胡汤。我的日记有详细记载。今日案例显示王教授临证非常重视方证,如浮肿的越婢汤证,咽干目眩的少阳柴胡汤证,背寒如手大的苓桂术甘汤证。对于临证较少使用经方的医生来说,总认为选方用药非常困难,实际上记住部分特征的方证也算一条临床用方取效之捷径。而要准确地找到捷径,还在于原文的"死记硬背"。

（肖　静）

2019 年 1 月 31 日　星期四　雪

肺癌中医叫肺痿　古为今用有作为

我在刚上黑龙江中医药大学的时候,就借着假期的空闲时间跟随大伯王三虎教授在西安学习,而且也写了日记,还在《中医抗癌进行时Ⅲ——随王三虎教授临证日记》一书中有照片呢。不知不觉已经大四。昨天上午跟诊不说,下午大伯在西安市中医院肺病科讲课,我也随同前往。听后我了解到了中医抗癌的诸多知识并且也有颇多感悟。

肺是人体与外界相通的器官，每天约有一万升的气体进出呼吸道，拥有广泛呼吸面积的肺脏也成为了疾病的温床，其中以肺癌危害最大。传统西医治疗肺癌以化疗、放疗、手术为主要治疗方式，但这些治疗方式并不能修复突变的基因，也不能识别带有突变基因的细胞，西医癌症医学似乎陷入了停滞。在此基础上，拥有悠久临床经验的中医似乎大有所为。

在过去的一段时间里，很多中医人并没有把肺痿和肺癌联系起来，而一些中医教材也将肺癌归属肺积、息贲、咳嗽、喘气、胸痛、痰饮等。熟练掌握中医经典的大伯通过长时间的临床实践，发现肺癌即是中医古籍所说的肺痿。《难经》五十六难中记载"肺之积，名曰息贲，在右胁下，覆大如杯。久不愈，令人洒淅寒热，喘咳，发肺壅"，肺积病位在右肋下，可以摸到杯子大小的肿块，经久不愈才导致肺的疾病。大伯认为，肺积实际上是肝癌的肺转移而不是肺癌。再者，《金匮要略·五脏风寒积聚病》中提到："热在上焦者，因咳为肺痿，热在中焦者，则为坚，热在下焦者，则尿血。"这里的热，可以理解为肿瘤，上焦和下焦因为有胸腔和骨盆的遮挡所以摸不着肿瘤，但是可以因咳嗽和尿血的症状诊断它为肺痿，热在中焦则为坚硬的肿块，没有骨骼的阻挡所以我们可以摸到肿瘤。现代 CT 诊断中发现肺癌出现"胸膜凹陷征"，甚至胸腔塌陷也提示肺痿，这些都抓住了疾病特点。

肺癌初期的患者多气阴两虚，痰浊上犯，症见咳嗽、咽喉不利、痰浊涎沫、气急、胸闷，或痰中带血、发热、舌红而干、苔少或花剥、脉虚数。此时应用麦门冬汤滋阴清肺，化痰降气。大伯认为麦门冬汤中最出彩的对药是麦冬和半夏。麦冬滋阴润肺兼清虚火，半夏燥湿化痰兼以散结，两药合用，麦门冬使半夏不燥，半夏使麦门冬不腻，趋利避弊，相得益彰。

厚朴麻黄汤和射干麻黄汤也是治疗早中期肺癌的常用方。当病在早期，并兼夹外邪，痰黏胸膈，气机不利，导致咳嗽气急，痰黏难出时，治宜化痰利咽，清肺降气。方用厚朴麻黄汤。当咳嗽气急，喉中痰鸣黏痰难出，胸痛，痰中带血，"咳而上气，喉中水鸡声"时应化痰利咽，清肺降气，方用射干麻黄汤。

肺癌晚期的患者病情危重，应以保命为主。肺中虚寒，痰蒙清窍是肺癌晚期的主要症型，属阴损及阳，阴阳离决的危重阶段，症见吐涎沫而不咳，口不渴，甚至拒绝饮水，表情淡漠，气力全无，遗尿，小便数，头眩，舌体瘦小，舌质暗淡，苔白滑，脉虚数，应用甘草干姜汤温阳散寒。若病到晚期，病人机能消耗殆尽，已经出现意识障碍，此时应用炙甘草汤急救处理。

有些患者在治疗过程会中出现顽痰壅滞、肺失宣降的兼证，此时引用《金匮要略·肺痿肺痈咳嗽上气病篇》中提到"咳逆上气，时时吐浊，但坐不得眠，皂荚丸主之"，可用皂荚丸治疗。如果患者出现胸腔积液，胸闷胀满，气急，喘咳身肿等水积肺痿的症状，则用泽漆汤治疗。"脉沉者，泽漆汤主之"，沉主水，以泽漆汤为君药，消痰行水，桂枝行气导滞。大伯在泽漆汤的基础上自拟了葶苈泽漆汤，治疗胸水临床疗效非常好。若患者病久及肾，肾不纳气，则可用人参蛤蚧散治疗，人参大补元气，蛤蚧补益肺肾，茯苓、甘草健脾和中。

大伯在讲课的过程中教导我们诊疗疾病过程中要在辨病的基础上来进行辨证。中医最早的临床著作《五十二病方》和《伤寒杂病论》也是以辨病为主，而《伤寒论》16条"观其脉证，知犯何逆，随证治之"，也是在辨太阳病的基础上进行的辨证。"临证察机，使药要和，似迂而反捷"，如果听到失眠就加治疗失眠的药，听到咽痛就清热利咽，这样就失去了中医的优势和精髓。大伯讲课风趣幽默，通俗易懂，听后收获良多。在行医路上我一定谨记大伯的教诲，成为古为今用、临证察机、理论与实践结合的上工。

（王魁岳）

2019年2月2日　星期六　晴

实在多发高血压　中医治疗有办法

心脑血管死亡占我国死亡人数的首位，其中高血压是首位因素。说起高血压，我的第一印象就是天麻钩藤饮，天麻钩藤饮可以用来治疗高血压几乎成了所有中医人的认识。但今天碰到的案例告诉我，中医治疗高血压也有其他几种方法。

杨女士，71岁，食管癌术后在大伯这里求诊，今天下午第四诊。杨女士自述自己高血压病史三十余年，不吃降压药血压就升上去了，最高升到200/90mmHg。服用大伯的药一周后血压降为130/80mmHg，其间没有服用任何降压药。杨女士一脸不敢相信地问大伯："以前从没有出现过这种情况啊，我这血压咋还给降了呢！"服用中药血压降低并不神奇，但是最神奇的是杨女士所服用的方中没有包含任何降压功效的中药。患者四次就诊情况如下：

初诊，患者患食管癌4个月，放疗33次，口服化疗药，于2018年12月1就诊。患者自述咽痛，高血压史，近日胃镜发现放射性食管炎、食管裂孔疝等放化疗副作用，食可，二便可，望诊舌苔花剥，触诊脉数，大伯用治疗咽炎的玄麦桔甘汤加减来治疗患者，方药如下：玄参20g，麦冬30g，桔梗12g，甘草15g，栀子12g，炒牛蒡子10g，瓜蒌30g，射干12g，芦根30g，黄连10g，黄芩10g，干姜6g，大枣30g，木蝴蝶12g，炒桃仁12g，生晒参片12g 26剂，每日一剂。

2018年12月1日患者第二诊，刻诊：咽痛减轻，舌红苔花剥，舌尖无苔，脉滑。上方加炒川楝子12g，石膏30g，30剂，每日一剂。

2019年1月5日第三诊，刻诊：咽痛，面色晦暗，食少，舌红少津，上方加当归12g，黄芪30g，玉竹30g，酒黄精30g，北沙参15g，石斛12g，25剂，每日一剂。

今日第四诊，刻诊：脚心烧灼感甚，咽偶痛，服药一周血压下降为130/80mmHg，舌红苔中厚，脉滑。上方加清半夏12g，24剂，每日一剂。

中医认为身体是一个整体，各部位是相互影响，在治疗疾病时不能见病医病，应"求其证之所以然"，在整体观念的基础上进行疾病的施治。中医有句很有名的话叫"见肝之病，知肝传脾，当先实脾"，便是这个道理。杨女士是因为食管癌在大伯这里治疗，但大伯的治疗并不仅仅是抗癌，更重要的是在整体观念下的辨证论治，抓住疾病更本质的问题。

看到杨女士如此神奇的疗效，大伯又给我们讲了另一个病例，山东淄博的一位患者因为乳腺癌寻求大伯医治，患者当时走路不稳，舌淡，血压220/130mmHg，符合肾阳虚的表现。《伤寒论》第82条："太阳病发汗，汗出不解，其人仍发热，心下悸，头眩，身𥆧动，振振欲擗地者，真武汤主之。"正符合患者的表现。大伯所开方药如下：真武汤加天麻15g，防风12g，葛根20g，这三味药，取其祛风治眩之意。患者服此方一个月后便不再眩晕，同时血压也降了下来。说到这里，大伯声情并茂地说："这再次证明了祛风药可以降压，也证明了不仅内风可以导致高血压，同时外风也可以导致高血压。"

值得注意的是，这位山东淄博的患者在治疗的过程中出现身痒、身上长出水泡的过敏现象。大伯解释道，《伤寒论》中讲，痒为风泻，病人身痒正是泻风的表现，起水泡是因为泻风太过，带动水汽外泄。《伤寒论》第278条讲到："太阴当发身黄，若小便自利者，不能发黄。至七八日，虽暴烦下利日十余行，必自止，以脾家实，腐秽当去故也。"大意为吃了药后虽然下利日十余行，但是必然会停止的。这是因为吃了药后恢复了脾的功能，将残留在胃肠的腐秽排出的原因。虽然在治疗疾病的过程中会出现一些副作用，但是不能因噎废食，疾病还是需要治疗的，若只是因为一些轻微的、可以接受的副作用就停止用药，那就实在可惜了。

通过今天的实习，我学习到了治疗高血压不仅可以用天麻钩藤饮，也可通过祛风和调节全身的方法来治疗，更了解到了治疗疾病疗效不佳不仅可能是因为药没有用对，也可能是因为治疗方法不对。中医的博大精深和张仲景《伤寒论》的神奇在大伯这里再次得到了验证。

（王魁岳）

2019年2月2日　星期六　晴

四方合用必有因　统观全局千万军

今天天气晴好，温度适宜。来西安两个多月，遇到如此晴朗的天气，还真是难得。想想通过两个月的跟师学习，使我在临床用药方面，有了长足的进步，以前自己在临床上对患者遣方用药时，总是特别的局限，瞻前顾后，但是通过在侍诊时师父开方时的讲解和业余时自己对师父所开处方的研究，我感觉自己在临证开方时的思路拓宽了很多，因此在清晨出门时，看到如此好的天气，感觉到自己的心情也明朗了很多。

今天是星期六，按照惯例，上午跟随师父在万全堂出诊，下午在广誉远出诊。因为还有1天就是农历新年，所以今日的患者不是很多，师父因此也有了充足的时间为我们弟子讲解临床用药心得和经典病例，不仅使侍诊的我和魁岳师弟收获良多，同时也令在场的患者对师父的医技叹为观止。

下午的第五位患者是闫女士，她刚一入座，先对师父表示诚挚地感谢。这时，师父按照惯例，先审阅该患者上月处方（2019年1月5日），诊断为不寐，但是用药竟多达29味，师父表示非常惊讶，因为在给非肿瘤患者用药时，很少有这种情况。此时，见患者笑着对师父说道："王教授，非常感谢您，服用您的药三个月，现在已经不脱发了，以前梳头的时候，头发是一把一把地掉，现在恢复正常了；眼睛干涩的症状也全部消失；双侧甲状腺结节在服药之前总觉得不舒服，现在难受的感觉全部消失；牙龈也不肿痛了；之前不管什么情况下都没有汗，现在可以正常出汗了；失眠也治愈了；肝郁的症状也全部消失；最关键的是周围的朋友都感觉到我面色和气质有明显的变化，自己也感觉到是由内而外的容光焕发。现在唯一感到不适的是咽部稍有异物感，但是怀疑和穿皮草有关。"

翻开患者2018年11月3日的首诊病历，师父对我和魁岳师弟讲解到："患者为56岁女性，初诊时主要的症状为失眠，耳鸣，目干，心悸，脱发，牙龈肿痛，甲状腺结节，右叶 $16 \times 14mm$，左叶 $7.5 \times 3.5mm$，眩晕，口苦，口渴，大便可，舌红，苔薄黄，脉沉。患者自诉症状虽然很多，但是我认为她主要是心胃火盛，肾阴亏虚，肝气旺，用导赤散降心火，清胃散降胃火，知柏地黄丸补其肾阴之不足及清其虚热，用小柴胡汤解其肝郁，处方为：生地黄 30g，川木通 6g，淡竹叶 12g，甘草 10g，石膏 30g，升麻 15g，黄连 10g，当归 12g，牡丹皮 12g，知母 12g，黄柏 12g，肉桂 3g，山茱萸 15g，山药 15g，土茯苓 10g，泽泻 10g，女贞子 12g，龟甲 30g，柴胡 12g，黄芩 12g，姜半夏 12g，杭菊花 20g，木贼 10g，青葙子 12g，决明子 12g，白芍 20g，当时开了 24 剂药。2018 年 12 月 1 日患者二诊时，失眠略有好转，但偶有心烦，腹胀，牙齿松动，上方基础上加厚朴 15g，骨碎补 30g，栀子 12g，葛根 20g，15 剂。1 月 5 日三诊时，自诉睡眠差，舌红苔黄，脉沉，上方去木通，姜半夏改至 18g。"讲完这些，师父又接着说道："就是因为患者病情复杂，所以才四方合用，药物看似多了一些，但是均各有用处，患者本次舌红苔黄脉弦，虽然自诉各种症状消失，但是为防止炉烟虽熄，灰中有火，在上方的基础上去骨碎补，加蝉蜕 10g，20 剂。"

作为一名中医医生在临床上遣方用药就如同将军在战场上排兵布阵，只有充分掌握了各种经典方剂的功能主治及中药的性味归经，才能在临床诊疗中得心应手，犹如名将在战场中指挥千军万马淡定自如，从容不迫地战胜对手。

（孟令学）

2019 年 2 月 11 日　星期一　晴

太阴病本虚寒证　手足自温含隐情

今天是农历的正月初七，师父在新年假期后的第一天门诊，虽然是在新年假期，病人依然不少。在看病的间隙，师父有感而发，给我们讲起了一段他对《伤寒论》太阴病篇提纲条文和"手足自温"的理解与感悟。

　　"手足自温者，是为系在太阴"，这句话在《伤寒论》中出现两次，分别是第187条和278条，这句话是对太阴病提纲的必要补充，并且能让我们对太阴病的认识得到升华，我们先来看太阴病提纲的条文，第273条"太阴之为病，腹满而吐，食不下，自利益甚，时腹自痛。若下之，必胸下结硬"。师父张口就背出了条文，然后接着说，条文中"腹满而吐"的"而"字表示递进关系，就是在腹满的基础上，特别强调了吐，以前大家通行的认识就是脾经虚寒，所以下利或吐，但是现在我看这可不是一般的病，张仲景在这里特别强调了吐，不是随随便便说的，而且后面又紧跟着说到"食不下"，食不下已经不是简单的食欲减退或者不欲饮食了，吃不下饭还肚子胀且吐，这是消化道肿瘤，特别是与胃癌的临床表现相关。"自利"说明病位是在脾，不是在大肠，大肠癌是热痢下重。"益甚"是指这种自利越来越厉害了，有的时候还肚子痛，说明这是一种比较严重的消耗性疾病，也符合癌症病的特点。下一句话"若下之，必胸下结硬"也从另一个角度证明了我的理解。医生看到肚子胀了，吐了，所以想用下法来治，下了之后呢，没有解决胀的问题，反而胸下结硬。胸下结硬就是肝脾肿大或者癌症肝转移的表现。

　　我说：平常我们讲太阴病就是脾胃虚寒，用理中汤，哪里能想到这么多啊！师父说：是的，对比"第103条呕不止，心下急，郁郁微烦者，为未解也，与大柴胡汤下之则愈"来看，这里只是到呕的程度，仅仅是恶心，吐则是到比较严重的程度了，实实在在吐出东西来。而且第103条是用下法则愈，到了273条再用下法，反而更加严重了。回过头来我们再看看其他提到吐的条文，第120条："一二日吐之者，腹中饥，口不能食；三四日吐之者，不喜糜粥，欲食冷食，朝食暮吐，以医吐之所致也。此为小逆。"我们可以理解了，第120条讲的以医吐之，是小逆。那273条讲的腹满而吐就是大逆了，到了很严重的程度。我们想想《金匮要略》麦门冬汤条文怎么说的："大逆上气，咽喉不利，止逆下气者，麦门冬汤主之。"所以我说太阴病提纲讲的可不是普通虚寒病这么简单，而是胃癌一类的消化道肿瘤病。

　　讲完了第273条之后，我们再回到开头说的"手足自温"，我为什么又说它是对太阴病提纲的必要补充，能升华我们对太阴病的认识呢？因为太阴病提纲中讲的是一派虚寒证，看不出寒热胶结，第187条和278条都提到"手足自温，系在太阴"，就是要告诉我们这种复杂的疾病，不是单纯的寒，而是寒热胶结。手足自温是什么意思，首先是自己觉得温，这是我们在临床中得到的经验，好多肿瘤病人自己说手脚心热，而且关键是一方面手脚心热，一方面还怕冷欲盖厚衣被。第273条提纲揭示的是虚寒的一面，这两条中的手足自温揭示的是实热的一面，正因为既有虚寒又有实热，寒热胶结才是这个病复杂的地方。

张仲景在这里特别重视手足自温，我把它落实到手指的表现。这种手足自温在临床中除了看到有典型的手脚热还怕冷以外，还有一种是明显能看到十指发红，这是手太阴肺经有问题的表现。我们已经提出了杵状指是肺癌的信使，这里再提出十指发红是肺经伏热的表现。另一方面也说明把六经只看成是足经是片面的，太阴病除了是足太阴脾经之外，还有手太阴肺经。

听完师父的讲解，不仅有醍醐灌顶、茅塞顿开之感，亦同时有一缕思绪延伸开来。今人解读《伤寒论》和《金匮要略》，往往有两种偏颇，一是站在古人的立场来重述古人的话头，所谓以经解经。这种转手搬运的办法，看起来没有走样，却并不能真正把书中的精髓表达出来，使今人看不懂；一是任意发挥，把本没有的东西说成古已有之，或是用其他的学科体系来比较。这样做，看起来条理清晰，可是由于过度发挥，把不属于张仲景的思想说成张仲景的思想，缺少科学性。用这两种方法研究《伤寒论》《金匮要略》都是有缺陷的。如何把张仲景结构严密的学术体系讲清楚，这是一个很艰巨的任务，不仅要从文本出发，还要依靠丰富的临床经验；不仅要有自发的历史责任感，还要勤于思考，精于钻研。这样的临床实战型研究者，在当代是不可多得的，我的恩师王三虎教授是其中一位。

（马传琦）

2019 年 2 月 11 日　星期一　晴

古老经方有传人　带领团队报乡亲

又迎来了一年一度、喜气洋洋的春节。城市里所见之处都洋溢着喜庆的气息，在"春风送暖入屠苏"的日子里，我和大伯及姐姐、姐夫也回到了老家合阳和家人团聚。由于每年登门拜访看病者络绎不绝，加之出于回报家乡父老的夙愿，大伯早已决定初四和初六两天在合阳福音医院义诊。实际上，这已经是大伯几十年来第十二次义诊了。

义诊时，王欢姐先了解患者情况，写出病历；之后大伯诊治病人，而我则在电脑上打出药方。在西京医院工作的博士姐夫权鑫则重点看片诊断。大伯在全国各地，挂号费少则五十，多则三百，免去挂号费为老乡们带来了实实在在的好处。在两天的义诊时间里，我们共诊治了一百二十多名患者，给予了许多深受疾病痛苦的老乡以对抗疾病的武器。

在诊治患者时，患者总会说，我是某某病友或者某某医生、熟人介绍而来。两天的时间里诊治了这么多病人，我想并不仅仅是不收挂号费，更因为大伯在家乡的影响力很大，大家都知道合阳出了个王三虎看病很牛。能得到他诊治就有了心理上的支持。实际上大伯在渭南、西安、陕西、周边省市、两广乃至全国好多省市都有声誉。2018 年在荣获广西名中医十年后又被评为陕西省名中医、陕西杰出名中医。在全国来看，像大伯这样同时拥有两个省级名中医称号的医生并不多。在百忙之中，大伯还决定每月 11、12 日在渭南市中心医院回报家乡人民。

有故事情节的是，在这次义诊时，两位四十多年前和大伯在一个卫生院一起工作过的同事找大伯来看病，另一个反复给大伯打电话，介绍一个病人来看病。病人家属要求插队的时候，大伯说，关系是关系，排队是排队，因为大家都是熟人。当大伯得知病人还插着氧气的时侯立即让患者就诊，病人为肺癌患者，这是大伯的强项。采用人参蛤蚧散合射干麻黄汤合海白冬合汤，两日后朋友打来电话，病情好转，方药效果立竿见影。

经过这两天的义诊，我深深被大伯帮助老乡的热情所感染，也深感经方的神奇。在义诊时所用方子，最常用的就是小柴胡汤、半夏泻心汤、独活寄生汤等著名经方。每位患者的症状通过辨证也都可以找到合适的经方，这更告诉我们熟读经典的重要性。只有熟读经典，才能把握中医药文化内涵和理论思想，进而在掌握经典的基础上进行创新，因此可以说，学好经典是成为名中医的必然途径。

放假回西安，今天我又随大伯上午在秦华中医院，下午在天颐堂中医院临证学习了。

（王魁岳）

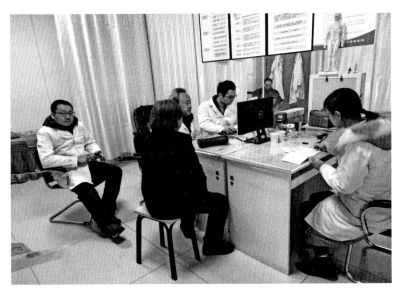

图 15　跟诊现场记录

王三虎教授点评：

最好的旅行是回故乡。当我在朋友圈以《我很幸福》为题发表了一组我和父母在老家晒太阳的照片后，不知触动了多少同龄人的心灵，竟然破纪录地获得了 900 多人的点赞和述评。人同此心，心同此理，斯一证矣。

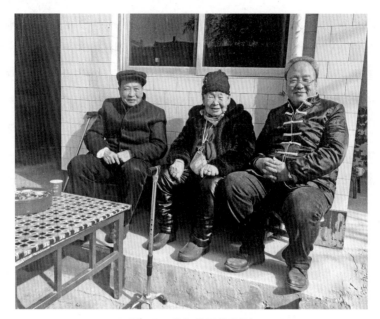

图 16 我与父母的合影

最有意义的诊疗活动是义诊。1998 年我在合阳县城裕顺东国药店义诊的事迹已在 1991～2005《合阳县志》有所记载。当时老同学开玩笑说 "g 林顿来合阳恐怕也只能是这么长的欢迎横幅了"，我现在仍记忆犹新。《中医抗癌进行时——随王三虎教授临证日记 II》王欢在 2004 年 1 月 23 日的日记 "春节前夕回故乡 跨县出诊依然忙" 和《经方人生》244 页 "2015 年春节我和女儿王欢在合阳老家义诊的情景" 都有据可凭。而这次义诊有了女婿权鑫和侄子魁岳的加盟，团队效益显现。打字让魁岳双臂酸痛，这才叫 "痛，并快乐着"。

2019 年 2 月 24 日 星期日 晴

十二指肠癌少见 半夏泻心汤主方

我本人是名西医师，以前对中医有偏见。一次偶然的机会在 "中医在

156

线"上听王三虎老师的《经方抗癌》系列课程，并用于治疗癌症晚期患者。因中医基础浅薄，不懂太多的辨证加减，只能原方应用，有时也在网上问王老师，即使这样，也还取得了难得的效果。这既见证了中医的神奇，也改变了我对中医的偏见，下决心要系统学习中医，提高中医治疗水平。蒙王老师不弃，有幸于2018年5月收我为秘传弟子。今天是这个月在深圳宝安中医院跟师的第3天，在繁忙的诊疗中进来了一位老阿婆，行动自如，满脸笑容，我以为是替家人取药来的，问诊之后才知道是一位十二指肠癌的患者，确诊后没有手术及放、化疗，半年多前因乏力，食欲差，腹胀来找王老师诊治，当时查体见形体消瘦，行动迟缓，面色萎黄，表情淡漠，头低眼垂，舌淡红，脉弱，患者有肾结石，胆结石病史，黄老师诊断为胃反，病因为寒热胶结，升降失常，采用半夏泻心汤加减，经过近半年多的治疗，病情逐渐好转，现除有失眠外，已无其他不适，状如常人，已看不出来是个癌症晚期患者，今天继续来找王老师治疗，处方基本和前几诊一样：姜半夏25g，黄连10g，黄芩10g，干姜10g，桂枝12g，红参15g，大枣30g，甘草10g，白芍30g，枳实30g，金钱草30g，蛤蚧12g，莪术12g，当归12g，鸡内金30g，黄芪30g，麦冬10g，黄精10g，山楂10g，神曲10g。开出处方后，患者满意地双手合十，鞠躬道谢离开了。十二指肠癌是指原发于十二指肠组织结构的恶性肿瘤，属消化系统疾病，发病率低，占整个胃肠道恶性肿瘤的0.04％～0.50％。大多数就诊时已属中晚期。晚期则出现上腹痛、腹胀、恶心、呕吐、贫血、黄疸等症状，手术及化疗等西医治疗效果不好，特别是晚期癌症患者，西医更是束手无策，只能对症治疗。王老师认为胃十二指肠肿瘤发生的主要病机是寒热胶结，燥湿相混所致的气机升降失常，所以用著名经方半夏泻心汤来调节气机升降，因辨病辨证准确，用药精当，看似平淡，实则恰到好处，所以疗效满意。真是：十二指肠癌虽不常见，半夏泻心汤疗效不寻常。

（李啟告）

2019 年 2 月 11 日　星期一　晴

胃癌效方很平常　经方半夏泻心汤

今天是三月份的第一个周四，按照惯例，跟随师父在青年路的秦华中医院出诊，有幸见到中医治疗胃癌经典病例，收获很大，特此记录下来，以待日后认真揣摩，增加自己的临床经验。

湖北黄冈市的王先生，68 岁，是一位身患两种癌的患者。这位患者于 2010 年元月份行结肠癌手术，术后因肠粘连于当年 5 月份行第二次手术，行三周期化疗。2016 年因食后呕吐检查出胃窦癌，并于当年 8 月 4 日行手术治疗。因患者拒绝化疗，遂于 2016 年 11 月 3 日到秦华中医院请师父行中医中药治疗。当时患者的症状为："形体可，切口痛，少腹及胸部不适，食可，眠可，大小便可，无呃逆，舌淡红，苔薄，脉弦。"师父给予半夏泻心汤加味，处方为姜半夏 18g，干姜 10g，黄连 9g，黄芩 12g，红参 12g，厚朴 15g，鸡内金 30g，麦芽 15g，山楂 15g，天龙 12g，枳实 15g，山慈菇 15g，土贝母 15g，冬凌草 30g，26 剂，水煎服。之后患者于 2016 年 12 月 1 日至 2018 年 9 月 6 日近二年期间共十次来诊，师父均以半夏泻心汤加味进行治疗。并且在 2018 年 9 月 6 日来诊时提供 8 月份的胃镜及全面复查报告，未见复发和转移，肿瘤标志物均提示阴性，可见两年来的治疗效果显著。从首诊处方我们可以看出，处方仅用药 14 味，并且之后的十次来诊处方加减也不是很大，竟能令患者两年内肿瘤未再复发，可见师父临证用药已达到出神入化之境界。

然而，因路途遥远等原因，半年时间只在本地间断治疗，病情急转直下。本次患者来诊，自诉因胃胀痛两月，肛门疼痛伴大便不解 4 天，在本地医院行西医治疗，因未见明显疗效，遂再次来诊。刻诊见：口苦，呃逆，腹部胀痛，叩检阴性。2019 年 2 月 26 日 CT 报告提示：吻合口后方仍见团样软组织影，腹腔干被包绕其中，小网膜内肿大淋巴结。胃镜检查：B-Ⅰ式术后改变。舌红苔厚，脉弦。师父这时说道，根据《伤寒论》165 条："伤寒发热，汗出不解，心中痞硬，呕吐而下利者，大柴胡汤主之。"《金匮要略·腹满寒疝宿食》12条："按之心下满痛者，此为实也，当下之，宜大柴胡汤。"这位患者本次主要以腹胀、腹痛为主诉，并且多日未解大便，舌红，苔厚，脉弦，辨证符合大柴胡汤方证，辨病当用半夏泻心汤。因此本次处方以大柴胡汤合半夏泻心汤加味，处方为：姜半夏30g，黄连9g，黄芩12g，红参12g，干姜15g，柴胡15g，桂枝15g，白芍30g，鸡内金30g，麦芽15g，山楂15g，厚朴30g，枳实30g，山慈菇15g，土贝母15g，天龙12g，大黄12g，栀子12g，瓦楞子30g，竹茹12g，26剂，水煎服。

（孟令学）

2019年3月8日　星期五　晴

慢性肾炎尿蛋白　犀角地黄方中魁

河南省的李女士，63岁。因慢性肾炎二年多于2018年12月4日在明光路广行中医门诊部首次请师父诊病。当时病历记录为："尿蛋白两加号二年多，24小时尿蛋白1402.7mg，最高时可达1800mg。唇干红，浑身酸困，视物不清，二便可，口干，牙痛，心悸，怕冷，因长期注射激素导致双侧股骨头坏死，舌红苔薄黄，脉滑数"。师父当时给予犀角地黄汤合二至丸加味，处方为：水牛角40g，生地黄60g，丹皮15g，赤芍15g，槐花20g，连翘30g，黄芩12g，栀子12g，防风12g，白蒺藜30g，女贞子15g，旱莲草15g，生石膏60g，知母15g，25剂，水煎服。患者服用25剂药后，未能及时来西安复诊，又自行在当地购买两剂汤药，自诉总共服药27剂后，在当地检查24小时尿蛋白定量为980mg，因过年所以始终未能前来复诊。今日来诊复查尿常规，尿检结果正常，尿蛋白出乎意料为阴性。患者刻诊见：下肢胀，唇红，夜间浑身不适，舌红苔白，脉右关如豆，左沉弦。这时师父对我和传琦师兄说道："现在很多人认为患者出现蛋白尿应该从补肾入手，或者是从湿热辨治，但是我的观点是从血分论治，正因为血中热毒导致热伤血络而导致血中精微外泄，虽说尿中查不出红细胞，但是蛋白难道就不是血中成分吗？你们看这患者初诊时，唇干红，牙痛，舌红苔薄黄，脉滑数，均提示血中热毒，所以上次主方为犀角地黄汤，并且我在方中加味的连翘、槐花二药不仅凉血止血解毒符合脉证，现代药理研究也认为可以减少血管渗出性。本次效不更方，按上次原方再开 20 剂。"和我们说完，师父又耐心地向患者交代，知道患者家远，带药回去不方便，本次先开 20 剂，那处方回当地再购买，一定要坚持服药，二个月后再来复诊。虽说今天因时间问题，仅让患者检查一个尿常规，蛋白阴性并不能代表 24 小时尿蛋白定量也是正常范围，但是患者服完 27 剂药后，检测值为 980mg，这就已经证明师父所开的药方是很有效果的，之后患者长达 2 个多月未能服药，能保持今天所检查尿常规蛋白为阴性，这也是很难得的。相信患者只要这次能够遵医嘱用药，两个月后24 小时尿蛋白定量的检测值会让大家都满意的。

（孟令学）

2019 年 3 月 16 日　星期六　晴

肿瘤切除问题多　解除痛苦很快活

和师父跟诊时，时常看到一些戏剧性的场面，大多是历经不同的故事情节后又找回师父，见面时互相各种提醒回忆，最后恍然，然后追寻就诊足迹，皆大欢喜。其实这种场景是医患之间让人很感动、很欣慰的瞬间。

今天想和大家分享的医案是一位女性病人，2019 年 2 月 23 日上午，患者进入诊室好像和师父很熟，但一问病情，说有半年没来看诊了，查询病历后发现患者初诊是 2018 年 8 月 20 号，女，43 岁。主诉：宫颈腺癌（Ia1 期）术后两个半月，排尿困难 1 月余。现病史：术后尿潴留近半年，其后排尿困难，一次排尿需 20 分钟，大便黏稠，不吐不渴，肛门脱垂感，疲乏明显，睡眠差，情绪急躁，多忧伤，偶有口苦。身体多疣状物，HPV 阳性。辨证：中气亏虚，水气不利。治法：补中益气，化气行水。处方：黄芪 10g，麸炒白术 10g，陈皮 5g，升麻 5g，北柴胡 5g，党参 10g，炙甘草 5g，当归 10g，猪苓 15g，茯苓 15g，泽泻 10g，滑石 10g。3 剂

2018 年 8 月 24 日复诊：服上药后症状有所好转，排尿时间缩短，咽喉不利。上方加法半夏 15g，姜厚朴 15g，紫苏梗 15g，炒牛蒡子 10g。14 剂。

2018 年 9 月 19 日第三诊：排尿已正常，现咽喉干痒，耳鸣，健忘，烦躁，入睡困难。处方：

黄芪 10g，麸炒白术 10g，陈皮 5g，升麻 5g，北柴胡 5g，党参 10g，炙甘草 5g，当归 10g，川贝 5g，茯苓 15g，苦参 10g，法半夏 15g，姜厚朴 15g，紫苏梗 15g，炒牛蒡子 10g，葛根 30g，骨碎补 30g，黄连 10g，栀子 10g，淡豆豉 10g。7 剂。

2019 年 2 月 23 日第四诊：仍烦躁，乏力。痔疮。形体消瘦，舌红，苔稍厚，脉弱。2018 年 8 月 9 号超声：右肾盂轻度分离，右侧输尿管上段稍扩张，膀胱残余尿 25ml。高危 HPV-DNA，2019 年 1 月 28 日复查现转阴性，尿检红细胞弱阳性。诊断：癥瘕，证型：蓄水证。治则治法：补中益气，滋阴利水。处方：茯苓 20g，桂枝 10g，白术 10g，泽泻 10g，猪苓 15g，白茅根 30g，小蓟 30g，栀子 10g，共 7 剂。

案例分析：一诊时用药为补中益气汤（原方）加猪苓汤（去阿胶），辨证抓住了"排尿困难……肛门脱垂感，疲乏明显"等术后正气未复，中气下陷，气化无力的其一病机，又没忽略"睡眠差，情绪急躁，多忧伤，偶有口苦，身体多疣状物，HPV 阳性"等阴伤毒盛化热的其二病机。《伤寒论·辨阳明病脉证并治》曰："若脉浮，发热，渴欲饮水，小便不利者，猪苓汤主之。"《伤寒论·辨少阴病脉证并治》曰："少阴病，下利六七日，咳而呕渴，心烦不得眠者，猪苓汤主之。"而对于补中益气汤，大家都比较熟悉且应用广泛，具有补中益气，升阳举陷之功效。从此病诊治经过可以看出，扰人半年之疾，3 剂药即已扭转乾坤，稍作对症加减，病人三诊，排尿已正常。后

因预约导致的阴差阳错，病人未能与师父在门诊见面，自行断续服3诊方，今天来诊时排尿困难的临床症状早已消失，未见反复，更为神奇的是，高危HPV-DNA由术前45，2019年1月28日复查转阴性，尿检红细胞弱阳性。这个案例诊治过程简单，看似也不复杂，但可以给后学者很好的启发。中医看病的重点就在于医生能把握住疾病的本质，若不能看到整体，被个别症状及表象所迷惑，虽然用药不一定完全南辕北辙，但总归是见招拆招，结果是一处病解，一处又起，最终疲于应付，难以痊愈，若是能把握住主要病机，即可一招制敌，毕其功于一役，迅速且彻底地解决患者的痛苦。

（戚沁园）

2019年4月23日　晴　星期二
癌症是个慢性病　减轻痛苦保住命

今天是我本月在深圳宝安中医院跟诊师父王三虎教授的第2天，因王老师在深圳开诊已一年余，也就有许多前来复诊的患者和慕名而来的患者，工作量比一年前明显增加了。在繁忙的诊疗中进来一对80多岁老夫妻，丈夫刘某患肝癌2年余，其间做介入治疗4次，于2018年7月19日第一次来找王教授治疗，当时气短少语，自觉皮肤发热，头晕头重，食少，便秘，舌淡苔薄，脉沉细。王教授以柴胡桂枝干姜汤合人参蛤蚧散加减。共来诊4次，病情有好转，后因患者觉中药太难吃，不想吃药，停止了中药治疗7个月，也没有用其他方法，病情还算稳定。半年来体重下降17kg，近日来觉右腹串痛，乏力气短，口干口苦，渴欲饮水，食少，嗜睡，便秘，查体见眼袋突出，声低气怯，舌红，苔厚，脉弱，诊断为肝积，肝郁脾虚，寒热胶结，气血郁滞，肾不纳气。病症变化不大，只是停药太久，病情进展。还是以柴胡桂枝干姜汤合人参蛤蚧散加减，处方如下：柴胡15g，黄芩15g，桂枝10g，干姜 10g，红参 20g，生地 30g，桑叶 10g，牡丹皮 10g，栀子 10g，鳖甲 30g，牡蛎 10g，姜半夏 15g，土贝母 15g，甘草 10g，水蛭 10g，防风 10g，白术 10g，茯苓 10g，山药 10g，薏苡仁 30g，黄芪 30g，六神曲 10g，鸡内金 10g，蛤蚧 1 对，瓜蒌 30g，薤白 15g，赤芍 30g，大黄 10g。

妻子则是左上肺癌术后 8 年患者，也是 2018 年 7 月 19 日第一次来诊。当时汗多，痰黄，咳嗽，失眠多梦，恶风食少，头痛心悸。王老师以自拟的海白冬合汤并射干麻黄汤，共治疗 4 次，诸症好转后也中断治疗 7 个月，病情稳定。这次主诉左下肢冷痛 1 年余来诊，疼痛影响睡眠，出汗多，脚发凉，凌晨一点至三点有胸闷，心悸，烧心，欲饮水，大小便正常，舌红少津有裂纹，脉浮滑。诊断：肺癌、胸痹。辨证：气阴两虚，痰热泛肺，胸阳痹阻，肝胆湿热。仍以海白冬合汤并射干麻黄汤化裁。处方：浮石 30g，白英 30g，麦冬 30g，百合 30g，姜半夏 10g，红参 10g，射干 15g，麻黄 10g，细辛 5g，紫菀 10g，冬花 10g，当归 10g，黄连 10g，瓜蒌 30g，薤白 10g，甘草 10g，猫爪草 15g，赤小豆 30g，连翘 30g，田基黄 30g，垂盆草 30g，茯苓 15g，菊花 15g，白芍 20g，独活 20g，肉桂 10g，牛膝 20g，赤芍 30g。开完处方后，两位患者都说着感谢，满意地离开。

癌症是个慢性病，减轻痛苦保住命。既是师父的口头禅，也是他多年临床实际的反映。作为一个中医肿瘤专家，看好过几个癌症还不如让很多像今天这对老夫妇得到切实有效的治疗、减少痛苦、延长生命来得更实在。看看今天的两张处方，似乎有点庞杂，这正是老年癌症矛盾众多的无奈之举。用师父的话说就是我们只能以复杂对复杂，不能以简单对复杂。个人学识浅薄，所写的东西自然肤浅，但和盘托出，或许可为慧眼卓识者提供原始资料。

（李启告）

2019 年 5 月 5 日　星期天　雨

肿瘤治愈不稀奇　临床有效也不易

2019 年 5 月 5 日，今年春季的最后一天。雨淅淅沥沥的下着，雨中的西安没了雾霾的味道，空气清新怡人，让人心情格外舒畅。下午是我在益群堂和师傅跟诊的日子。虽然下着雨，但是和平日一样，前来就诊的患者依然很多。当叫到 56 号时，一位年轻的女士推门进来，一见师傅就高兴地说："王教授，我的肿块没有了！"虽然我们会经常听到类似的话，但听到这个好消息，师傅和我们三个徒弟还是很激动，赶紧找出患者的电脑资料，记录如下：

杨某，女，31 岁，陕西汉中人，于 2018 年 10 月 7 日初诊，主诉宫颈癌术后 1 年余，复发 6 个月。放疗 25 次，化疗 4 次。症见：少腹连腹股沟胀痛，潮热汗出，手脚冰凉，乏力，声低气怯，头晕，口干，饮食正常，睡眠正常，小便少，大便不调，时干时稀，舌淡红有齿痕，苔薄，脉弱。核磁提示局部复发：盆腔左侧 2.0×1.3×1.0cm 大小肿块。中药治疗期间以温经汤为基础方，合海茜汤和三神煎。首诊处方如下：当归 15g，白芍 30g，肉桂 12g，吴茱萸 12g，川芎 20g，姜半夏 12g，干姜 12g，丹皮 12g，麦冬 12g，生晒参 10g，天麻 10g，山药 20g，薏苡仁 30g，桃仁 15，大黄 6g，水蛭 10g，蛇床子 15g，白蔹 15g，海螵蛸 30g，茜草 15g，鳖甲 30g，三棱 15g，莪术 15g。30 剂，水煎服，每日一剂。前后来诊 4 次，奔着效不更方的原则，根据病情变化做适当调整。患者经过半年的中医治疗，有这样的效果，医患均满意。

温经汤为师傅治疗妇科肿瘤的常用方，出自《金匮要略·妇人杂病第二十二》："问曰：妇人年五十所，病下利数十日不止，暮即发热，少腹里急，腹满，手掌烦热，唇口干燥，何也？师曰：此病属带下。何以故？曾经半产，瘀血在少腹不去，何以知之？其证唇口干燥，故知之。当以温经汤主之。""吴茱萸三两，当归，芎劳，芍药各二两，人参，桂枝，阿胶，牡丹去心，生姜，甘草各二两，半夏半升，麦门冬一升，去心。右十二味，以水一斗，煮取三升，分温三服。亦主妇人少腹寒，久不受胎，兼取崩中去血，或月水来过多，及至期不来。"患者主症为少腹连腹股沟胀痛，潮热汗出，口干，符合温经汤的少腹里急，腹满，手掌烦热，唇口干燥，故首选温经汤。温经散寒，养血祛瘀。本方的点睛之笔在于用了白薇这一味药，《神农本草经》谓："白薇，味苦，平，主疮肿，疽疮，散结气，止痛，除热，目中赤，小儿惊痫，温疟，女子阴中肿痛。"师傅在本案的治疗中加入白薇后，取得了意想不到的效果。用的就是白薇散结气，治女子阴中肿痛的作用，能散结气，就有消肿散结的作用，散哪里的结气呢，"女子阴中肿痛"很明确，这让我们不得不佩服我们祖先的智慧，几千年前就有这么明确的临床结论，按师傅的话说这就是中医的"靶向药"，能有缘继承中医文化，也算一件幸事。师傅常说"肿瘤治愈不稀奇，临床有效也不易"。这也反映出师傅的大医风采，不贪功，不自傲，真乃当世中医届之翘楚也。

（白海锋）

2019 年 5 月 18 日　星期六　晴

混乱境中定乾坤　模糊象内出奇招

五一假期中出诊，病人管理有点乱，许多人在诊室进进出出，有没预约上号来问王老师能不能给加个号，有听人介绍初次来就诊不知流程进来询问的，有来询问排序的，有老病号时不时进来打招呼的，在这熙熙攘攘的人群中，师父有条不紊，运筹帷幄，不为所乱，时不时或鼓励，或打趣一下。因为师父看的病人百分之九十都是肿瘤病人，容易让人悲观低落，这里就诊环境看似混乱，但不失热闹亲切，让病人反倒多了一份轻松。

突然，在忙碌的看诊中，正在就诊的病人说："医生，吃了上个疗程药后，流涕挺多的。"师父停了下来，立即在电脑上寻找病人完整的就诊记录，并对我说道，这个病人是鼻咽癌的病人，你关注一下，你从广东来，鼻咽癌又称广东癌，在广东发病率非常高，通过这个病案，可以总结下癌症病人燥湿相混的病机及临床表现，以及临床治疗的思路及方案。

翻阅病人的病历，病人上一诊是2019年4月3号就诊，病历记录是病情稳定，流涕消失。处方如下：水红花子30g，天花粉40g，麦冬40g，山药15g，酒黄精30g，粉葛30g，白芍30g，玉竹30g，陈皮10g，天冬30g，炙甘草15g，炒牛蒡子10g，桔梗10g，甘草12g，共20剂。

师父介绍说，这个病人是2012年鼻咽癌放疗术后就来就诊的，现年64岁，这几年病情稳定，各方面都不错，师父在介绍的时候，病人自己也说当时放疗后鼻咽部干燥难忍，全身状况也比较差，在师父这治疗调养后，已没有明显的不适。

师父分别把病人的就诊记录点开，给我们讲解这个鼻咽癌病人的治疗思路：①开始治疗早期，病人处于阴伤较重，所以治疗以养阴解毒、补肾壮骨为主，处方：石韦20g，玄参30g，麦冬40g，天冬30g，天花粉30g，白芍30g，甘草12g，石斛30g，玉竹15g，盐黄柏12g，墨旱莲12g，粉葛30g，烫骨碎补30g，煅磁石12g。

这个病人在治疗过程中，有一个特别的现象，就是时有流鼻涕，甚则给病人的生活造成很大的困扰，而同时仍有口干欲饮之症。回看病程记录，师父往往在此时加入小青龙汤加减。处方如下：石韦20g，玄参30g，麦冬40g，天冬30g，天花粉30g，白芍30g，甘草12g，石斛30g，玉竹15g，盐黄柏12g，墨旱莲12g，粉葛30g，烫骨碎补30g，煅磁石12g，麻黄9g，益智仁12g，细辛3g，干姜6g，生石膏30g，生地黄50g。

对于这类组方的思路，师父讲解到：到了肿瘤这样程度的病往往病机就不会单纯，燥湿相混，风痰成瘤，寒热错杂在这样的病情里随处可见，比比皆是。比如这个病人，虽然很明显鼻咽癌放疗后大多数病人都会出现鼻咽干燥异常，口渴欲饮之象，但病人出现的流清涕之象也不容忽略，这就是肺气宣肃失衡，导致水液不能敷布，从鼻涕而出，而病人又表现出的口渴及舌红苔少，恰恰反映了燥湿相混、寒热错杂的复杂病机，所以用小青龙即可以宣肺化饮止清涕，又可以化气行水润燥止口干，并以石膏清阳明热，生地养阴润燥。师父翻看着病情记录，不断点开给我们看，长达 7 年的治疗中，处方基本就是上述两方的交替转化，这些都是病情的需要，而且每每疗效灼灼。从 2018 年 1 月 30 号开始到上一诊 4 月 3 号，病人基本用的都是这个思路，处方未作加减，方如下：黄芪 50g，玄参 30g，麦冬 60g，天冬 30g，天花粉 30g，白芍 30g，甘草 12g，石斛 30g，玉竹 30g，盐黄柏 12g，墨旱莲 12g，粉葛 30g，烫骨碎补 30g，煅磁石 12g，盐菟丝子 30g，覆盆子 30g，地骨皮 15g，枸杞子 12g，菊花 12g，桑螵蛸 12g，桑葚 30g，桑白皮 30g，麻黄 12g，细辛 3g，炒苍耳子 10g，胆南星 10g，瓜蒌皮 20g，辛夷花 10g，炒苦杏仁 12g，肉桂 10g，生石膏 40g。

而这次病人刚开始描述的鼻流清涕多，就是因为上次症状消失，就减去了小青龙，师父说既然出现了症状，那我们有什么理由不用加上青龙方的药呢。所以师父立即处方如下：玄参 15g，麦冬 30g，天冬 20g，天花粉 30g，白芍 30g，甘草 12g，石斛 30g，玉竹 30g，盐黄柏 12g，墨旱莲 12g，粉葛 30g，烫骨碎补 30g，煅磁石 12g，盐菟丝子 30g，覆盆子 30g，地骨皮 15g，枸杞子 12g，菊花 12g，桑螵蛸 12g，桑葚 30g，桑白皮 30g，桂枝 12g，麻黄 10g，细辛 3g，炒苍耳子 10g，胆南星 10g，瓜蒌皮 20g，辛夷花 10g，炒苦杏仁 12g，肉桂 12g，生石膏 40g，猪苓 15g，滑石 10g，醋龟甲 30g，威灵仙 30g。

跟师父学习的过程中，我体会最深的就是师父在临症时经常有让人拍案惊奇的思路，当天在跟诊时还有一个病人患子宫肌瘤，病人也描述了一个特别的现象：过敏性鼻炎病史，特别容易感冒，右侧鼻塞，鼻干，恶风甚，大椎穴及肩胛骨明显，子宫肌瘤，头晕，咽中有痰。师父当时就说此病痰饮入里，鼻涕下流，肌瘤快速长大，肺失宣发，所以鼻干。并背诵小青龙汤或然证来举证思路的来源："伤寒表不解，心下有水气，干呕发热而咳，或渴，或利，或噎，或小便不利，少腹满，或喘者，小青龙汤主之。"当时处方也用了小青龙汤加减，这个病人后续我们再跟踪，到时分享给大家。

这里想表达的是，我们作为临床医生，经常会遇到让人挠头的病例，完全无从下手，王老师得益于对经典条文的熟练，以及临症反复的使用，融会贯通，总是能举一反三，不受一病一证的局限，快速找到思路，有了思路，不断验证总结经验，这是我们学习的重中之重。

（戚沁园）

2019年6月1日　星期六　晴
患儿重疾牵人心　儿童节里传喜讯

2019年6月1日上午在门诊跟师学习的时候，师父的手机微信连续响了好几声，在接诊完当下这位患者后，师父打开手机，看到的是一个令人欣喜的消息。要说起这个消息，源头还得从我2018年2月1日写的日记《经方合用效力强　胸腔积液有良方》说起。这是一位云南昆明的小患者，当时是左侧胸腔囊性病变，为包裹性积液并积气；肺脓肿，胸膜增厚，左肺门区淋巴结肿大。经过一个月的辗转求诊，治疗效果不佳，经人介绍微信联系上师父以后，通过文字和视频的方式远程诊断，经过三次治疗后效果很好。第三次联系是在2018年1月31日，患者母亲发来的核磁共振报告显示"与2018年01月15日本院MR老片对比，①左侧胸腔包裹性积液并积气病灶较前减小，邻近肺组织外压性改变较前好转，邻近胸膜增厚。②原左侧肺门区肿大淋巴结较前减小"。

2018年5月2日上午，孩子母亲再次联系师父："王教授您好，打扰您了，把第三次您开的药吃完，孩子感觉挺好的就没再联系您，最近2个多月也没有再喝药，4月份我带她又去复查了一下，原来囊肿都看不到了，胸膜增厚也缩小了，医生说是已经基本治好了。现在就是有胸腺增生的问题，还想找您看，我把检查报告发给您先看一下。"2018年4月9日昆明医科大学第一附属医院医学影像学报告单诊断意见：与2018年1月30日本院MR对比，①左肺下叶小片状异常信号，范围较前明显缩小；邻近胸膜局部稍增厚，较前范围缩小。②右侧胸腔内少量积液。③胸腺增生。

师父在视频诊断后对我们说："虽然病去十之七八，但基本病机尚在，余毒未了，上方要继续用，另外是要加桔梗，《金匮要略》里排脓散就用桔梗，更关键是《神农本草经》就说桔梗主胸胁痛如刀刺，她这里虽然不痛，但对胸腺增生的问题，还是有'靶向'作用的。"处方如下：芦根 30g，桃仁 12g，生薏苡仁 50g，冬瓜仁 30g，石膏 20g，麻黄 6g，杏仁 10g，甘草 15g，当归 9g，瓜蒌 20g，大枣 6 个，党参 12g，黄连 9g，姜半夏 9g，百部 12g，黄芩 12g，桔梗 10g，连翘 18g，14 剂。2018 年 9 月 4 日复诊，病情好转，师父开上方制成丸药，嘱其服一月善后。

　　时间来到了文章开头的这一刻，这次不是看病，而是报好消息。孩子母亲发来微信表达了感激之情，并说孩子现在学习生活正常，昨天去医院复查一切正常。看完微信，我说："师父，今天是六一儿童节啊，是个好日子。"师父颔首微笑。

（马传琦）

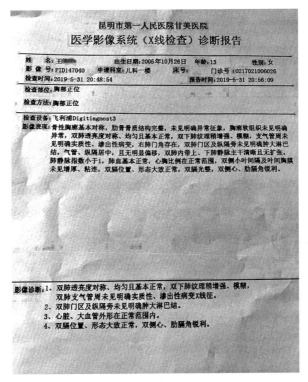

图 17　2019 年 5 月 31 日医院诊断报告

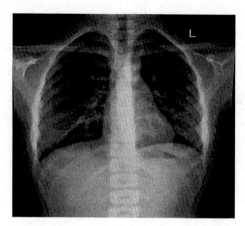

图18　2019年5月31日医院X光片

王三虎教授点评：

包裹性胸腔积液比较难治。早在1995年我就治愈过渭南市官路乡大同村民的包裹性胸腔积液。当时一次开30剂药的机会不多，患者在渭南振兴药店取药时引起围观，传为佳话。这是患者信任的结果。而本案小孩病更重，经人介绍，网诊开方，真是：你给我信任，我给你担当。几十年过去，我对病机的复杂已经熟悉，合用经方成为必然选择。守方一年余，终获良效。

2019年06月06日　星期四　晴

二贝母汤加减方　　乳腺疾病服之康

王老师离开柳州2年了，我总会不时想起跟他学习的那些日子。老师总会在有新的心得体会后，第一个讲给我听，乳腺类疾病是我印象最深的，因为他治疗乳腺癌的二贝母汤是被制成胶囊一直使用二十几年，疗效显著，而我就曾经亲自服用过几瓶，效果非常之好。二贝母汤也是我在临床上用得随心应手的方剂之一，有效病例实在太多，选一个印象深的记录下来。

患者李某某，女，27 岁，2015 年 8 月 20 日行右乳癌改良根治术，术后病理：浸润性导管癌 III 级，术后行化疗及内分泌治疗，2017 年 4 月 10 日复查发现右胸壁转移瘤，行 4 个疗程 GP 方案化疗及右胸壁肿瘤放疗，放疗后一直内分泌治疗。患者于 2017 年 11 月来我科治疗，复查乳腺磁共振提示：右侧胸壁数个片状强化灶，考虑转移瘤，及周围伴发水肿，左乳不均匀纤维腺体型。因为患者发病以来一直都是西医治疗，从未服用过中药，我就建议患者以中药治疗，患者于 2018 年 3 月开始服用中药。当时患者因放化疗后出现喉中有痰，难咳，乏力，纳差，腰膝酸软，膝关节疼痛，口苦，舌尖红，苔白，脉沉细，辨证为：放化疗后痰毒交阻，肝肾亏虚。方以二贝母汤为基本方加减：土贝母 12g，浙贝母 12g，骨碎补 30g，杜仲 12g，龟甲 30g（先煎），瓦楞子 30g，生地 12g，牛膝 12g，青皮 12g，山慈菇 12g，瓜蒌皮 12g，党参 12g，黄连 3g，甘草 6g，郁金 12g，茯苓 12g，柴胡 12g，黄芩 12g。方中土贝母、浙贝母清热化痰、散结消肿，解毒抗癌，骨碎补、杜仲、龟板、牛膝补益肝肾、强筋健骨，瓦楞子、山慈菇加强散结之力，青皮、柴胡、黄芩、郁金疏肝理气，党参健脾益气，黄连清热解毒。因患者家在外地，每次出院我为她开一个月的中药，从 2018 年 6 月后每个月服用 10 剂药。其间根据辨证调药但基本方不变，患者自我感觉良好，2018 年 10 月 17 日复查乳腺磁共振提示：①右乳癌术后改变，右胸壁放疗后改变，未见明显复发及转移。②左乳未见明显异常。从影像学及患者的自我感觉来说，二贝母汤治疗乳腺癌的临床效果是非常显著的。

中医上乳腺类疾病包括了西医的乳腺增生、乳腺纤维瘤、乳腺癌等，这些其实也就是程度不同而已。乳腺增生症（尤其是囊性增生）、乳腺纤维瘤是妇女常见病，发病率高，病程较长，在一定程度会向乳腺癌方面演变。而大多数乳腺癌患者往往伴有乳腺增生症、乳腺纤维瘤。现代医学研究证明，乳腺增生症的伴发病变主要有囊肿、乳头状瘤病和纤维瘤样病变等，它们与乳腺癌关系密切。乳腺增生症病人与同期同年龄非此病病人相比患乳腺癌的危险性增加 4～5 倍，乳腺纤维瘤的癌变率为 0.07%～0.35%。

　　二贝母汤是我的老师王三虎教授多年来精研古方，弥补古方之缺漏，并且结合丰富的临床经验，根据乳腺良、恶性肿瘤的主要病机，自拟的方剂，由第四军医大学肿瘤研究所研制成二贝母胶囊，在西京医院应用十几年来，疗效可靠，原方为：土贝母 12g，浙贝母 12g，山慈菇 12g，瓜蒌皮 15g，青皮 12g，夏枯草 15g，蒲公英 15g，连翘 15g，漏芦 10g，路路通 10g，甘草 6g。王老师认为，治疗乳腺癌，清代及其当代的医家长于辨证，而短于辨病，而且中医抗癌不能一药治疗多种癌症，应该向专病专药方向发展。二贝母汤治疗乳腺癌就是在这方面的探索。用普通的药物组方，就是从辨病论治入手，针对乳腺癌特有的病因病机，在继承的基础上有所创新。本方以解毒抗癌、化痰散结为治疗大法，用土贝母清热化痰、散结消肿，解毒抗癌为君药。《本草从新》用此"治外科证痰毒"，《百草镜》谓其"能散痈毒，化脓行滞，解广疮结毒，除风湿，利痰，敷恶疮敛疮口"。《本草纲目拾遗》《姚希周经验方》等古书就明确用于乳岩的治疗。《现代中药学大辞典》谓土贝母用于"急性乳腺炎、乳腺小叶增生、乳癌等，有解毒散结之效"。现代药理研究也证实"土贝母糖苷 I 具有很强的抗癌作用"，与乳腺癌的病因病机非常符合。山慈菇清热解毒，化痰散结、消肿。《本草正义》"散坚消结，化痰解毒，其力颇峻"一语指出了本药的特点。《本草新编》"山慈菇，玉枢丹中为君，可治怪病。大约怪病多起于痰，山慈菇正消痰之药，治痰而怪病自除也"。浙贝母，味苦，性寒。功能清热化痰，散结消肿。《本草正义》已指出本药可用于治疗"湿热恶疮"，《本草求原》谓其"功专解毒，兼散痰滞"，并明确用于"乳岩"。瓜蒌皮清热化痰，宽胸散结。《重庆堂随笔》揭示其"舒肝郁，润肝燥，平肝逆，缓肝急之功有独擅也"，也符合乳腺癌的病因病机。三者都能助君药化痰散结解毒为臣药。夏枯草，味苦、辛，性寒，长于清肝、散结、解毒。《本草纲目》谓其"解内热，缓肝火"，对于源于肝气郁结化火成毒的乳腺癌来说，夏枯草既能"清肝火，散郁结"，又能"舒畅气机"。蒲公英能入阳明胃经、厥阴肝经，凉血解毒，既是乳痈的首重药物，作为治疗乳腺癌的常用药也当之无愧。连翘，功能清热解毒，消肿散结，为痈肿积聚常用药。近代著名医家张锡纯强调连翘"善理肝气，既能舒肝气之郁，又能平肝气之盛"，而乳腺癌几乎均与肝气郁结有关，故用连翘能起到一石两鸟的作用。与青皮配伍疏肝泻火，消疮散结为佐药。漏芦清热解毒，消痈肿，通乳脉。与路路通配伍穿透力强，引药直达病所。甘草调和诸药，且能使诸药缓慢持久地发挥作用，均为使药。诸药配伍，共奏化痰散结，解毒抗癌之功。这个患者我还是关注比较多的，因为她实在太年轻了，我也希望她能痊愈，在后面的复查中，病情一直稳定，我也觉得好欣慰。

（邢晓娟）

2019 年 7 月 5 日　星期五　晴

子宫肌瘤很麻缠　当归贝母苦参丸

看太多恶性肿瘤的患者，有时候觉得既然恶性肿瘤中药治疗都有效，何况良性肿瘤。事实上并非如此。症状不明显的肿块往往见效也慢。就像子宫肌瘤，要使肿块缩小并非易事。从另一方面来说，"言不可治者，未得其术也"。还是用病例说话吧。这个患者是亲戚介绍的。患者范女士，51 岁，2015 年检查出子宫肌瘤，一直未予重视，2018 年 12 月 25 日在柳州市工人医院复查彩超提示子宫肌瘤较前增大，大小约 59×60×43mm，左附件囊肿，大小约 17×15mm。医生建议她行手术治疗，患者不同意手术，经朋友介绍2019 年 1 月找我就诊。就诊时患者无明显腹痛，平素怕冷，白带黄，纳可，二便调，舌暗红，苔白腻，舌下静脉曲张，脉沉。辨证为：湿热下注，阴虚血瘀。方以当归贝母苦参丸加减：当归 12g，苦参 12g，浙贝母 12g，土贝母12g，山慈菇 12g，瓦楞子 30g，生地 12g，黄芩 12g，桂枝 12g，茯苓 12g，黄柏 12g，薏苡仁 30g，川芎 12g，党参 12g，山药 12g，砂仁 6g（后下），水杨梅 30g，益母草 30g，乌贼骨 15g，茜草 12g。2019 年 1 月患者共服药 21

剂，因过春节，2019年2月患者一整月未曾服药，3月初开始复诊断断续续服药14剂，其间根据辨证调药，但是基本方不变，4月中旬在柳州市中医院复查彩超提示子宫肌瘤较前有所缩小。建议患者继续服药治疗，2019年6月我因工作调动到柳州市妇幼保健院中医科，患者随我至妇幼中医科就诊服药7剂。2019年7月4日在柳州市工人医院查彩超提示：子宫肌瘤，大小约40×39mm，左附件囊肿，大小约12×14mm。肌瘤及囊肿较前明显缩小。7月5日晚上，患者给我发微信，很高兴肿块较前明显缩小。虽然已经晚上11点了，我也是迫不及待地记下这个病例。我想如果患者依从性好些，坚持服药，效果会不会更好些，不过也不得而知。

当归贝母苦参丸是我的老师——全国著名肿瘤专家王三虎教授治疗妇科肿瘤的常用方剂，出自张仲景《金匮要略·妇人妊娠病脉证第二十》："妊娠小便难，饮食如故，当归贝母苦参丸主之。"王老师认为，本方选药精炼，是润燥并用的典范，适用于燥湿并见的病机特点。当归养血润燥，贝母润肺滋水之上源，与苦参清热燥湿相对，使润而不腻，燥不伤阴，提壶揭盖，下病上取，相反相成。患者舌下静脉曲张，兼有瘀血，正值围绝经期，使用《内经》中四乌贼一芦茹丸（乌贼骨、茜草）活血化瘀通经，取乌贼骨软坚散结，茜草活血止血，涩中有通之意。再加上土贝母、浙贝母、瓦楞子等加强软坚散结之力。患者平素怕冷，舌苔白腻，脾胃功能虚弱，予党参、山药等健脾胃益气，减轻寒凉伤胃。

王老师在治疗恶性肿瘤长期的临床实践中，提出"燥湿相混是贯穿某些癌症始终的主要病机"的观点，由于妇科肿瘤与当归贝母苦参丸证在病机上相似，病位上相同，药效相符，所以将当归贝母苦参丸作为治疗妇科肿瘤的基本方。《神农本草经》谓当归主："妇人漏下，绝子，诸恶疮疡金疮。"《药性论》谓当归主"女子沥血腰痛"，《日华子本草》谓当归"破恶血，养新血及主癥癖"。现代药理研究也证明："当归多糖对小鼠多种移植性肿瘤有较好的抑瘤作用，并与某些化学药联用可呈现协同作用，且降低副作用。"《神农本草经》谓贝母主"淋沥邪气，疝瘕"，《名医别录》谓贝母疗"腹中结实"，

《药品化义》谓贝母疗"肺痿、肺痈、瘿瘤痰核、痈疽疮毒",《增订治疗备要》谓贝母"用敷恶疮,敛疮口"。苦参,《神农本草经》谓主"心腹结气,癥瘕积聚,黄疸,溺有余沥,逐水,除痈肿",《药笼小品》谓苦参"清下焦血热"。现代药理研究表明"苦参总碱、苦参碱、脱氢苦参碱、氧化苦参碱对小鼠实体瘤 S180,均有不同程度地抑制作用"。可见当归贝母苦参丸活用治疗妇科肿瘤是有充分的理论和实验依据的,所以临床上也能取得良好的效果。

(邢晓娟)

2019 年 8 月 2 日　星期五　晴

惨不忍睹乳腺癌　内服外用眼界开

今天上午跟诊老师,诊务繁忙,每个患者都是身患重疾,而唯独一位病人让我印象深刻,她体态瘦弱,面色萎黄,但她的笑容却感染着身边的每一个人。

王女士,51 岁,宁夏银川人。一年前发现左乳有米粒大小溃破,未引起注意,后溃破逐渐扩大,确诊为乳腺癌,家人带她去西京医院做手术,在办理住院手续之际,她偷跑出来,只为了一个信念:保乳!并坚定地选择了中医治疗这一条道路,故慕名找到老师治疗。

2019 年 3 月 1 日初诊:左乳溃破如菜花状约 4×2cm,有脓性分泌物,面色萎黄,形体消瘦,倦怠乏力,头晕,自汗,大便不畅,日三行,舌暗有瘀斑,脉细数。老师辨证为痰热蕴结,聚毒成癌,用自拟的治疗乳腺癌专方二贝母汤合仙方活命饮加减,清热化痰,活血散结,解毒抗癌,托疮生肌,调畅气机,扶正祛邪,处方:土贝母 20g,浙贝母 20g,姜黄 10g,党参 10g,茯苓 10g,瓜蒌 20g,青皮 10g,炙甘草 10g,连翘 10g,路路通 10g,炒王不留行 20g,白花蛇舌草 30g,红参 20g,黄芪 30g,蒲公英 30g,

半枝莲20g，金银花20g，防风10g，白芷20g，当归10g，陈皮10g，天花粉20g，没药10g，皂角刺10g。水煎服，每日一剂。外用颗粒剂：大黄、黄连、黄柏、地榆清热解毒凉血，白芷、乳香、没药活血排脓，黄芪、当归生肌。经过5个月的间断治疗，疮面逐渐缩小，分泌物减少，有新的肉芽长出，并且倦怠乏力、头晕自汗逐渐好转。

单独中医治疗，有这样的效果，又使她对生活充满了信心，虽然面带病色，但她的笑容如春风拂面，她说：她现在并没有把自己当病人看待，在公交车上，她仍然主动给老人让座。心态好，是很重要的方面。

（王红兵）

王三虎教授点评：

对于乳腺癌早中期我还是积极推荐手术治疗。拖到晚期特别费事，内服外用虽顶些用，势必费力大而收效小。

2019年8月3日　星期六　小雨
跟诊勤学在笃行　德技双馨感悟中

我对王老师早已久仰其大名，几经筹备，辽宁营口的我与山西晋城的王红兵师兄于7月31下午抵达西安三府湾汉庭酒店（王老师指定的地点）后，就与王老师取得联系。老师没多说，你们住哪个房间？时间不长就听到了敲门声，师兄迫不及待地打开了门，见王老师与夫人一同手提自己所编写的著作笑容可掬地与我们打招呼，王老师性格开朗，聊天之中流露出机智与幽默。

跟诊期间见大量肿瘤患者接踵而来，猝不及防，这样的门诊量给初次跟诊的我们以窒息的感觉，但王老师却是谈笑风生从容面对。老师的患者以恶性肿瘤居多，但也有一些其他的疑难病，患者来自全国各地五湖四海，复诊患者满意度极高。随诊时间最长的有二十三年的老者，亦有刚刚慕名而至的新患者。对于恶性肿瘤，西医讲五年生存率，在老师这里可以说是不断刷新着奇迹。我看到几乎每个患者都是发自内心的感激，依从性特别好。老师的处方并不复杂，主要是来自于中医经典《伤寒论》《金匮要略》《备急千金要方》。老师在十六岁时开始学习《伤寒论》，两年后就能把全部条文背得滚瓜烂熟，练就了童子功。现在肿瘤临床用经方如同探囊取物，信手拈来，左右逢源。在熟读条文的同时并做到深入理解与众不同地解读，常常是在无字处发掘真理，应用于临床反馈出惊人的疗效。许多患者由最初的绝望，在不断的治疗当中随着症状的改善、体质的改善和各项指标的恢复，标志物的转阴，惊喜的神情便浮现于脸上。作为医生还能有什么事情更能让自己高兴呢！

跟诊三天以来，见到轻重不一的患者过百名，但今日诊一患者使我的印象更为深刻，有必要记录一下。周先生，男，68岁。2019年6月7日结肠癌术后一年零四个月，肺癌转移2月，气急，左胸痛连及左上肢，喉中痰鸣。无高血压，汗少眠差，大便不成形，食欲下降，舌红苔厚，脉数。伴有黄疸。处方：射干麻黄汤加减。7月1日复诊肢胀减，痛减，痰多，舌红苔厚，脉软。上方加赤石脂15g，厚朴20g。7月15日复诊，痰少，痛减，上楼则喘。舌苔黄厚，脉软。上方加蛤蚧1对。8月3日复诊：左肩疼痛大减。患者讲初服中药半月后双手出现了白癜风样改变。伴随着白斑的出现身体上的不适也随着出现了不同程度的减轻。看着患者家属与患者本人在描述这一过程时的喜悦神情，我暗自给老师竖起了大拇指。王老师真是个既有理论又有实践的经方大家，这不就是王老师所讲的"风邪入里成瘤说吗"！王老师讲：风为百病之长，经常乘虚入里客于经络脏腑之中，久瘀而成瘤。随着肿瘤的消散，风邪也会以多种形式由里出表。这是多么形象而又客观地描述病因病机！

老师用射干麻黄汤引邪外出，驱邪出表。并佐以扶正之品。见此方高明之处可谓是攻补兼施，祛邪而不伤正，扶正而不留邪。这次千里迢迢跟诊真是不虚此行！我们为能遇到这样一位高明的老师而感到自豪和庆幸！

（刘雪峰）

2019年8月3日　星期六　小雨

淋巴肿瘤巨无霸　内服外用患者夸

今天下午，一位80多岁的老太太由家人扶着走进诊室，老师向她打招呼："老人家，怎么样？"老人说："王教授，好着呢，可好了！你的膏药太神了。"王老师发出了开心而爽朗的笑声。

老人虽然腿脚不太利索，有点驼背，但精气神很好，言语中能感觉出她是个非常开明的老太太。落座后老人又说："王教授，多亏您了，这药一抹上去，凉酥酥的，肿块消了大半，也能吃饭了。"说着，解开上衣扣，露出右颈肩部，我从来没见过这么大的肿瘤，向上突起，后至后颈部，前至咽喉部，呈暗红色。

李女士，85岁，患恶性淋巴瘤8个月，放弃西医治疗慕名而来找老师诊治。

2019年7月6日初诊：巨大淋巴瘤约13×10cm，压迫食管导致吞咽困难，局部红肿发热，伴口苦口干，纳差，舌红苔腻薄黄，脉弦细数，老师辨为太阳阳明合病夹痰热瘀毒，以小柴胡汤加石膏合二贝母汤加减：人参10g，柴胡15g，半夏15g，黄芩12g，生石膏30g，土贝母12g，浙贝母12g，青皮12g，夏枯草15g，蒲公英15g，连翘15g，半枝莲15g，白花蛇舌草15g，路路通10g，甘草6g，生姜15g，大枣15g。又开一外用处方：大黄150g，芒硝100g，乳香50g，没药50g，细辛100g，半夏100g，麻黄50g，炒王不留行100g，蜈蚣10条，土鳖虫100g。上方为颗粒剂，适量用醋、酒、蜂蜜调匀，涂患处，每日一次。共治疗25天。结果局部红肿消退明显，瘤体压迫食管症状有所缓解，全身症状均明显改善。二诊效不更方，继续治疗一个月以观察疗效。

体会：内服方以小柴胡汤泻少阳之风火，生石膏清阳明之里热，二贝母汤清热散结，解毒抗癌。虽辨证准确，但在面对这样巨大的瘤体面前，仅内服中药恐难以取得快速疗效而使压迫症状缓解，关键在于外用药，方中以大黄、芒硝凉血解毒、软坚散结，乳香、没药、土鳖虫活血破瘀疗疮，半夏化痰散结，麻黄、细辛、王不留行利九窍、去死肌、破癥坚积聚，蜈蚣攻毒散结，共凑清热解毒、软坚散结、破瘀通经而消癌肿之效，虽然是外用药而非杂凑成方，却是组方严谨，丝丝入扣。内服外用，共同抗敌，效宏力专！

（王红兵）

王三虎教授点评：

这几年我在肿瘤临床，应用中药打粉外涂患处的方法取得了一定经验。王红兵医师从山西到西安跟我临证学习，三天时间写了两篇日记都涉及外用方法。抛砖引玉，或可为恶性肿瘤的治疗找出一些有效方法。

2019 年 8 月 5 日　星期一　晴
重大疾病源源来　七年患者鼻咽癌

跟诊王三虎教授出诊第五日，每天大量的肿瘤患者源源不断地涌来，各类患者轻重不一，缓急各异。每位患者对待疾病的态度也是各有不同，但是大体规律是新患者表情凝重，而老患者则是神情淡然。大多数人都是谈癌色变，得知自己得了癌症吓得惶惶不可终日。但是病得久了，经过王教授的治疗却发觉癌症并没有像想象中的那么可怕。

薛先生，7 年前因鼻部不适体检诊断为鼻咽癌，住院行放化疗治疗。先后化疗 6 次，放疗 33 次，在此期间放化疗所带来的不良反应明显体现出来，各种不适难以言表。经人介绍走进了王三虎教授的诊室。西医认为鼻咽癌的病因与很多因素有关：家族遗传因素、种族的易感性（多见于黄种人）、地域因素（多见于两广闽南及东南亚国家）、EB 病毒的感染等，还有很多无法考证的因素。王三虎老师在广西工作十三年，对鼻咽癌有丰富的治疗经验，认为鼻咽癌是：肝胆气机不利，肝郁化火，炼津成痰，凝结颃颡，日久成毒，鼻咽部为肺胃之门户，肺失宣发，胃失和降，至燥湿相混，湿热互结，瘀久成毒。加之外因，地处湿润，气温偏高，常常汗出伤阴，复感风邪。风为百病之长，轻扬开泄，易袭阳位，风寒外束肺气不利，气不行则湿不化，风、寒、湿、火胶着久瘀成毒等多种原因复杂难辨。王老师就是在这种复杂的病机当中寻找突破口，凭着多年临床功底，独具慧眼，直中要害，有一套成熟的诊疗方法。对于放疗后气阴两伤，口干舌燥，多在养阴中少佐化痰燥湿之品。

目前该患者处方如下：水红花子 30g，天花粉 30g，麦冬 40g，山药 15g，黄精 30g，粉葛 30g，白芍 30g，玉竹 30g，陈皮 10g，天冬 30g，炙甘草 15g，炒牛蒡子 10g，桔梗 10g，生甘草 12g。

患者 7 年来一直是风雨不误，每月必来复诊，调出病例记录，发现上个月没来复诊，问及为何没来，患者笑答，上个月到桂林去旅游了。听到此处我恍然大悟，为何老师的门诊量如此之大，原来是多年的老患者一直与老师的出诊地点及出诊日期随行。老师也常常与患者开玩笑说："你们要跟住我，一个都不能少！"这话说起来简单，但是做到了是何等的不容易呀。可谓是台上一分钟，台下十年功呀！以老师为榜样，日后我们要加倍努力，苦练基本功功，将来在自己的舞台上也同样能演绎出精彩！

（刘雪峰）

2019 年 8 月 6 日　星期二　小雨
半年乙状结肠癌　病去八九不想来

老师作为一名肿瘤专科医生，他深知病人身体和心理上的疾苦，在治疗的同时，更善于从心理上疏导和安抚病人，并用他特有的风趣和幽默缓解患者紧张的心理，这对治疗也是非常有益的，时间长了，就有一种特殊的医患情结产生了。

今天上午，从志丹县来了一位患者，70岁，女性，面白皮细，慈眉善目，脸上泛着红光，能看出病人和老师已是老熟人了。患者说："王教授，我这次感觉快好了，精神也好了，大便也好了，肿块也摸不着了。"老师给我介绍说，这个患者患乙状结肠癌，未手术放化疗，治疗半年，情况非常好。诊毕，家属递上两个大袋子说："王教授，这是我们家里种的蔬菜，没有打农药，还给你摘了些野菜。"老师接过袋子一看，是瓜和豆角，还有马齿苋，连声说："好！好！这个好！我收下！"患者说："王教授，我感觉病快好了，吃完这次药我能不能不来了？"老师说："虽然病去大半，但还需要巩固疗效，还得来，逐渐减量，不然我就吃不到你的菜了。"说毕，引得大家哄堂大笑，我们也被这种质朴的情感所感动。

2019年2月12日初诊，高女士，70岁，左下腹痛，便后痛减，大便带血，色黑红一年，便有黏液，里急后重感，便不净感，纳差，喜热饮，伴睡眠差，头昏，胸背部常痒，两目干涩，口干夜甚。经结肠镜检查和病理检查诊断为乙状结肠癌。未行手术和放化疗治疗，经人介绍，来求治于老师。老师做腹部触诊，在左下腹触及腊肠样肿物，有压痛，可推移。舌质红，舌苔薄黄，脉沉弦。综合以上症状体征，诊断为肠风、脏毒，辨证为风入大肠，热毒壅滞，气血不利。拟方以白头翁汤、大黄牡丹汤、三物黄芩汤加减：白头翁20g，黄芩12g，黄连9g，炙甘草12g，生地30g，苦参12g，大黄3g，丹皮12g，桃仁12g，冬瓜仁30g，薏苡仁30g，败酱草30g，槐花12g，地榆30g，荆芥12g，防风12g，刺猬皮12g，肉桂5g，46剂。嘱忌辛辣，坚持服药。

2019年4月2日，二诊，服上药后显效，已无腹痛，便血大减，大便成条状，有头晕、口干，饮食睡眠均好，舌有瘀点，脉沉数。上方加土鳖虫10g，天麻15g，增桃仁、大黄、肉桂量至20g、6g、10g，续服30剂。并加针刺足三里，三阴交，阳陵泉，合谷，百会，阑尾穴。

2019年5月7日三诊：白带色黄量大，甚至水样，县医院诊断有滴虫性阴道炎，腿软，足踝肿，口干，纳少，耳痒，左眼视物不清。左下腹仍可触及腊肠样肿物，舌淡胖水滑，脉沉细。上方加土茯苓30g，车前子30g，白矾3g，白英30g，白蔹12g，蛇床子20g。针灸同上。并用外用药：白矾50g，杏仁100g，蛇床子100g，苦参100g，共为细末，取适量蜂蜜调入阴中。

2019年6月4日四诊：白带明显减少，足踝肿消，恶风寒易感冒，头晕时昏时清，大便不畅，口干，舌暗，脉沉。方以桂枝汤和三物黄芩汤合方加味：桂枝12g，白芍12g，生姜15g，大枣20g，炙甘草10g，黄芪20g，白术12g，防风10g，土茯苓30g，生地30g，黄芩12g，苦参12g，海螵蛸18g，茜草12g，猪苓30g，白蔹12g，蛇床子20g，红参12g。25剂，水煎服。

2019年8月6日五诊：患者述，精神纳食睡眠均好，时有便不净感，遇冷则白带多。触诊左下腹腊肠样肿物已消失。舌淡胖，脉沉。上方加天麻15g，白蒺藜12g。20剂。嘱逐渐减量间断服药以巩固疗效。

《伤寒论》371条："热利下重重者，白头翁汤主之。"373条："下利，欲饮水者，以有热故也，白头翁汤主之。"《金匮要略·疮痈肠痈浸淫篇》："肠痈者，少腹肿痞，按之即痛如淋，小便自调，时时发热，自汗出，复恶寒，其脉迟紧者，脓未成，可下之，当有血，脉洪数者，脓已成，不可下，大黄牡丹汤主之。"一诊抓住腹痛、大便下血里急后重、少腹肿物为主证，理当白头翁汤与大黄牡丹汤合方，病属阳明热毒壅盛，热盛肉腐而下利，热聚血壅而成肿痞。《金匮要略》附方《千金》三物黄芩汤治"妇人在草褥，自发露得风，四肢苦烦热，头疼者，与小柴胡汤。头不痛但烦者，此汤主之"。本方清热除烦，生地量独大，病机当属血虚有热的血证，根据口干夜甚及便血正合此方，加薏苡仁、败酱草又有治肠痈的薏苡附子败酱散之意。一诊取得显效后，二诊加活血破瘀药以攻逐痞块。三诊太阴水湿下注，又加利水除湿、温阳收涩之剂。外用药取蛇床子散和矾石丸为底方加味清热燥湿，收敛止带。四诊邪去大半而现正气虚衰、表虚不固的太阳表证，以桂枝汤、玉屏风散益气解表，合三物黄芩汤、海藻汤燥湿利湿以驱邪，终使肿块消失。太阳、阳明、太阴、热毒、瘀血、水湿、正虚等病机错综复杂，老师在治疗中抽丝剥茧，迂回曲折，应对自如，可谓"四渡赤水"而获全功！

（王红兵）

王三虎教授点评：

　　该患者是我在中医学校的同学，现在的延安市名中医郭平郑重介绍来的。单纯用中药治疗癌症，也只有这样十分信任心无旁骛的人才能有效展开。这个病例既有白头翁汤、大黄牡丹汤、三物黄芩汤针对大肠癌的辨病论治，也有涉及到胞宫的辨病论治。《金匮要略·妇人杂病脉证并治第二十二》曰："妇人经水闭不利，藏坚癖不止，中有干血，下白物，矾石丸主之。""蛇床子散方，温阴中坐药。"开妇科阴道用药的先河。本案取两方之意，组成阴道用方，确有效验。一个月后患者说这样用药放入容易取出难。我让直接用纱布包裹药粉放入，留以线头在外，夜晚放入，晨起取出，颇为顺手。这已经是王红兵医师短短几天第三次报道外用方药了，诸位看官，可曾记否？值得一提的是，其老头伴随而来的第二次，以心动悸，脉结代求诊，我用炙甘草汤原方25剂，当月痊愈。次月老头颇为赞叹，他说："怪了，我们县城的医生以前用炙甘草汤就是无效。"我想，药物用量的因素吧。我们学习张仲景就是要亦步亦趋，最好是惟妙惟肖。

2019年8月6日　星期二　小雨
癫痫治疗有多难　自闭严重伴心烦

　　跟诊王三虎教授的第六日。随着跟诊次数的增加，观察到在老师的门诊当中各类的顽疾还真不少。

严某，男，21岁，陕西人。自闭症十五年，癫痫十四年。最初以小发作为主，自2017年开始频繁出现大发作，用西药虽能控制发作，但副作用大，生活不能自理。2019年3月5日在老师这里初诊，病历记录：自闭症，癫痫，伴头晕，不愿与外人沟通，夜寐差，大便干小便无异常，牙龈肿痛，口唇红，面目红赤，恶心易咳嗽，无口苦，舌红边尖尤甚，苔黄厚，脉沉。

处方：白矾5g，郁金12g，柴胡10g，黄芩10g，姜半夏12g，生姜4片，大枣30g，甘草10g，生晒参6g，茯苓10g，石菖蒲10g，远志9g，桂枝10g，白芍20g，天竺黄10g，胆南星10g，大黄10g，生石膏30g，水牛角30g，丹皮10g。上方26剂。同时配合针灸，取穴：足三里、三阴交、阳陵泉、丰隆、太溪、太冲、内关等穴位。

2019年4月2日复诊，癫痫未发作，针药并用效果明显，能外出上街。当下症状，大便干，手足汗出，唇红面赤，舌红苔黄，脉滑数。上方加天麻15g，菊花30g，连翘18g，黄连9g，改大黄15g，32剂。

2019年5月7日第三诊，可外出，胆小怕事。精神气色好转，唇红。舌红苔黄，脉滑。上方加：枳实15g，竹茹12g。28剂，加针灸。

2019年6月4日第四诊，胆子变大了。腹大，大便硬，面赤唇红，舌红苔薄黄，脉弦。上方26剂，7月处方同上。

2019年8月6日第六诊，减少抗癫痫西药剂量，癫痫仍未发作。无胆怯，喜外出，咽喉部不适，爱清嗓子，大便畅。舌红苔黄，脉弦。上方26剂。

自闭症没好方法，癫痫病更属顽疾，病因复杂，西医认为是大脑神经元的异常放电所致，但究其原因也很难说清。治疗多以抑制神经细胞的兴奋为主。疗程更是遥遥无期。王老师的方子我刚看上去也是迷惑重重，空闲时赶紧问老师的遣方思路，老师笑答："这类患者多是风邪所致，风从少阳而入，入髓上脑，扰动脑髓，清窍失养而发癫痫，治以祛风、养脑、定智、和解少阳、疏通气机。使风邪得出，少阳得畅，三焦得通，髓窍得养，故而病向愈。"简短几句就把一个如此难解的顽症，从发病到治疗阐述得清晰明朗。

回顾上方，方中含有矾金丸，豁痰开窍，清心安神。柴胡剂疏利少阳气机，桂枝汤引邪出表，定志丸，安魂定魄。大黄、石膏，推陈致新清久郁之热。佐以针刺，辅助醒脑开窍。反思老师的处方，豁然开朗，理法方药，井然有序，方从法出，法随证立，排兵布阵，环环相扣，不愧为一代经方家！

（刘雪峰）

2019 年 08 月 24 日　星期六　晴

千金三物黄芩汤　放射肠炎是良方

放射性肠炎是肠癌、盆腔等肿瘤放疗后最常见的并发症，约 70% 的患者都会出现程度不一的急性胃肠道症状，严重影响患者的生活质量。第一次见陈师傅时，他很着急的样子，因为他已经把柳州所有的三甲医院住遍了，甚至一个医院外科、脾胃病科、肿瘤科几个科室轮流住，就是因为直肠癌放疗后引起的放射性肠炎一直不能缓解。而来我们科室，用他的话说是误打误撞，因为他在肿瘤二科已经住过一次院了，刚好那天我值班，其实我还庆幸他遇到了我，不过在经过中药治疗后，他的症状的确显著缓解，所以就迫不及待地记录下来。

患者陈某，男，68 岁，2017 年 10 月 26 日在柳州市某医院行直肠癌根治术，术后行直肠癌放射治疗，剂量 50Gy/25f，放疗后患者一直出现肛门坠胀、灼热辣痛，每天最多需服用 15 片吗啡缓释片方能缓解疼痛，辗转于柳州市各大医院治疗，均无缓解，痛苦不堪。2018 年 12 月 20 日来我科就诊，当时症见：肛门灼热辣痛难忍，里急后重，乏力，口苦口干，纳差，眠差，偶有尿痛，大便呈黏液血便，日 6～7 次，舌红，苔黄腻，脉弦细。辨证为：热毒壅盛，湿热下注，燥湿互结。方用三物黄芩汤加减。黄芩 12g，生地30g，苦参 10g，白头翁 12g，秦皮 12g，薏苡仁 30g，防风 6g，大黄 10g，黄连 3g，枳壳 12g，败酱草 30g，生晒参 12g，木香 9g，茯苓 12g，地榆 12g。

方中黄芩清虚热，苦参清湿热，生地清血热，白头翁清热解毒，凉血燥湿，地榆清热止血，《日华子本草》谓："赤白痢并水泻，浓煎止肠风。"《本草纲目》引用杨士瀛"诸疮痛者加地榆，痒者加黄芩"之说。薏苡仁健脾燥湿，益肠排脓，并且是世界公认的抗癌药物，《药品化义》："薏米，味甘气和，清中浊品，能健脾阴，大益肠胃。"《本草新编》谓"薏仁最善利水，不至耗伤真阴之气"，王老师认为薏苡仁是燥湿相混致癌的药有效药物。《药性论》讲败酱草时提到"治毒风顽疾，主破多年凝血，能化脓血为水"，"毒风"其实就是肠道肿瘤的"肠风"，《药性论》记述败酱草治"毒风"，而是治多年凝血，而且能化脓血为水，是对王教授"风邪入里成瘤说"的最好补充。而"破多年凝血"是对放射性肠炎气机不畅、瘀血病机的准确叙述。患者经过手术、放疗，正气虚弱，予生晒参大补元气，木香行气化滞，茯苓健脾渗湿。大黄也是本方中重要的药物之一，泻热通腑，推陈出新，活血化瘀，排毒外出，并且体现通因通用之效。患者服用2天后，大便量明显增多，但排出后肛门疼痛、里急后重均有所缓解，患者自觉一年来都无如此轻松过，服用4剂药后，大黄减量至6g，在以后的就诊中随证治之。治疗1月余，其间患者吗啡缓释片逐渐减量，至2019年3月患者再次就诊，只是在偶有疼痛的时候才服用吗啡缓释片，症状一直稳定。

可见，三物黄芩汤加减治疗放射性肠炎临床疗效显著，效果可靠。王三虎教授的学术思想、临证经验等，值得吾辈进一步研究探讨。

（邢晓娟）

2019年9月12日　星期四　晴

小小年纪受风寒　发烧七月真可怜

今天是师傅来到渭南中心医院后我跟诊的第12天，每次跟诊都有一个不一样的收获，今天更有惊喜说。早上九点多来了一个姜姓男孩，21个月。

家属非常高兴告诉我们孩子吃了师傅六剂药，十二天就发烧过两次，孩子当时找师傅看诊时已经持续烧7个月，中西医多方治疗毫无效果，经渭南同仁推荐，2019年9月2日在西安天颐堂中医院初诊：发热，以白天为主，最高40.7摄氏度，每天发烧一到两次，服用退烧药才能退烧。手指关节肿胀变成橄榄状，腹股沟淋巴肿大。面黄肌瘦，泪流两行。白细胞16.44，血小板728，舌淡脉弱。西医诊断：幼年特发性关节炎，师傅开方：独活寄生汤加黄芪，升麻，柴胡，败酱草，连翘；原方：桑寄生12g，独活12g，秦艽12g，防风12g，细辛3g，川芎12g，当归12g，生地黄12g，白芍12g，桂枝10g，茯苓10g，杜仲12g，川牛膝12g，生晒参10g，炙甘草10g，黄芪10g，升麻6g，柴胡6g，败酱草15g，连翘15g。水煎服，一剂分六次，一天三次服。

今天检验单提示白细胞12.71；血小板589，明显好转，孩子服药后发热两次最高38.5摄氏度，开始服药后出现冷汗，背痒，近日腹泻，清涕，食可，舌淡，脉弱，面黄。今日开方同上。

为什么这么小的孩子会出现这种情况，师傅说孩子是受风了，孩子父亲说空调经常开到16度，先不说孩子能不能受得了这么冷的温度，现在很多成年人的病因也是空调，或者运动完立即洗澡，这样风邪都很容易侵入身体；师傅开了独活寄生汤，这是治疗久痹，肝肾两虚，气血不足，外受风寒之常用方。其证乃因感受风寒湿邪而患痹证，日久不愈，累及肝肾，耗伤气血所致。外受风寒，卫气抗争故发热。风寒湿邪客于肢体关节，气血运行不畅，故见肢节屈伸不利，或麻木不仁，正如《素问·痹论》所言："痹在于骨则重，在于脉则不仁。"肾主骨，肝主筋，邪客筋骨，日久必致损伤肝肾，耗伤气血。其证属正虚邪实，治宜扶正与祛邪兼顾，既应祛散风寒湿邪，又当补益肝肾气血。方中当归、川芎、牛膝、桂枝活血，寓"治风先治血，血行风自灭"之意。甘草调和诸药，兼使药之用。黄芪益气补虚，败酱草在现代医学中认为其有降白细胞功效，升麻《神农本草经》曰："味甘。平。解百毒。杀百精老物殃鬼。辟温疫瘴气邪气蛊毒。"《名医别录》曰："升麻，味苦。微寒。无毒。主解毒入口皆吐出。中恶腹痛。时气毒疠。头痛寒热。风肿诸毒。"今天的病例让在场的几位医生感慨万千，发热，竟可以这样治疗。

（王娜娜）

王三虎教授点评：

独活寄生汤治疗痹症习以为常，治疗发热，而且如此之久实属罕见。6年前我在柳州遇见一个老太太，嗓门很大，一进门就说发烧3年多，伴有多处关节痛，辗转求医，无计可施。我说，我有办法，白虎桂枝汤即可。结果，不理想。取巧不成，只能慢慢来，独活寄生汤加减，大约30余剂，热不再发，关节疼痛消失。冷汗，背痒，腹泻，清涕皆是风邪外出的表现，平淡之中的神奇，印象颇深。这个小孩，与这一病例何其相似。只不过脏腑娇嫩，面黄肌瘦也提示中气亏虚。补中益气汤就是甘温除大热的妙方，此时不用更待何时？两方相合，药味多，剂量大，实出无奈。今天小孩一进诊室仍哭哭啼啼，我高举双手说，我不打针，哭声立止。天佑中华有中医，小孩子从小就和中医有了不解之缘。

2019年9月15日　星期日　晴

小儿咳嗽莫慌张　说来说去是经方

自从来柳州市妇幼保健院工作后，看病的人群转变了太多，以前都是看肿瘤的多，现在反倒看病的范围宽了许多，下面这个患者是我来妇幼工作后看的第一个儿童患者，印象深刻是因为患儿已经咳嗽一年多了，辗转看了许多专家，咳嗽一直不好，我一下子就想起来王老师曾经说过，他刚开始当医生时看的就是儿科，而我在跟随王老师学习的十几年中，他教给我的不光是治疗肿瘤病，其他科也大有涉及，而我在临床中，觉得用王老师的思路的确要比照书搬的效果好很多。

　　患儿陈某，男，5岁8个月，2018年7月13日感冒后出现咳嗽，受风、运动后咳嗽加重，甚至咳嗽至呕吐，偶有咳痰，色白，出汗多，1年来经多方治疗咳嗽一直未缓解。2019年6月19日因感冒发热找我看诊。刻诊：发热，咳嗽，咳痰不明显，汗出，纳差，不欲饮食，大便干，舌红可见芒刺，苔白。诊断：咳嗽。辨证：营卫不和，太阳阳明合病。方药：桂枝汤加厚朴、杏仁、石膏。3剂，水煎服，每日一剂。服药后发热缓解，但患者咳嗽、出汗一直未曾缓解。2019年8月26日再次就诊，即改变思路，辨证为：营卫不和，痰浊闭肺，气机上逆引动伏痰。方药：桂枝加厚朴杏子汤合三子养亲汤加减。桂枝9g，白芍9g，甘草3g，杏仁6g，大枣6g，厚朴12g，党参12g，白芥子9g，紫苏9g，莱菔子9g。5剂，水煎服，每日一剂。服药后，患儿出现咳痰爽利、增多，运动后咳嗽减少，困扰一年余的咳嗽终于有所缓解，饭量也增加了，随后的就诊中，随症加减，但基本方不变。

　　按：俗语有云："咳嗽，咳嗽，医家的对头。"足见咳嗽一症，看似寻常，治疗却颇为棘手。今世之医，止咳多用款冬花、紫菀、马兜铃等止嗽药于一方，进行饱和轰炸，强权镇压，结果逼而生变，往往适得其反，不仅咳反加剧，而且生出胸闷气紧、声嘶咽痛等变证来。其实，治咳之真诀，只在《内经》《伤寒论》《金匮要略》中求之便可获得，《内经》论咳嗽之总纲，《伤寒论》论外感之咳，《金匮要略》论内伤止咳。此患儿一开始只是感冒咳嗽，但是多用寒凉、止咳之药，导致营卫不和，痰浊内闭于肺内，肺失肃降，运动后气机上逆，引动痰浊而咳嗽加剧，故痰浊不去，咳嗽不止。桂枝加厚朴杏子汤是以外感后营卫失调，肺气不利为主要病机的病证。《伤寒论》指出本方证见于2种情况：一是太阳病误下之后；一是素有喘疾，又病太阳中风，外感引动宿疾。患儿受风后咳嗽加重、不欲饮食，说明肺中有寒，痰壅气逆食滞，三子养亲汤具有温肺化痰、降气消食之功效，用在此处最合适不过了。两方合用，自然药到病除。

（邢晓娟）

2019年10月9日　星期三　晴

自拟海白冬合汤　临床适应证更广

今天是我第八次跟诊，今天下午来了这样一位男性患者，患者女儿非常感谢师父，说她父亲服用了师父给开的方子，仅仅服用了三剂解决了他多年的咳嗽咳痰，纳差，大便干燥，主要是只服用了3剂，服用的是师父自拟方子海白冬合汤，患者是乳腺癌术后十年，虽然不赞成套方用药，但是经常有患者来看病说用了师父书上的方子效果很明显，说明辨证用药效果非常明显，本次师傅开方：浮海石30g，白英30g，麦冬30g，百合60g，射干15g，蜜麻黄10g，石膏30g，紫菀30g，款冬花12g，苦杏仁12g，白芍12g，当归12g，熟地黄30g，甘草12g，瓜蒌30g，黄连10g，姜半夏15g，地黄30g，肉桂10g，黄柏12g，知母12g。

海白冬合汤是在师父提出的"肺癌可从肺痿论治"观点指导下，以经方麦门冬汤集滋阴润肺和化痰散结于一方，扶正与祛邪并用的思路为基础，化痰散结，益气养阴，主要用于痰浊泛肺，气阴两虚型肺癌。以咳嗽、胸闷、胸痛、气短、乏力、口干等为主症。方中以海浮石化痰散结，白英清肺解毒抗癌，麦冬、百合、生地黄、玄参滋阴润肺，瓜蒌、半夏化痰散结，生牡蛎软坚散结，炙甘草止咳化痰、调和诸药为使药。共奏化痰散结，益气养阴之功，使化痰而不伤阴，滋润而不腻，扶正而不碍邪，驱邪而不伤正，相反相成，相得益彰，符合肺癌主要证型痰浊犯肺、气阴两虚的基本病机。也可用于多种恶性肿瘤的肺转移，以及有咳嗽、胸闷、胸痛、气短、乏力、口干等症状者。

（王娜娜）

2019年10月11日　星期五　多云

颅内生殖细胞瘤　滋阴降火解忧愁

今天上午跟师父上门诊的时候，师父收到一位小患者的父亲发来的微信，经过两年多的治疗头颅肿物消失，化验指标正常。我们大家均很兴奋。我一看立刻就想起来了，一年前也就是 2018 年 9 月我见过这位小患者和他的父亲，因为是松果体区生殖细胞瘤，8 岁患儿的第一性征已经发育如成年人，当时在师父这里治疗一年，效果很好，发育的第一性征也回到儿童模样，所以孩子的父亲很高兴，一边给我们介绍他们的治疗经历，一边打开手机让我们看 2017 年拍的孩子性征发育照片，看完到医院的查体室，师父和我们跟诊的医师查看孩子现在的第一性征发育情况，记录病情，为调整用药参考。因为治疗前后变化明显，所以印象非常深刻。

杜某，男，7 岁。2016 年 10 月 27 日在重庆医科大学附属儿童医院确诊（松果体）生殖细胞瘤。松果体区见占位性病变，大小约为 13.3mm×12.5mm×12.9mm。绒促性腺激素（hCG）：34mIU/mL。2017 年 2 月 19 日复查占位增大，绒促性腺激素（hCG）：57mIU/mL。于 2 月 21 日进行伽马刀手术。术后因经常头痛，同时也从病友处了解到此病术后易复发和转移，所以想寻求中医治疗，经人介绍从重庆来到西安王三虎教授门诊就诊。2017 年 5 月 6 日初诊：面黄，经常头痛，情绪暴躁，声音粗，第一及第二性征发育接近成年人。便秘与便溏交替。纳可，舌偏红苔薄，舌下静脉迂曲，脉弦数。诊断：相火妄动，痰浊上扰。处方：知柏地黄汤和半夏天麻白术汤加减：知母 12g，黄柏 12g，生地 20g，山药 12g，山萸肉 9g，丹皮 9g，茯苓 9g，泽泻 20g，白术 9g，菊花 30g，天麻 12g，姜半夏 12g，石菖蒲 6g，远志 6g，蜈蚣 2 条，60 剂。

2017 年 7 月 3 日第二诊：病情同上，舌红苔薄黄，脉数。上方加黄芩 12g，防风 12g，白蒺藜 20g，30 剂。进一步加强清热，化痰，祛风的力量。此后每月按时复诊，取药 30 剂。处方以初诊的方为主，中间的变化有因为头痛严重加全蝎 6g，竹茹 12g，以祛风通络，清热化痰。阴虚明显加桑葚 12g，女贞子 12g，旱莲草 12g。尿频加覆盆子 12g，金樱子 12g，桑螵蛸 12g，栀子 12g。

2018 年 9 月 3 日第六诊的时候，就是开头我提到的情况了，孩子的父亲激动地向我们描述服药一年的变化。第一性征和第二性征已经回到儿童的模样了。2019年3月4日第七诊到9月10日第十一诊期间,病情逐步好转,头痛未再发作,患儿身体健康,发育良好,处方随证略作调整。今天上午孩子父亲发来微信问:"王教授,非常感谢您!孩子目前状态很好,吃饭睡觉都好。2019年7月11日核磁共振平扫脑实质未见明显异常,10月7号检查绒促性腺激素水平为< 1.00mIU/mL。回想起这两年多,也是一个奇迹!中药是不是还得继续吃?"师父既是回复信息,也是给弟子们讲:"炉烟虽熄,灰中有火。此病病因又正是相火妄动,需要再巩固治疗,用初诊的处方,去掉蜈蚣,30剂,每两天一剂。"

(马传琦)

2019年10月30日　星期三　晴
通补三升是良方　放化疗后效力强

这段时间每周在社区出诊几次,2019年7月19日早上来了一个患者,精神疲惫,说话无力,她丈夫在旁说其他医院建议明天手术治疗,患者不同意手术,他们看了我在社区门诊前面的专家简介,所以就想看看中医。患者刘女士,51岁,2007年10月在柳州市某大医院行左侧卵巢肿瘤切除术,术后病理:左侧卵巢颗粒细胞癌,术后行3个疗程化疗。2017年2月因阴道出血复查腹部磁共振:盆腔(子宫右后骶前间隙)见一大小约5.2×5.0×2.8cm肿块,考虑卵巢癌复发。患者未行系统治疗。2019年7月9日查妇科彩超提示肿瘤大小约106×80mm,肿瘤较前增大。建议患者行手术治疗,但患者不同意。刻诊:面色萎黄,神疲乏力,左下腹疼痛,阴道出血,头晕,纳差,眠差,二便调,舌淡,苔白,脉细弱。辨证:癌毒内盛,精血亏虚。方以通补三升汤加减。人参10g,黄芪30g,白术12g,熟地15g,山萸肉12g,当归12g,茯苓12g,甘草6g,阿胶3g(烊化),山慈菇12g,瓦楞子30g,

皂角刺 12g，半夏 12g，浙贝母 12g，猫爪草 20g，山药 12g，香附 12g，荆芥炭 9g，茜草 12g，海螵蛸 12g，地榆炭 10g。5 剂，水煎服，日一剂。7 月23 日第 2 诊时患者精神明显好转，阴道出血减少，加用卵巢癌辨病用药水杨梅 20g，8 月 6 日就诊时阴道出血消失，出现白带清稀似水，辨证为：兼有肾阳亏虚，上方加用覆盆子 12g，续断 12g，巴戟天 12g，桑寄生 30g，症状好转，2019 年 10 月 17 日在我院住院复查盆腔磁共振：盆腔肿瘤，大小约81mm×81mm×44mm。根据影像学检查结果，患者服用中药治疗 2 个月余，肿瘤缩小 25mm。患者服药后精神好转，阴道出血消失，可继续上班。

卵巢恶性肿瘤是女性常见的三大恶性肿瘤之一，发病率仅次于子宫颈癌和子宫体癌，该患者卵巢癌术后复发，反复阴道出血，精血亏虚，在治疗上以补元气，益精血为主，兼以软坚散结，止血补血。通补三升汤是我的老师王三虎教授根据多年治疗肿瘤的临床经验而拟定治疗放、化疗所致的气阴两虚，精血亏损的方剂，以神疲乏力，面色无华，头晕目眩，口干舌燥，腰膝酸软，皮下瘀斑，舌淡脉弱，白细胞、红细胞、血小板下降为主症。根据临床观察研究，通补三升汤在恶性肿瘤放化疗后减轻骨髓抑制、改善骨髓造血功能方面处于国内领先水平。在此基础上加用浙贝母、山慈菇、猫爪草、瓦楞子、皂角刺软坚散结，从而达到补益气血、补肾益精、软坚散结的效果。

这个患者服药 4 剂后就出现精神明显好转，腹痛减轻，阴道出血减少，一直说幸亏遇到我，不然她又要做手术了，而且能坚持上班，从外表看，根本想不到她是一个癌症晚期的病人。

（邢晓娟）

2019 年 11 月 26 日　星期二　晴

跟师临证开眼界　中医抗癌有作为

作为新近入门的秘传弟子，今天，在淄博第四医院王三虎经方抗癌工作室终于见到了王老师，开始了我的第一次跟诊。看着一个个的复诊病人都诉说着病情的改善，多年的顽疾在王老师的妙手下都变得温顺了。我真的怀疑，若非神仙圣手，怎能让如此厄疾妙手回春。大量的患者使我懂得了肿瘤只不过是个慢性病。

对每一个新诊病人，王师总是仔细询问病史，不放过任何小的疑点，诊脉察色观言确立病机，开方用药更是机巧，每一味药开得有据可查，有证可辨。

诊治之余暇，王师给我们讲了前一时期写的一篇《胃反》医案，运用百合滑石代赭汤治疗一位垂危高热胃反的病人，因病机恰合，三剂就治好了胃反，病人家属感激地送来锦旗："医德医术赛协和，九死一生还能活"。王师讲到，此例病患，病已垂亡，但当时病机正符合《金匮要略》仲师所针对"诸药不能治"的百合病之滑石代赭汤。药虽三味，百合的"补中益气"，滑石的"荡胃中积聚寒热"，使我深深地感到了经方魅力之奇绝，王师的运用之巧，正是学生终生之努力的方向！

在中西医结合科病房有一位多发性骨髓瘤患者请王师会诊，患者当时肢体麻木无力抬起，王师仔细询问发病因由，了解到患者的情况正符合"风邪入里成瘤说"。正如《金匮要略》所述："夫人禀五常，因风气而生长，风气虽能生万物，亦能害万物，如水能浮舟，亦能覆舟。若五藏元真通畅，人即安和。客气邪风，中人多死。"王老师给我们讲到她平素喜开窗睡觉，加之生活之不顺，又打官司，风邪因体虚而由太阳→少阳→入里，风邪入里则成瘤，治疗上以独活寄生汤合桂枝汤为主，一定要注重风药的应用。

当看到一位喉癌病人，因吞咽不适，反复咳嗽多年而确诊此病。王师又为我们讲述了现在应用经方治癌一定要结合疾病与部位。然后有的放矢，争取用药恰好处，不多用一味药，不要特以贵药邀功。方拟全通汤与麻黄升麻汤加减，专门讲到"伤寒六七日，大下后，寸脉沉而迟，手足厥逆，下部脉不至，咽喉不利，吐脓血，泄利不止。麻黄升麻汤主之"咽喉不利吐脓血这不就是喉癌可出现的吗！升麻在《神农本草经》谓："解百毒，杀百老物殃鬼，辟温疾，障，邪毒蛊。久服不夭。"主治咽喉肿痛，能解百毒，难道就不解癌毒吗！

一个患者宫颈癌多处转移，服中药已经近1年，现感觉很好，又十分高兴地告诉王师，她的眉毛长出来了，眉落是大风（麻风）的一种表现，眉出说明风以渐出，正是风邪入里成瘤说的又一佐证。

看完一位直肠癌患者后，王师又讲到了文蛤散，虽伤寒及金匮均未提及主治恶疮及五痔，但《神农本草经》中讲文蛤主恶疮，蚀五痔（《御览》作除阴蚀），《御览》下有大孔出血，这不正是直肠癌的一些表现吗，建议要把《神农本草经》《伤寒论》《金匮要略》学习好，深入研究。就像那个久治难愈的便秘老人，不再按平常的思路，《伤寒论》第280条曰："太阴为病脉弱，其人续自便利，设当行大黄芍药者，宜减之，以其人胃气弱，易动故也。"这就说明芍药有明显的通便作用，胃热脾约我们用石膏来清肺胃之热，还用上了百合，因《本经》主邪气腹胀心痛，利大小便，补中益气。王师告诫我们要当一个好中医一定要博学，深入地学，把经典记于心中，把古人留给我们的遗产继承发扬好！

（潘广军）

2019年12月2日　星期一　晴

阳光总在风雨后　　奇迹眷顾执着人

整整一年多没来西安跟诊了，迎面而来的依然是熟悉而亲切的感觉。初冬的西安，气温虽已降至零度，却并没有想象中的冷，可能是有师父师母在的缘故。

今天第一天跟诊，肯定会是繁忙的一天，果然不出所料，从上午一直忙到下午一点，马不停蹄、饥肠辘辘又赶往下午的门诊点，和三个师弟匆匆扒碗面条正好赶上二点的门诊。　　一年多没来，还是看到很多熟悉的患者面孔，他们中的大多数人依然状态良好，面如常人，2 号就诊患者吕老太太已经 83 岁高龄，患肺癌六年，六年前拒绝手术和化疗，一直坚持服用中药，疗效很好，老太太皮肤白净面色红润，看起来顶多像七十来岁，真佩服老太太心态和对中医药的坚定和执着，没有这些支撑相信很难取得这么好的疗效。托尔斯泰曾经说过"不幸的家庭各有各的不幸，幸福的家庭都是一样的"，抗癌的道路也是一样，取得成功的秘诀都是一样的，离不开患者良好的心态和医者正确合理的治疗。这不又来个熟面孔，顿先生，66 岁，从 2009 年 10 月肺癌手术后，二次化疗因不良反应大就放弃了，开始改用中药治疗，厚厚的病历本，仔细翻看，整整十年，几乎每月坚持来看病，他经常调侃地说"每个月来看看王教授身体就好了"，看他健康的样子，脑中不自觉浮现师父常说的一句话："你给我信任我给你担当。"每一个成功的案例都离不开患者的信任和配合。叫号广播又传来一个熟悉的名字"9 号张铁成到 2 号门诊室就诊"，这名字太熟悉了，记得 2017 年第一次来西安跟诊时脑海中就烙上了这个名字，病多加上名字取得又特别，又因人如其名，他虽患肾癌骨转移肝转移等多处转移已十多年，看起来却像个干体力活的一样壮实，记得 2017 年马传奇师兄写过他的医案，现在看起来依然像两年前那样健朗。一个上午，熟悉的面孔真是不计其数。

16 号赵先生 66 岁，一坐下还未开口师父就高兴地说："怎么不像个病人吗！"，闻师言我细细体察，果然如师所言，其人身体虽然偏瘦，却给人一种精干的感觉，患者 4 年前曾做上颚鳞癌手术，说话声音虽响亮但咬字不是很清，勉强能听懂。翻开病历，首诊是半年前的 6 月 3 日，当时是以食管癌确诊一个月就诊，刻诊：不吐白沫，大便不干，舌淡水滑苔薄脉沉，师父用全通汤加减治疗，病历上未写具体处方，七月，八月都来复诊，病历上记录病情稳定，效不更方，依然是全通汤加减，七月份还增加了中成药平消胶囊配合使用。医院的电脑记录上可看到 9 月 2 日的处方，处方是：蜜枇杷叶 2 袋，威灵仙颗粒 2 袋，白芍颗粒 3 袋，甘草颗粒 3 袋，陈皮颗粒 1 袋，滑石颗粒 2 袋，蜈蚣颗粒 2 袋，蜜旋覆花 1 袋，红参颗粒 2 袋，姜半夏颗粒 2 袋，生姜颗粒 3 袋，麦冬颗粒 1 袋，黄连颗粒 2 袋，枳实颗粒一袋，全蝎颗粒 2 袋，紫苏叶颗粒 1 袋。每日一剂，每剂 400 毫升，分两次口服免煎。半年来一直坚持服中药 180 剂，二日前复查食管癌为阴性，成功总是给执着的人。今日刻诊：晨起呃逆，胸部似痛非痛，纳可，水滑舌，脉弦滑。防死灰复燃，根据症状在原方基础加上栀子豉汤和肾着汤。今日处方：蜜枇杷叶 2 袋，威灵仙颗粒 2 袋，白芍颗粒 3 袋，甘草颗粒 3 袋，陈皮颗粒 1 袋，滑石颗粒 2 袋，蜈蚣颗粒 2 袋，蜜旋覆花 1 袋，红参颗粒 2 袋，姜半夏颗粒 2 袋，生姜颗粒 3 袋，麦冬颗粒 1 袋，黄连颗粒 2 袋，枳实颗粒一袋，全蝎颗粒 2 袋，紫苏叶颗粒 1 袋，瓜蒌颗粒 2 袋，薤白颗粒 1 袋，炒栀子颗粒 1 袋，淡豆豉 1 袋，茯苓颗粒 2 袋，白术颗粒 1 袋，桂枝颗粒 1 袋。30 剂，每日一剂，每剂 400 毫升，分两次口服，免煎。《伤寒论》第 76 条："发汗吐下后，虚烦不得眠，若剧者，必反覆颠倒，心中懊恼，栀子豉汤主之。"熟读张仲景书，更要读活、用活张仲景的方，条文与患者描述的胸部不适，部位相近，治疗相同。有水滑舌，脉弦滑，考虑有水湿，加上苓桂术甘汤温化水饮。真是步步为营，为防死灰复燃，不放过一点风吹草动。

许多人得病后，六神无主，往往是过多的治疗，癌细胞是杀死了，人也杀倒下了。这几年的跟诊观察让我明白，癌症患者接受中西医结合治疗是明智的选择，特别是不能忍受化疗的坚持中医治疗，许多都取得理想疗效。癌症的产生是长久不合理的生活方式和不良情绪造成了人体阴阳的失衡，内伤与外邪相互作用最终两者严重不和谐就产生癌症。要改变和调整，需要一个漫长的过程。如肥胖者减肥后往往都要复发，为何？因为人的肌体细胞都有记忆功能，所以不能急功近利，要坚持改变体质，才能彻底替换细胞记忆。正所谓"阳光总在风雨后，奇迹眷顾执着人"。

（姚　丽）

2019 年 12 月 4 日　星期三　晴

宫颈癌可调胃气　胃气和则九窍利

今天上午跟师父在西安市中医医院上门诊，一位患者来复诊，我接过她手里的一本很旧的病历本，看见封面写的初诊时间是 2013 年 10 月 7 日，患者自己说跟着王教授吃中药 6 年多了，身体感觉很好，这几年每 3 个月住院复查一次，到现在都很健康，癌症没有复发和转移。

初诊病历记录：秦某，女，51 岁。2013 年 10 月 7 日来诊：宫颈癌术后 9 个月，化疗 2 次。多年来经常胃痛胃胀，食后自觉不消化，近 2 个月逐渐加重，手胀，眠差，舌淡红苔厚脉弱。处方：半夏泻心汤合平胃散，25 剂颗粒剂。法半夏 1 袋，红参 1 袋，黄连 1 袋，黄芩 1 袋，大枣 1 袋，炙甘草 1 袋，干姜 1 袋，煅瓦楞子 1 袋，补骨脂 1 袋，苍术 1 袋，厚朴 1 袋，陈皮 1 袋，防己 1 袋，茯苓 1 袋，土茯苓 1 袋，酸枣仁 1 袋。师父给弟子们讲解说："一般情况下我们是辨病与辨证相结合的，但她这个有些特殊，初诊时原发病已经手术了，又没有不适，病本身的问题并不是当时的主要矛盾，胃胀这个症状倒是主要的了，所以基本就是辨证论治。从胃论治肿瘤病就是中医整体观念的一种体现，古人说胃不和则九窍不利，我想宫颈这个部位也是属于九窍的范围的。你们再看这个睡眠差，也是全身问题的局部表现，胃不和则卧不安。处方里用了酸枣仁，只是辅助的，重点还是从胃治眠差，半夏泻心汤是主方。"患者接着说："是的，王教授，我吃了您的药，感觉胃就能舒服，人也感觉有精神，主要是 6 年多来就靠着吃中药，也没有吃其他什么药，每次入院复查都好着呢，没复发没转移，这一点非常感谢您！"

我一边听她说一边看病历记录，从 2013 年 10 月到 2016 年 9 月，每月来复诊一次，每次取药 25 剂，主方没有变动，中间一次因为睡眠不好，黄连加至 3 袋；一次左下腹不适，加柴胡 1 袋，苏梗 1 袋，枳实 1 袋；一次双腿酸困，加独活 1 袋。从 2016 年 10 月至 2019 年 11 月，是间隔数月来复诊一次，一般就是感觉不舒服了来看一下，每次取药 25 剂或 40 剂。今天来主要是腰痛背痛，舌淡胖苔薄脉沉。师父根据病情，在上方加桂枝2袋，肉桂1袋，吴茱萸2袋，王不留行1袋，川牛膝1袋，牛膝1袋，杜仲2袋，龟甲2袋，40剂。患者取药，欣然而回。

（马传琦）

2019年12月5日　星期四　多云

抗癌是个持久战　标本兼治分阶段

跟随师父门诊已经四天了，这几天我们收获颇丰，每天都能领略到师父经方治疗疑难重病的高超手段，今日更感深刻。上午门诊来一患者复诊，其人身形消瘦，面色暗沉，言轻音哑，给人第一感觉就不是轻病，自述是一个小细胞肺癌骨转移患者，服上方以来，呕吐停止，饮食好转，听到此等好消息，我们赶紧查阅前方，发现仅仅只有9味药：醋北柴胡15g，大黄15g，炒枳实15g，黄芩12g，姜半夏15g，白芍30g，白人参10g，生姜四片，大枣六枚。这不是大柴胡汤吗？怎么治疗肺癌呢？翻看当时病历描述：2019年8月1日初诊，确诊小细胞肺癌9月，化疗6个疗程。放疗30次。手、唇白癜风，右肋胁疼痛（考虑骨转），面色无华、脱发，咳少、痰少，肺门病灶由4厘米变为2厘米以下，眠可、二便可，放化疗后食欲恢复慢，牙痛，左乳肿块硬痛，脚心热。舌红苔厚腻中裂，脉左弱右弦。此时肺部肿块降为次要矛盾，筋骨受损，气血亏虚，肝肾不足成为主要矛盾。处方以补肝肾，益气血，祛风湿，止痹痛的独活寄生汤加减。其间于8月17日发烧，最高38.4°C，胸胁痛，住院16天抗生素治疗无效，用地塞米松方退烧。10月3日不慎外感，出现呕吐，再次住院治疗，经治十余天，虽呕吐减轻，但食欲大减几不能食，并口干，咽不利，大便干结，10余天一次，小便等待潴留，服其他医师中西药都无效。只得从兴平再来西安求治于恩师，师父观其舌暗红，苔厚腻，诊其脉弦，处方7剂大柴胡汤。患者服药后，神奇疗效出现了，3付呕止，5付食欲佳，大便也变为3到4日一行，虽仍有尿等待，但时间由原来的10余分钟，变成现在的2分钟，且尿黄减轻。凭这简简单单的几味药，就解决了当时对患者来说何其难受的症状，这真是：巧用经方治呕吐，药味虽少效堪佳。

看着我们既兴奋又茫然的眼神，师父哈哈一笑，跟我们讲解到，这个可以用《伤寒论》第103条："太阳病，过经十余日，反二三下之，后四五日，柴胡证仍在者。先与小柴胡。呕不止，心下急，郁郁微烦者，为未解也。与大柴胡汤下之则愈。"何谓柴胡证，即"少阳病证，邪在半表半里，症见往来寒热，胸胁苦满，默默不欲饮食，心烦喜呕，口苦，咽干，目眩，舌苔薄白，脉弦者。"这些都很好地契合了患者的症状。此时不用，更待何时？师父对《伤寒杂病论》的理解已经相当深刻，我们兄弟为能成为师父的弟子而感到庆幸，我们坚信只要我们努力跟着师父学，一定能学到更多的东西，成为造福一方百姓的好医生。此次患者还说他有右臀部痛麻20余天的症状，且疼痛难忍，西药止痛远不能令患者满意，师父似乎想到了什么，问了患者发作时间，患者自述以9到11点，21点到凌晨1点最重，师父立即认定，此为病在太阳、太阴，师父告诉我们这是"太阳病，欲解时，从巳至未上"，即9～15时之间；"太阴病，欲解时，从亥至丑上。"即21时～03时之间；在这里不得不佩服师父经验的老道，通过问诊，把握病理病位，再次上演了中医经典在临床上的应用。后师父再看其舌淡红苔薄黄中裂，脉弱，结合兴平市人民医院11月23日CT示：腰5、骶1骨转移。拟以补肝肾、强筋骨、祛风湿，止痹痛，解太阳太阴之邪，通太阴之瘀，消肺部之瘤。处方以桂枝大黄汤合独活寄生汤、海白冬合汤加味：桂枝30g，白芍60g，炙甘草30g，生大黄20g，独活30g，桑寄生15g，秦艽15g，防风20g，细辛9g，川芎30g，当归20g，熟地30g，茯苓10g，炒杜仲20g，牛膝30g，川牛膝30g，人参15g，龟甲30g，自然铜20g，土鳖虫12g，骨碎补30g，川断15g，穿山龙30g，百合60g，麦冬30g，海浮石30g，白英30g。24付。师父常说肿瘤是个慢性病，减轻痛苦保住命。抗癌是个持久战，标本兼治分阶段。不同阶段，不同患者，都有各自特点。只要坚定信心治疗，有病治病就可以了。就像这个患者虽然是以肺癌骨转来治疗，但是期间出现发烧、呕吐、不欲食等一系列症状，呕吐不食就是最大的问题，那就要见招拆招，标本互易，抓住主症一个一个治。症状的消除，就是脏腑经络阴阳的恢复，也是抗癌的具体措施。

（马　宇　黄育浩）

2019 年 12 月 6 日　星期五　晴
里应外合齐上阵　摧毁肿瘤大堡垒

俗话说：打虎亲兄弟，上阵父子兵。在攻击顽疾肿瘤上除了中西医联合作战外，中药的内服外敷联合也是一个很好的战略方案。师父在治疗大肿块和疼痛、腹水、大小便不通，或在内服药收效缓慢的情况下，常常采用中药方打粉外敷配合使用，每每收到意想不到的效果。今天上午来就诊的杨老太太，77 岁，卵巢癌 1 月余，因肿块大未行手术，师父就采用了里应外合的治疗方法，老太太形体消瘦，声低气怯，面色㿠白，凭经验一看就是个肿瘤晚期患者，今天一进诊室虽有病态，脸上却洋溢着微笑。这不，她一坐下没等师父开口就抢先报告说：肿块明显缩小了！师父一听，便停下来，忙里偷闲地对旁边的徒弟们拉开了话题：对待癌症，还是要采用多种方式进行分消走泄，分化瓦解。在处方用药上，经过这几年的摸索，临床常常是屡试屡爽，中药通过这种皮肤吸收的效果往往不逊于口服药。能通过胃肠吸收的药物皮肤也同样能吸收，特别是这种局部的大肿块，有时候疗效还快于口服用药。像乳香没药这种好药，口服常易伤胃，外用就没有这个弊端，效果也很好，可惜这种外用方法现在常被我们医生给忽略了。师父的一席话给我打开了另一扇窗，还没听完我就迫不及待地向病人要来处方一睹为快：乳香 50g，没药 50g，大黄 50g，芒硝 50g，细辛 50g，生麻黄 100g，徐长卿 100g，肉桂

50g，冰片30g。打粉，用醋和蜂蜜调成糊状外敷包块或疼痛处。乳香、没药活血化瘀，麻黄、细辛温散透达从表而解，用大黄、芒硝软坚散结，徐长卿、肉桂温化寒凝气滞止痛，冰片透皮吸收，清热止痛，寒热并用。我慢慢揣摩、细细回味师傅这外用处方之用意，不觉想起自己也曾偷偷试过外用处方来治痔疮的病例，那还是初来跟诊学习不久，见师父边开处方边自信地说，治疗痔疮这外用方可是自己在临床久经考验的。当时听师傅如此说，正巧家人也有此疾，于是照师傅所说如法炮制试用师傅的痔疮外治方，果然效如桴鼓，令我欣喜不已。处方：地榆30g，五倍子12g，黄连15g，黄芩15g，荆芥10g，防风10g，枯矾5g。水煎外洗。还有，师父在治疗关节疼痛常用的外用处方：延胡索50g，附子30g，肉桂30g，冰片30g，细辛30g，大黄50g，芒硝50g。再配合内服药，效果甚佳，里应外合减轻了病人痛苦。

下午还有个从广西南宁千里迢迢赶来的王女士，43岁，幼儿园老师，五官清秀文静，患左口底肿瘤4个月，T2N1M0，刻诊，左颌下半个鸡蛋大肿块，口腔内左侧舌下齿根旁见拇指头大突起，色红，左边不能咀嚼，疼痛向后颈、后脑放射，近日明显消瘦，月经推迟至三月一行，乏力，纳差，易烦躁，口苦口干，声低气怯，二便调，情绪低落，乳腺囊肿，平素痰多，四肢冷，恶寒，舌红苔薄脉沉弱。医院建议手术，切除肿块，再从身体他处取肉填补，患者接受不了这种毁容性的手术和术后仍然有可能复发的风险压力，所以拒绝手术，毅然决定找师父采用中医治疗。爱美是女人的天性，自己和患者年龄相仿，不觉感叹老天爷为何这样作弄人，很理解她在保容颜和保命面前如此明智的果断决定。师父辨证为风邪入里，痰火阻滞，寒凝经脉。治宜祛风散邪，清热散寒，化痰散结。采用内服外用齐上阵的方法。内服用阳和汤合柴胡桂枝汤。处方：鹿角霜10g，桂枝10g，干姜10g，甘草15g，熟地24g，白芥子30g，麻黄10g，白芍12g，杏仁12g，柴胡15g，黄芩12g，升麻20g，黄连10g，丹皮10g，当归15g，石膏30g，全蝎10g，蜈蚣2条，土贝母30g，半夏30g，人参10g，白术10g，茯苓10g，山药15g，薏苡仁50g。30剂，水煎服，日一剂，分二次服，另配合平消胶囊和外用中药，外用中药处方与杨老太太相同。

一天的跟诊虽紧张劳累，但师父临床遣方用药时不时抛出的锦囊妙计又让我如获至宝、惊喜不已，这种兴奋与喜悦随着跟诊时间的推移而日益加深，所谓用药如用兵，师父正如将军，稳坐帐中，调兵遣将，海陆空里应外合齐上阵，摧毁肿瘤大堡垒，让敌人（癌瘤）无所遁形。

（姚　丽）

王三虎教授点评：

姚丽这哪里是写日记，纯粹是大揭秘啊。倒也是，不拿出真材实料，谁老等你走过场？把一本书的内容浓缩到一篇日记，超值啊。有眼力的读者，偷着乐吧。

2019 年 12 月 8 日　星期日　晴

外国患者看中医　故事情节很出奇

今天上午跟师父在益群中医门诊部上门诊。进来一位患者，看着特别眼熟，一听说话是东南亚华人的口音，就更觉得应该是见过的，只是突然又想不出头绪。患者的姐姐自报家门："王教授您好，我们是从马来西亚来的，去年的 9 月 2 号上午，也是在这里，我带弟弟找您看过病。"这下我才突然想起来，就是去年初秋的时候见过，难怪刚刚第一眼觉得这么眼熟。

叶某，男，36 岁，马来西亚人，2018 年 9 月 2 日由姐姐陪同来诊：因发热起病，入院检查为右肺癌，确诊 2 个月，右肺门淋巴结转移，T3N1M0 Ⅲ期。右侧胸腔积液少量，服靶向药 2 个月，药后第 3 天头面及背部多处起皮疹。后在广州肿瘤医院做 3 次介入治疗，1 次冷冻治疗，院方表示因肿块数量多，建议做手术，患者未同意。听马来西亚和新加坡几个医生介绍，专程来西安找王教授进行中药治疗。刻诊：口渴，眠差，纳可，怕冷，舌红苔薄，脉滑数。处方：海白冬合汤加减。海浮石 30g，白英 30g，麦冬 30g，百合 30g，姜半夏 10g，石膏 30g，瓜蒌 30g，生晒参 10g，山慈菇 15g，葶苈子 30g，大枣 50g，猫爪草 15g，瓦楞子 15g，蒲公英 30g，连翘 30g，紫花地丁 30g，白花蛇舌草 30g，甘草 10g，颗粒剂，99 剂。

师父通览了一遍上次的病历记录，说："上次来的时候面部的皮疹红肿明显，以热毒炽盛为主，所以用了海白冬合汤加清热凉血的药，吃了感觉怎么样？怎么隔了这么久才来？另外从你一走进来到刚刚说话，我看你的精神和气色倒是蛮好的，比上一次来的时候好了不少。我说的对么？望诊也是医生的基本功哦。"叶某笑着说："是的王教授，别人也说我气色好，吃了上次的药感觉挺好的，从去年来这里看病回马来西亚，一直还在上班，工作忙的时候经常要加班，我感觉也还行，身体能承受。刚开始的时候吃了药拉肚子拉得厉害，最多一天要上七、八次厕所，不过拉完人不难受，有神清气爽的感觉。"我听到这里，心里想：平常师父门诊和自己门诊看病，在没有用泻下药的情况下，患者服药后腹泻的情况很常见，我们最关注的就是腹泻完之后的感觉，如果不仅不难受，还感觉舒服轻松，那腹泻完全就是病去的一条通路了。每次都要给患者详细解释，他这里不用解释，倒是把我们要问的要解释的话自己说了。听患者接着说道："拉的太厉害了，就停一两天再服药，有时候忙了又没顾得上吃药，这样 99 付药吃到了 2019 年 9 月 15 号，靶向药从 2018 年 11 月开始停的，也未再服用其他药。"患者的姐姐补充说："王教授，我弟弟很怕热，而且特别爱出汗，屋里空调开 17 度，他躺那汗出的能把枕巾浸透。"师父听了，一边记录一边问："还有其他不舒么？"患者说："最近晚上爱发低烧，我记得是这 20 多年以来，经常爱发低烧，以前不频繁，有时候白天晒太阳多了，晚上爱发烧，最近这段时间几乎每天晚上 7 点后要发烧，在 37.5℃ 到 37.8℃ 之间。"师父一边写病历一边说："入夜发热，这是热伏营阴的表现。"另外记录还有：面部皮疹红肿仍在，口不渴，纳可，大小便可，眠差乏力，胸闷气短，少量痰。舌红苔黄，舌尖红明显，脉滑。上方加生地 30g，半枝莲 30g，石膏加到 40g，进一步清热凉血、化痰散结，加乌梅 12g，山药 30g，散中有收，敛散并用，以免腹泻太厉害。生晒参加到 15g，颗粒剂，99 剂。

师父把药刚刚开完，患者的姐姐立刻说："王教授，我的病这次也要再麻烦您了。"我看旁边医助已经把上次病历本找出来了：叶某，女，38 岁。2018 年 9 月 2 日初诊，右乳房肿块 1 年余，右乳内上限可触及鹌鹑蛋大小肿块，边界清楚，推之可移，经前触之疼痛明显。舌淡红脉滑。处方：二贝母汤加减，99 剂颗粒剂。土贝母 20g，浙贝母 15g，山慈菇 15g，皂角刺 15g，王不留行 30g，瓜蒌 30g，青皮 15g，甘草 10g，柴胡 10g，白芥子 10g，姜半夏 10g。师父问："吃了这药怎么样？"叶女士说："肿块现在缩小了，大约有花生米大小吧，而且月经前按也不痛了。"师父接着查舌脉，问饮食睡眠大小便，四诊合参，决定守方治疗，上方 99 剂。

（马传琦）

2019 年 12 月 25 日　星期三　阴
大名鼎鼎温经汤　一方多用有名堂

初次见吴女士时，也是在社区门诊，她一进门就对我说："痛死我了。"我说怎么了，她说她的病其他医生实在没有办法了，看了近一年都没好转，让她来找我这个专家看，我接过她的资料，仔细问诊。吴女士，40 岁，2018年 11 月因腹痛查妇科彩超提示：子宫肌瘤并子宫腺肌症。在外院治疗 9 个月效不佳，每天需服用止痛药止痛。2019 年 6 月查妇科彩超：子宫肌瘤。大小约 $17 \times 13 \times 15mm$，左侧附件可见大小约 $40 \times 26 \times 32mm$ 包块，诊断考虑子宫肌瘤并子宫腺肌症，左附件区液性包块。患者于 2019 年 8 月 19 日找我就诊。症见：腹痛难忍，疼痛牵涉至腰部，怕冷，面色晦暗，纳尚可，眠可，二便调，舌暗淡，苔白，舌体胖大，脉沉。查体：左下腹压痛明显。辨证：寒凝血瘀，气机不畅。方用温经汤加减。桂枝 12g，川芎 12g，香附 12g，乌药 12g，附子 15g（先煎），白芷 12g，蒲黄 12g（包煎），五灵脂 12g，败酱草 30g，乳香 9g，没药 9g，当归 12g，吴茱萸 3g，山茱萸 12g，党参 12g，麦冬 12g，生地 12g。水煎服，日一剂，月经期停用中药，服用 2 周患者疼痛明显缓解，偶有右下腹疼痛，疼痛缓解后减乳香、没药，加用皂角刺 12g，猫爪草 20 g 软坚散结。2019 年 11 月 19 日复查妇科彩超提示：子宫肌瘤，大小同前，左侧卵巢可见大小约 29×18mm 囊性包块。诊断：考虑子宫肌瘤；左侧卵巢囊性包块。经过 3 个月的治疗，患者子宫腺肌症已消失，但是子宫肌瘤仍在，在治疗上加大软坚散结、活血化瘀之力，在基本方基础上加用山慈菇 12g，三棱 9g，莪术 9g，水蛭 9g。

　　子宫腺肌病是子宫内膜腺体和间质侵入子宫肌层形成弥漫或局限性的病变，与子宫内膜异位症一样，属于妇科常见病和疑难病。多发生于 30～50 岁左右的经产妇，但也可见于年轻未生育的女性，这可能与各种宫腔操作手术增多有一定关系。约 15% 的患者合并子宫内膜异位症，约 50% 合并子宫肌瘤。子宫腺肌病病因至今不明，目前的共识是因为子宫缺乏黏膜下层，因此子宫内膜的基底层细胞增生、侵袭到子宫肌层，并伴以周围的肌层细胞代偿性肥大增生而形成了病变。西医治疗主要以药物对症止痛、激素疗法、宫内节育器、子宫切除等，但是均无法达到理想的效果，患者还要承受药物副作用及手术后带来的痛苦。所以中医在治疗子宫腺肌症有明显的优势，此患者腹痛明显，用患者的话说，痛得不想活了，疼痛难忍，无法工作，生活质量严重下降，根据患者症状辨证论治，属于寒凝血瘀、气机不畅，方用温经汤加减。温经汤见于《金匮要略·妇人杂病脉证并治第二十二》："问曰：妇人年五十所，病下利数十日不止，暮即发热，少腹里急，腹满，手掌烦热，唇口干燥，何也？师曰：此病属带下。何以故？曾经半产，瘀血在少腹不去，何以知之？其证唇口干燥，故知之。当以温经汤主之。"由吴茱萸三两，当归、川芎、芍药各二两，人参、桂枝、阿胶、牡丹皮、生姜、甘草各二两，半夏半升，麦门冬一升组成。该方配伍严谨，用药精辟，疗效显著，流传应用颇多。但对其方义及治疗病症的认识见解不一。现行《方剂学》和《金匮要略》教材，均认为本方是一首主治冲任虚寒，瘀血阻滞的方剂，我的老师王三虎教授认为"温经汤的病因是妇女在七七之年复因下血数十日不止，病机是瘀阻胞宫，阴血不足，全方的组方意义在于祛瘀温经，滋养阴血，使瘀祛络通，阴血得补"。所以扩大了本方的应用范围，乃至作为治疗妇科肿瘤的基本方。方中加用蒲黄、五灵脂活血化瘀，乳香、没药散瘀止痛，《药性论》谓败酱草"味辛，苦，微寒。治毒风顽痹，主破多年凝血，能化脓血为水"。"破多年凝血"是对肿瘤瘀血病机的准确描述。白芷具有辛香、走窜、温通、利水之功，《神农本草经》称其"治女子，漏下赤白，血闭阴肿"，故对卵巢囊肿及赤白带下，清阳下陷，加于辨治方中，收效亦好。此患者经 3 个月中药治疗，不管是症状还是彩超检查均疗效显著，最主要的是患者现在可以正常上班，不过仍需继续服药。

（邢晓娟）

2020 年 1 月 6 日　星期一　多云
海白冬合汤显效　蜀秦患者多受益

跟随师父门诊见证了太多的奇迹，今天在西安市中医院最让我感兴趣的是来自成都 68 岁的吴阿姨，其精神矍铄，谈吐自如，看不出来有什么问题。后面翻阅病历资料才知道她在 2018 年被确诊为肺癌，虽于同年 10 月做了手术，但因畏惧西药毒副作用拒绝行放化疗。通过网诊服药获效，奠定了治疗信心。于 2019 年 1 月 2 日找到了师父面诊，当时患者症状为眠差，面黄，偶尔咳嗽，舌红苔薄白有齿痕，师父以海白冬合汤为主方进行治疗，处方（一方颗粒剂）：海浮石 2 袋，白英 2 袋，麦冬 2 袋，蜜百合 1 袋，姜半夏 1 袋，红参 1 袋，炒苦杏仁 1 袋，瓜蒌 2 袋，射干 1 袋，陈皮 1 袋，炙甘草 1 袋，黄连 3 袋，肉桂 1 袋。两月后即 3 月 4 日，患者来复诊，言服药 50 剂，感觉效果极佳，吃饭香，大便畅。唯左膝关节疼痛，师父遂于原方基础上加了独活、牛膝以祛风补肾通络止痛，再开 80 剂。后于 7 月 5 日，9 月 2 日，11 月 1 日复诊，症状均有明显改善，主方皆为海白冬合汤。其间患者分别于 7 月、10 月进行肺部 CT 检查，肺部病灶均无明显变化，说明即使肺癌术后不做放化疗，通过纯中药的治疗，也能得到很好的控制。中途患者也出现了不少症状（如膀胱结石，糖化血红蛋白偏高等），但师父稳扎稳打，随症加减，应对自如，患者每每服药后症状及指标均得较大改观，着实令人佩服万分！历经一年多的治疗，吴阿姨由原先儿子儿媳陪伴从成都赶到西安看病，变成了现如今独自一人可来。自述通过治疗，感觉精神了，有劲了，大便也通畅，家里人都感到很是惊讶与高兴。吴阿姨说以前初来门诊时，感觉自己都快没希望了，现如今儿媳妇还没到楼下，自己都走到小区门口了还不觉累。这里让我们再次感受到海白冬合汤在肺癌中实实在在的效用，也验证了师父学习《神农本草经》百合"补中益气利大便"实际的作用。患者还因疗效佳介绍了儿子儿媳，姐姐妹妹，姐姐的两个儿子还有亲家都来就诊，想让自己的亲人们也体验下师父高超的医术！如今患者再来复诊，想解决一下膀胱结石尿血兼有眠差的问题，师父仍以海白冬合汤加减进行治疗，处方：白英颗粒 2 袋，麦冬颗粒 3 袋，百合颗粒 3 袋，姜半夏颗粒 3 袋，红参颗粒 1 袋，炒苦杏仁颗粒 1 袋，瓜蒌颗粒 2 袋，射干颗粒 1 袋，陈皮颗粒 1 袋，炙甘草颗粒 1 袋，黄连颗粒 4 袋，肉桂颗粒 1 袋，知母颗粒 1 袋，独活颗粒 2 袋，牛膝颗粒 2 袋，桑寄生颗粒 2 袋，胆南星颗粒 2 袋，鸡内金颗粒 3 袋，白茅根颗粒 2 袋，金钱草颗粒 4 袋，蒲黄颗粒 1 袋，瞿麦颗粒 2 袋，滑石颗粒 2 袋，锻瓦楞子颗粒 2 袋，共 80 剂。吴阿姨拿到处方，临走道完谢，愉快地说现在该找顺丰快递啦。

（马　宇　黄育浩）

王三虎教授点评：

海白冬合汤是我在"肺癌可从肺痿论治"的观点指导下，以经方麦门冬汤为基础形成的自拟方。多年来行之有效，今又一证矣。积少成多，集腋成裘，不仅是自我宣传，还希望为更多的患者以及家属增强战胜疾病的信心提供一点实际资料。古人云：莫以善小而不为。

2020 年 1 月 11 日　星期六　雨
再障顽疾不可怕　环环相扣战胜它

新年伊始，师父莅临台州王三虎经方抗癌工作室代教诊疗。第一天跟诊下来，很明显感觉和两年前的不同。记得 2018 年师父在台州的工作室刚成立时，有一天跟诊，师父连续看 15 个病人中竟有 11 个都是肺部疾病，这样的跟诊多少让我觉得有点乏味。今天医院安排的病人数并不多，但病种却是多样化，可见沈煌明院长的指导安排是多么用心。这样恰到好处的病人数，便于师父逐个展开讲解，更有利于医院年轻医生的跟诊学习，当然自己也有幸在家门口沾光了。

一天 25 个病人中，我对一个 22 岁患者陈某印象深刻，主要是患者和自家儿子年龄相仿，平时面对重病或疑难杂症患者，作为医生尽量使自己保持一颗平常心，但看到他还是触动了我这个母亲的心。师父诊治中对开出的方药充满信心，对该病例的讲解和环环相扣的理法方药运用令人倍觉畅快，也激起我对此医案的强烈关注。

小伙子是在父母和十岁左右的弟弟陪同下一起走进诊室的，小伙子个子高、体格匀称、皮肤白、五官端正，但满脸的红痂和红色斑块特别刺目，我想，若是没有这满脸的红斑和红痂，应该是个很清秀帅气的小伙子。问诊方知，小伙子从小学三年级开始就患上了再生障碍性贫血，至今已患病 11 年，听了让人心酸和遗憾。这让我想起在西安的一个患者，也是八九岁开始患病，2017 年每次去西安跟诊师父，都会看到其母陪他来复诊，小孩基本是貌如常人，当时比他母亲矮半个头，在师父的治疗下健康成长发育，记得师父是用犀角地黄汤为主方治疗，疗效很好。2019 年 12 月初再看到他时已经变成一米七多的高个小伙子，比她母亲还高出一个头。

师父认为再生障碍性贫血大都离不开两种病机，一种是精血亏虚，另一种是血中热毒。师父对这类病的治疗积累了很丰富的经验，一直用犀角地黄汤清血中热毒，用升麻鳖甲汤清阴阳毒邪，其中升麻、芦根、紫草、大青叶解百毒，青蒿鳖甲汤透骨髓中的热毒，知柏地黄汤补肝肾清虚火，四方合用清血中热毒。

患者刻诊：乏味，牙根出血11年，活动后胸闷甚至剧痛，心慌，心跳加速，严重时手抖，偶左腰酸，腘窝酸，面部痤疮七八年反复发作，眠佳，偶耳鸣，怕冷，小便次数多，大便溏，喜热食，偶尔口臭，左胫外鸡蛋大小色素沉着，初期用西医治疗，后期中药调理，舌淡苔薄脉沉。

辨病：虚劳，再生障碍性贫血。

辨证：精血亏虚，病毒入血，髓中热毒。

治法：清热解毒，凉血活血，祛痰补肾，透邪外出。

选方：知柏地黄丸合清胃散合犀角地黄汤合青蒿鳖甲汤合矾金丸加减。

处方：水牛角30g，生地60g，丹皮15g，赤芍30g，石膏30g，黄连10g，当归12g，升麻30g，青蒿20g，鳖甲10g，芦根30g，连翘30g，紫草15g，槐米30g，知母12g，黄柏12g，山萸肉15g，山药15g，茯苓12g，泽泻12g，枯矾6g，郁金12g，蜈蚣2条。每日一剂，水煎服。

这种病常常是邪从少阳直入骨髓。师兄马传琦就发现髓会绝骨穴就是少阳经上的穴位，说明了髓与少阳确认关系密切。治疗以祛邪为主，以补为辅。四方合用，一用知柏地黄丸补肝肾清虚火，犀角地黄汤清血中热毒，升麻鳖甲汤清阴阳毒，又用青蒿鳖甲汤透邪外出，用芦根加强透邪外出之力，深入浅出之意，用槐米加强清热解毒，深入骨髓。

开完处方后师父自信地说，坚持服药，脸上的红斑会很快退去的。听完师父的医嘱和环环相扣的布兵排阵用药解说，令人心情畅快，相信在不久的将来，小伙子能解脱疾病的困扰。

（姚　丽）

2020 年 1 月 22 日　星期三　晴

肺癌肝转有何方　海白冬合柴胡汤

我的老师王三虎是位经方大家，熟背伤寒，熟练运用经方治病，效果非凡，近二十年，探索用经方治疗肿瘤，得到世界同行的认可，海白冬合汤就是王教授创造的治疗肺癌最著名的方剂，而且特别擅长小柴胡汤在恶性肿瘤中的应用。三年前我有幸拜王三虎教授为师，在他的悉心指导下，潜移默化，开始运用中医治疗肿瘤，效果明显，患者满意。

邓某，女，68 岁，咳嗽，纳呆 3 月，于 2019 年 11 月 4 日在广东五华县中医院行 CT 示右肺上叶肺癌并双肺多发转移，纵隔淋巴结多发转移，肝内多发转移。因失去手术机会，经朋友找我中药治疗。2019 年 11 月 12 日首诊，述每餐只能吃小半碗白粥，咳嗽。咳白稠痰，可咳出，无气促，无咯血，无腹痛，口苦，眠差，小便黄，大便两天一次，不硬。刻诊：消瘦，面色暗黄，声低气怯，神疲乏力，舌暗红苔厚腻，脉沉虚数。诊断：肺痿，气阴两虚，痰浊泛滥，肝胆气机不利；右肺上叶肺癌并双肺多发转移，纵隔淋巴结多发转移，肝内多发转移。以养气阴、化痰浊、利肝胆为法，方选海白冬合汤合小柴胡汤。处方：海浮石 20g，白英 20g，麦冬 10g，百合 10g，柴胡 12g，黄芩 10g，姜半夏 12g，人参 10g，生姜 6g，炙甘草 6g，5 剂。二诊，食欲大增，精神好转，咳嗽。咳白稠痰，可咳出，舌暗红，苔白厚腻，脉沉虚数，处方：海浮石 30g，白英 20g，麦冬 10g，百合 10g，柴胡 12g，黄芩 10g，姜半夏 12g，人参 10g，生姜 6g，炙甘草 6g，瓜蒌 10g，生地黄 20g，熟地黄 10g，生牡蛎 30g，鳖甲 20g，陈皮 12g，苦杏仁 10g，茯苓 10g，白术 10g，三棱 10g。上方加减共治疗约 100 天，患者饮食正常，除有少许咳嗽外，几如常人，体重增加 2 公斤。2020 年 1 月 21 日行 CT 示右肺上叶肺癌治疗后改变，肿块较前缩小，肺内部分转移瘤较前缩小，肝内多发转移瘤变化不大，纵隔淋巴结多发转移。家属非常满意，表示要继续积极用中药治疗。

（李启告）

2020 年 2 月 20 日　星期四　阴

既要熟读王叔和　也要临床经验多

由于今年新型冠状病毒感染严重，全国进入紧急状态，春节期间不能现场拜年的亲朋好友宅在家里纷纷改用网络拜年兼闲聊的新型方式来响应国家号召。我的老家当然也不能例外。但大年初一，还是有几个患者可以说是大伯的铁杆粉丝来到家里求诊。我步入医林，一晃已经 5 个年头，所以对大伯的诊疗过程看得尤其详细。举个例子吧，一位中年妇女，曾因头部麻木、疼痛剧烈，身体乏力求医数年无果，两年前也就是春节期间经大伯治疗病愈（可惜我当时虽然在场，但没记下详细信息），因此对大伯特别信服，在家乡四处宣传大伯的大医之名。今年在听到大伯回到老家的消息后，便在初一赶来求诊。患者自述这次感冒后头晕头痛一月余，偶有恶心呕吐，口苦，不欲饮食，不能食凉物。舌淡苔白，脉弦紧。我一看就是小柴胡汤证。但大伯问出其疼痛以颠顶为甚，痛时干呕，和当年的疼痛相同。告诉我本属厥阴风寒，标有少阳风热，方用散厥阴寒邪的吴茱萸汤加和解少阳的小柴胡汤加减，处方如下：吴茱萸 9g，人参 6g，大枣 5 枚，生姜 4 片，柴胡 12g，黄芩 12g，姜半夏 12g，甘草 12g，天麻 15g，白芍 15g，菊花 12g，水煎服，每日一剂。患者服用三剂症减，十剂痊愈。患者难掩感激之情，想方设法带上家乡特产核桃将病愈的消息告知了在县城的爷爷，我们才能知道这个情况。

大伯博士毕业，读书无数，临床经验丰富，看病认真，往往见微知著，一语中的。通过这一病例，我不仅意识到中医良好的临床效果，也体会到"姜还是老的辣"，临床经验太重要了。但大伯通过微信视频，指出我的中医基本功不扎实，要求我趁此闲暇之机背诵抄写《伤寒论》《金匮要略》原文，夯实基础，我知道了他的良苦用心。

（王魁岳）

王三虎教授点评：

我们经常说"熟读王叔和，不如临证多"。这句话，看谁说，我说，就是对的。所以，年过六旬，临证不辍，兴趣盎然，乐此不疲。这次突如其来的疫情，才使我闭门思过，睡他个不亦乐乎，才知道自己以前确实有点过。但从另一方面来说，我们的青年中医，书读得还是太少，尤其是中医经典欠缺太多。大家都熟悉的"纸上得来终觉浅，绝知此事要躬行"这句诗，其实前面的两句话"古人学问无遗力，少壮工夫老始成"更重要。这是饱读诗书历尽风霜的陆游写得《冬夜读书示子聿》。我现在还没有感觉到"纸上得来终觉浅"，只觉得，现代中医，我们面对博大精深的中医宝库，越来越体会到灿烂无比，美妙无穷。

2020 年 3 月 2 日　星期一　小雨
不是一个不能少　而是这个不能少

2020 年的春节，因为新冠肺炎疫情，过的与以往任何一个春节都不同。原定于正月初八上班的时间也推后的遥遥无期。不过倒也难得让我有一连 40 多天的时间可以休息，这是自从参加工作以来十几年都没有过的。上一次能这样休息，还是上大学的寒暑假。有这么大段的自由时间，让我能沉下心来多读书，除了广泛的阅读之外，背诵《伤寒论》是重中之重，一方面在师父的指导下，对《伤寒论》有了越来越深入的理解，另一方面，在跟师临床学习和自己门诊看病中，也深刻体会到这本书的博大精深，对于这本书，不理解不背诵肯定不行。比如说，针对这次疫情，国家卫健委和国家中医药管理局推广的"清肺排毒汤"，就是由《伤寒论》上的麻杏石甘汤、射干麻黄汤、小柴胡汤和五苓散四个方剂合方化裁而成的，并且疗效也在抗疫一线得到了验证和医患双方的肯定。40 多天的特殊时期，在背书声中不知不觉的就过去了。

虽然有家人和书籍的陪伴，日复一日的不变生活还是略显单调，就在感到一丝丝无聊与疲惫的时候，来了一针强心剂。西安市中医医院官网发出通知：根据医院疫情防控工作要求，从 2020 年 3 月 2 日起，在职部分专家开始安排门诊工作，具体安排：3 月 2 日～8 日安排 11 位专家接诊。"鉴于肿瘤患者特殊情况，王三虎医师每个月 1～7 号安排出诊 3 个半天，故 3 月份安排王三虎老师出门诊。国医馆其余专家暂时不安排出诊"。看到通知，我激动万分，不是一个都不能少，而是我的师父这个专家不能少。跟诊学习的时光马上又要到来了，下午的书背得更带劲了。

好事成双，第二针强心剂接踵而至。受北京中医医院张苍主任医师的邀请，2 月 24 日晚上八点，师父在"北京中医医院皮肤科聚友会"微信群中，做了一场题为《新冠肺炎与中医学术进展》的讲座，在近一个小时的讲座中，师父以《伤寒论》为经，以中医的历史发展为纬，从中医抗击瘟疫传染病为切入点，为大家奉献了一场内容丰富的学术盛宴。讲座录音和文字稿被多家媒体转载，阅读人数超过两万，具体内容我在这里不重复了，大家可以在微信公众号"王三虎"上查看。

今天一大早我来到西安市中医医院，师父已在诊室准备就绪。两个月没见了，这次见到师父总觉得有说不完的话。师父问了我最近的学习情况，家里情况。然后师父笑着说："我最近也有时间多休息了，大休后上班真好，身轻体胖，神清气爽，心明眼亮。"我听了立刻笑着说："师父您虽然话这么说，我知道您是闲不住的。"果然不出我所料，师父说在家不仅准备了群里的讲座，还反复翻阅《外台秘要》和《太平圣惠方》，有不少新的感悟，这几天在门诊上给弟子们细细讲解；修改完善了即将出第二版的《经方人生》书稿，还写了几篇文章等。正聊天中，第一位患者已到，师父开始了今天的工作。受疫情的影响，外地的患者都没能来复诊，门诊量大约是平常的六成左右，虽然没有了平时的繁忙，但医院浓浓的消毒水味道，大家凝重的表情，还是让人感到疫情带来的压力。到上午 10 点钟，师父接诊了 20 来位患者，这个时候，西安市中医医院肖兵副院长在门诊部刘文江主任和国医馆唐远山主任到门诊一线慰问名老中医，还和我们在名医工作站合影。"

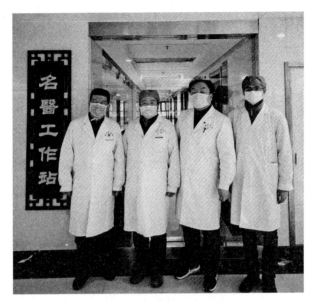

图 19　与各位领导的亲切合影

　　下午来到西安天颐堂中医医院，第一位进来的患者虽然戴着口罩，辨不出是第一次来还是复诊，但他的病历本我一下认出来了，因为 2017 年第一次见他印象就很深刻。冯先生，55 岁。2017 年 7 月 3 日初诊，左肺腺癌 1 年余，左股骨大转子区转移 3 个月，脑转移 3 个月，放化疗后。左胯疼痛难忍并往腹股沟放射，不能站立和行走，左膝痛。脑转移肿瘤压迫致颅内压增高，因身体条件差，未能行伽马刀手术，口服靶向药。声低气怯，精神萎靡，形体消瘦，几近大肉已脱。纳食一般，大小便可。舌红苔薄，脉弦。处方：独活寄生汤加减，4 剂。

　　2017 年 7 月 7 日第二诊：疼痛缓解，能缓慢行走。舌脉同前。上方 7 剂。病历本上最后一次记录到 2018 年 9 月，共就诊 16 次，后未再复诊，处方一直以独活寄生汤为主方，每次随证加减。师父问："2018 年 9 月以后怎么没有再来了？"冯先生说："我第一次来找您看的时候，当时痛得站不起来了，就一直坚持吃药，慢慢疼痛就缓解了，到 18 年年中间的时候就基本不再疼了，我也没啥子感觉，就想着不吃药了。再一个后来要在家看孙子呢，一忙就把这事放下了。去年有点不放心，去做了个骨扫描，您看这是报告。"我接过报告单来看：2019-07-23空军军医大学第一附属医院核医学科诊断报告，诊断意见：肿瘤骨转移，与2018-07-02结果比较，原病灶骨代谢活跃程度较前减低，范围缩小，未见新发骨代谢异常病灶，请结合临床。师父看过接着说："好，我知道了。今天来找我是怎么了？"冯先生说："这好了有一年半了，可最近右胯这块开始疼，已经做了15次放疗，我想我这个情况还是要来找您，要不是这个肺炎疫情，上上个月就想来了。"师父点头，接着望闻问切，记录病情，给予处方：海白冬合汤合独活寄生汤加减：海浮石30g，白英30g，麦冬30g，百合30g，骨碎补30g，土鳖虫10g，龟板30g，穿山龙30g，石楠藤30g，独活15g，桑寄生15g，秦艽15g，防风15g，细辛6g，川芎15g，当归15g，生地黄40g，赤芍40g，肉桂6g，土茯苓30g，杜仲20g，怀牛膝30g，生晒参12g，甘草10g，30剂。

（马传琦）

王三虎教授点评：

我是幸运的，研究生毕业回到陕西后开始了孙思邈千金方的研究。没有《120首千金方研究》一书的出版，我就不会顺畅地晋升教授；没有孙思邈有关的科研课题我也就与研究生导师失之交臂；我也不会在不知不觉中运用独活寄生汤治疗恶性肿瘤骨转移；更不会指导研究生做《独活寄生汤抗肿瘤作用的实验研究》；现在，也就不会获得患者这么多感激之语了。

2020年3月3日　星期二　晴
得天独厚好条件　近水楼台先得月

今天的一切都很不错，阳光明媚，风和日丽，新冠肺炎的疫情也在好转。听爸爸说在西安上完早班的大伯趁着半天的空闲回到合阳后，我便兴冲冲地赶来了爷爷家。没坐一会，便有武汉的患者找大伯来网诊，患者在视频中见到大伯就像见到了救星，着急地讲述着自己的病史。咽干、咽疼、咽部红肿病史五年多，咳喘浮肿2月余。其间服用了多种具有清热解毒功效的药物，但都没有效果。喉咙中长期有痰，使用抗生素也无效。从2018年春节开始，每次身边有人感冒自己也会感冒，并且会发生支气管哮喘、肺炎。有高血压、高血脂、心绞痛病史。服用清热解毒功效的药物后就会腹泻、面部发黑；服用补气药物后咽干症状加重、眼睛灼热感，腹胀、便秘。从年前到现在咳喘，咳白痰有泡沫夹杂黄痰，晨起时眼睛肿，饮水过多下肢水肿，现时有潮热，手心发热，视力下降严重，耳鸣，健忘，记忆力减退。失眠，夜间多梦，经常凌晨两三点醒来。二便无力，大便不成形并且很细。患者说，中西医多方治疗效果不好，自己觉得是上寒下热，网上看到大伯关于麻黄升麻汤的新观点，觉得符合自己的病情。几经打听加上微信，希望视频网诊。视其舌淡红，苔稍厚。辨为上热下寒，肺失宣发。以麻黄升麻汤加味。

　　患者主诉是咽部不适，又或许是因为今年新冠肺炎的原因，大伯便讲到了中医防治瘟疫的几味常用药，其中第一味就是升麻。《神农本草经》讲述升麻："主解百毒，杀百老物殃鬼，辟温疾障邪毒蛊。久服不夭。"升麻可解百毒，自然能解包括疫毒乃至新型冠状肺炎病毒了。《和剂局方》中治疗瘟疫的十神汤就有升麻。讲到这里，大伯突然提问起我升麻的功效来，好久没有复习过中药学的我想了会儿，说是疏风解表、升阳举陷。大伯便说有个重要的功效是清热解毒没有想到吧。这么一说我才想起来升麻确实有清热解毒的功效。升麻在《伤寒论》357条曰："伤寒六七日，大下后，寸脉沉而迟，手足厥逆，下部脉不至，喉咽不利，唾脓血，泄利不止者，为难治。麻黄升麻汤主之。"历来医家对此条解说众说纷纭。大伯兴高采烈地讲到这一条文论述的就是包括喉癌在内的重症咽喉疾病，"咽喉不利，唾脓血"和喉癌不仅在病位、病机（寒热胶结、燥湿相混）相符，而且是在疾病发展到后期阶段的厥阴篇出现，也和肿瘤的实际相结合。在多次的临床实践中，麻黄升麻汤作为治疗的处方也是效果显著。其中升麻为君药，便是起到清热解毒利咽的作用。此外还有《金匮要略》中治疗阴阳毒的升麻鳖甲汤、《脾胃论》中的清胃散等方剂中升麻也是清热解毒之意。说到麻黄升麻汤，看似复杂，实在是病情复杂导致的结果。这个患者虽然不是喉癌，但寒热胶结、燥湿相混、虚实夹杂的复杂程度决定了非用麻黄升麻汤不可。大伯强调，我们只能以复杂对复杂，不能以简单对复杂。张仲景虽然大部分方剂用药精炼，但也有大处方。这是实事求是的态度。

每次听大伯讲课，就像是听一场激情澎湃、旁征博引的演讲，我暗自庆幸得天独厚，近水楼台。

（王魁岳）

跋

古人云："莫以善小而不为。"诚哉斯言。从 2003 年 8 月 20 日我的研究生王星开始写抗癌日记起，到 2020 年的 3 月 3 日，不知不觉中先后延续 16 年半。如今，一脉相承的第四本专题书就要完成了。由想到干，由内到外，由小到大，由少到多，前后 66 人次参与其中。通过这种形式也培养了不少人才。王星作为副主任医师仍在天津军队医院工作，微博宣传医药知识，粉丝众多。我到广西培养的第一个硕士研究生杨子玉从上海以海军文职人员的身份在这次抗疫前线挺身而出，上了央视新闻。范先基成了柳州市名中医，谢红东在浙江干得风生水起，影响很大。当然，我是最大的受益者。许多患者从《中医抗癌进行时》认识了我，水涨船高。我南来北往双城生活 13 年和现在国内七八个工作室的设立，临床阵地的扩大，十余个国家讲学的成功都与这几本书有着千丝万缕的联系。在国内最早通过这种途径知道我并找我看肺癌的广州番禺患者至今还康健。这些都是我继续前进的动力。

和前几本书的作者不太相同的是，这本书主要是我退休后这两年招收的秘传弟子写的。和官方指派相对而言，秘传弟子具有私立交费的性质。他们的层次不一，但刻苦认真的态度相同。地点以在西安为主，也有个别外地工作室的见闻。以整理我的经验为主，也有在我的经验基础上的自由发挥。以抗癌为主兼及各科疑难病症，特别符合中医大内科的实际。

中医抗癌大有作为，中医抗癌任重道远。我们的探索未曾停止，后续书籍还得继续。记录足迹，积累资料，是非对错，任凭同仁评说。

在本书即将出版之际，有幸请到深圳宝安中医院（集团）幸思忠院长为之作序，增光添彩，不亦乐乎。

王三虎

2020 年 3 月 10 日于西安过半斋